小児救急
秘伝の書

ひと目でわかる診療の要点と極意

南医療生活協同組合 総合病院 南生協病院 小児科
鬼頭正夫／著

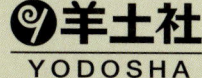

謹告

本書に記載されている診断法・治療法に関しては，発行時点における最新の情報に基づき，正確を期するよう，著者ならびに出版社はそれぞれ最善の努力を払っております．しかし，医学，医療の進歩により，記載された内容が正確かつ完全ではなくなる場合もございます．

したがって，実際の診断法・治療法で，熟知していない，あるいは汎用されていない新薬をはじめとする医薬品の使用，検査の実施および判読にあたっては，まず医薬品添付文書や機器および試薬の説明書で確認され，また診療技術に関しては十分考慮されたうえで，常に細心の注意を払われるようお願いいたします．

本書記載の診断法・治療法・医薬品・検査法・疾患への適応などが，その後の医学研究ならびに医療の進歩により本書発行後に変更された場合，その診断法・治療法・医薬品・検査法・疾患への適応などによる不測の事故に対して，著者ならびに出版社はその責を負いかねますのでご了承ください．

推薦のことば

　小児救急に関する本は巷に数多くありますが，さらに新たな一冊が加わることになりました．タイトルもそうですが，内容もまた大変にユニークな本です．本の名は，「小児救急秘伝の書～ひと目でわかる診療の要点と極意～」といいます．

　著者の鬼頭正夫先生は，長年，名古屋の南医療生活協同組合総合病院南生協病院で，小児医療の最先端に立って活躍された，いわば歴戦の小児科医です．私が鬼頭先生と一緒に仕事をしたのは，もう30年近い昔になります．当時，すでに名古屋で卒後研修を始めていた先生は，特に小児救急や幅広い領域のプライマリケアを勉強したいと，沖縄県立中部病院小児科のレジデントに応募しました．当時の沖縄県立中部病院は野戦病院と呼ばれていて，24時間，365日オープンの救急室に県内各地から患者が押し寄せていました．いつも殺気だった雰囲気の病院で，礼儀正しく，丁寧に患者さんに接する鬼頭先生は，特異な存在でした．仕事熱心で患者さんやその家族の信頼は厚く，医師，看護師からの評価は高く，また，研修医仲間ともよい人間関係を築いていました．

　鬼頭先生がこれまで蓄積し，温めてきた小児救急のエッセンスを後進に伝えるために書かれた本書は，体裁が従来のどのマニュアルとも異なります．まず，小児救急の秘伝四十九を五十音順に並べて本の全容を示し，次いで，目次では秘伝の内容を膨らませ，系統的に再構築しています．随所に配置された囲み記事の「極意」は，さりげない表現のなかに臨床上の大事な事柄が適切に示されています．また，「いっぷく」は，著者の幅広い趣味と教養が，読者を新しい知の世界へと導いてくれます．

　この本は小児医療の第一線で，「小児救急はいかにあるべきか」を考え続けてきた練達の小児科医による秘伝の書であり，研修医はその極意を悟り，さらに自らのキャリアアップにつなげてほしいと思います．一方，指

導医にはマンネリ化した指導を反省し，研修医の意欲を高めるにはどのような指導をすればよいか考えさせてくれる書です．

　この本で小児救急のすべてをカバーできるわけではありません．読者はまず，この本で，経験豊かな小児科医から小児救急に対する心構えを学び，疾患に対するアプローチの仕方，チーム医療，地域連携などについて学んでいただきたい．さらに，解決できない点は，多くの専門書や文献にあたって，自ら学んでほしいと思います．そして，子どもと家族の視点に立って医療を実践すれば，ひとりひとりがわが国の小児医療の向上に貢献できると考えます．小児医療に携わる多くの医師に本書をお勧めします．

2011年5月　初夏の陽光降りそそぐ沖縄にて

日本小児救急医学会監事
（元沖縄県立中部病院院長）
安次嶺　馨

はじめに

みなさんこんにちは．私は名古屋にある南医療生活協同組合総合病院南生協病院で小児科をしている鬼頭正夫と申します．医師になってほぼ30年になります．この間，救急医療にはかなりこだわりをもってきました．その原点は沖縄県立中部病院時代にさかのぼります．3日に1度の当直では眠った記憶がありません．当時の部長の安次嶺馨先生には医師としてまた人間的にも魅力を感じ，多くのことを教えていただきました．また，Dr. Talwakarはハワイ大学の中部病院専任の教授で，総回診とレジデントの回診についていただき，その知識の豊富さに圧倒されました．病院には，重症患児や国試に出るような珍しい患児が次々と受診され，貴重な経験をさせていただきました．中部病院でアメリカ式の救急医療と医学教育を学べたことは，私の医師人生にとって大きな宝になりました．

その後，故郷である名古屋に戻ってからも，救急医療にはとりわけ興味をもち続け，重症患者が搬送される度，先頭に立って診療をしてきました．しかし，45歳を過ぎるあたりから，体力にかげりが生じ，もう自分がバリバリやる峠は越えたのかなと感じ始めました．おりしも小児科医不足，小児救急の問題がマスコミでも取りざたされはじめ，せめてこれまでの知識と経験を次代を担う若い医師たちに伝えておかなければと感じるようになったことが執筆を始めたきっかけとなりました．

救急外来では小児の受診が多数を占め，小児科は，救急外来の現場で非常に重要な位置を占めます．つまり，小児がみられればかなりゆとりを持って救急外来を行うことができるのです．しかし一方で，小児科医以外で自信をもって小児を診療できる先生方は少ないのではないでしょうか．そこで，そういった方々のために，小児救急の現場で実践的に使えることを執筆の目的といたしました．

また，執筆を進めていくなかで，どうせならば親しみやすく，楽しく読める方が良いと思い，昔から興味をもっていた忍者・忍術にこだわってみたと

ころ，最終的に小児救急に必須の項目を『いが（伊賀）＋いろは48文字（「ん」を除く47文字），合わせて49（至急）項目の秘傳』にまとめることができました．

　本書はこの49項目を五十音から系統的な分類へ並び替えた全4章で構成されています．第1章は「小児救急の基礎」です．小児救急の心構えや，診察法，検査手技など基礎項目を解説します．第2章の「症候・事故」では，けいれん，意識障害，不慮の事故，天災などの対応をフローチャートを使い解説します．第3章の「疾患各論」では小児救急の代表的疾患を解説します．第4章は「小児救急のレベルアップ」です．リスクマネジメント，ロールプレーイングなどを解説します．本書は学会・厚生労働省研究班の診断・治療ガイドラインに基づき記載し，現場で使える実践的内容となっています．

　また各項目ごとに，EBMはなくても臨床経験上重要なポイントを「極意」として記載しています．さらに医学のこぼれ話として「いっぷく」をいれてます．ときどき休憩しながら勉強してください．付録の「小児救急 秘傳之巻」には小児救急のエッセンスをまとめました．

　私の経験が，小児救急にたずさわってくださる先生方のお役に立てれば幸いに存じます．本書を通して，小児科・小児救急に興味を感じていただける医師が1人でも増えることを願っています．

　出版にあたって，沖縄県立中部病院時代にご指導いただいた元沖縄県立中部病院院長　安次嶺馨氏，Dr.Talwakarに深謝いたします．

　羊土社の皆様，特に中林雄高様，森 悠美様には出版にあたりお世話になりました．ありがとうございました．

2011年5月

南医療生活協同組合総合病院南生協病院小児科
鬼頭　正夫

小児救急の秘傳 〜四十九〜

秘傳 伊賀
- 秘傳 **い** 一番大切なこと ……………… 26
- 秘傳 **が** 鑑別診断 …………………… 32

秘傳 四十七
- 秘傳 **あ** アナフィラキシー …………… 128
- 秘傳 **い** インフルエンザ・
  新型インフルエンザ ………… 136
- 秘傳 **う** 運動誘発性疾患 …………… 239
- 秘傳 **え** MCLS（川崎病）……………… 134
- 秘傳 **お** 嘔吐・下痢・腹痛 …………… 203
- 秘傳 **か** 感染症 ……………………… 142
- 秘傳 **き** 気管支喘息 ………………… 131
- 秘傳 **く** クループ ……………………… 187
- 秘傳 **け** けいれん重積 ………………… 76
- 秘傳 **こ** 喉頭蓋炎 …………………… 188
- 秘傳 **さ** 細気管支炎 ………………… 198
- 秘傳 **し** 循環器疾患 ………………… 199
- 秘傳 **す** 髄膜炎 ……………………… 161
- 秘傳 **せ** 整形外科疾患 ……………… 222
- 秘傳 **そ** 蘇生
  〜心肺脳蘇生法〜 ……………… 69
- 秘傳 **た** 耐性菌 ……………………… 61
- 秘傳 **ち** 腸重積症 …………………… 209
- 秘傳 **つ** つなぐ〜医療連携〜 ………… 248
- 秘傳 **て** 天災・テロリズム …………… 111
- 秘傳 **と** 問い合わせ〜電話治療〜 …… 246
- 秘傳 **な** 何となくおかしい ……………… 91
- 秘傳 **に** 尿路系疾患 ………………… 211
- 秘傳 **ぬ** 抜 く
  〜救急外来で必要な検査〜 …… 46
- 秘傳 **ね** 熱性けいれん ……………… 158
- 秘傳 **の** 脳炎・脳症 ………………… 166
- 秘傳 **は** 肺 炎 ……………………… 190
- 秘傳 **ひ** 被虐待児症候群 …………… 105
- 秘傳 **ふ** 不慮の事故 …………………… 93
- 秘傳 **へ** ベビー
  〜新生児に特有の疾患〜 …… 227
- 秘傳 **ほ** 発 疹 ……………………… 216
- 秘傳 **ま** 麻 疹 ……………………… 140
- 秘傳 **み** 耳・鼻の疾患 ……………… 181
- 秘傳 **む** 無熱けいれん ……………… 80
- 秘傳 **め** 眼の疾患 …………………… 175
- 秘傳 **も** 問診・診察 …………………… 28
- 秘傳 **や** 薬剤〜救急で使う薬剤〜 …… 52
- 秘傳 **ゆ** 輸 液 ……………………… 50
- 秘傳 **よ** 夜の疾患 …………………… 234
- 秘傳 **ら** 来院時院内トリアージ ……… 250
- 秘傳 **り** リスクマネジメント …………… 252
- 秘傳 **る** 類似疾患 …………………… 39
- 秘傳 **れ** 例外に注意が必要な疾患・
  治療・対応 …………………… 42
- 秘傳 **ろ** ロールプレーイング ………… 255
- 秘傳 **わ** ワクチン ……………………… 65
- 秘傳 **ゐ** 意識障害 …………………… 86
- 秘傳 **ゑ** SIDS
  （乳幼児突然死症候群）…… 108
- 秘傳 **を** をわりに〜救急外来で必要な
  法律・法規〜 ………………… 258

☆これを変身の術で並べ替えると…☞

小児救急 秘伝の書
ひと目でわかる診療の要点と極意

推薦のことば ……………………………… 安次嶺　馨
はじめに …………………………………… 鬼頭　正夫
カラーアトラス …………………………………… 16
略語一覧 …………………………………………… 23

第1章　小児救急の基礎

い　一番大切なこと　26
　極意　コミュニケーションの3つのCとSBAR

も　問診・診察　28
　極意　子どもに触れない・「あきや」問診・子どもの手も借りたい・口腔内は，右脳で診る・子どもは穴がアナ・フィードバックが大切

が　鑑別診断　32
　極意　逐次診断（sequential analysis）・3快の術〜快食，快眠，快遊〜・発熱注意「4」・呼気か吸気か・腹痛は常に虫垂炎を念頭に・けいれんの判断は非常に困難・薬疹の診断は慎重に・乳児の血尿は尿酸結晶・唾液腺開口部を診る

る　類似疾患　39
　極意　「RISK」＝「R is K」＝「リスク（R）」は「くすり（K）」

れ　例外に注意が必要な疾患・治療・対応　42

ぬ　抜く　〜救急外来で必要な検査〜　46
　極意　危険度対利益度の分析

ゆ　輸　液　50
　極意　水分の喪失分を補う

や　薬剤　〜救急で使う薬剤〜　52
　極意　乳幼児への抗ヒスタミン薬，鎮咳薬，去痰薬の使用は慎重にする・食物アレルギーに注意・強いステロイドは使わない

た　耐性菌　61
　極意　グラム染色を活用する

わ　ワクチン　65
　極意　熱性けいれんのある児が予防接種後発熱で受診したときの反応

そ　蘇生　〜心肺脳蘇生法〜　69
　極意　「外鼻孔の大きさ」を参考に・胸骨圧迫，人工呼吸のコツ・血管確保困難時の対応（骨髄内投与，気管内投与）

目次

第2章 症候・事故

け けいれん重積 …… 76
　極意 効果発現時間と投与方法・薬剤の使用しやすさ・呼吸停止に注意

む 無熱けいれん …… 80
　極意 無熱けいれんは帰宅可

ゐ 意識障害 …… 86
　極意 意識混濁と意識変容・人形の眼現象・清涼飲料水ケトーシス

な 何となくおかしい …… 91
　極意 何となくおかしいのABC

ふ 不慮の事故 …… 93
　Ⅰ. 小児の死亡原因 …… 93
　　極意 事故防止が死亡率低下のカギ
　Ⅱ. 事故各論 …… 94
　　a. 誤飲・誤嚥・誤吸入 …… 94
　　　極意 電話対応
　　b. 熱傷 …… 99
　　c. 転倒・転落 …… 100
　　　極意 人の手から落ちると危険
　　d. 頭部外傷 …… 100
　　　極意 高エネルギー外傷に注意・帰宅基準・再受診項目
　　e. 頸椎・脊椎損傷 …… 101
　　f. 歯・歯肉の外傷 …… 102
　　　極意 牛乳に入れる
　　g. 溺死・溺水 …… 103
　　　極意 浴槽用浮き輪に注意
　　h. 熱中症（日射病・熱射病） …… 103

ひ 被虐待児症候群 …… 105
　極意 硬膜下血腫に注意

ゑ SIDS（乳幼児突然死症候群） …… 108
　極意 保育施設でのSIDSの対応は慎重に

て 天災・テロリズム …… 111
　Ⅰ. 天災 …… 111
　　a. トリアージ …… 111
　　　極意 START：simple triage and rapid treatmentを心がける・PTSD, 伝染性疾患への対応
　　b. 外傷 …… 113
　　　極意 トリアージで診察時にすべきABCDE
　　c. 出血性低循環血液量性ショック …… 115
　　　極意 ショックの5徴（5P）
　　d. DIC（播種性血管内凝固） …… 115
　　　極意 フィブリノゲン値に注意
　　e. 津波に伴う疾患 …… 117
　　　極意 アスベストに注意

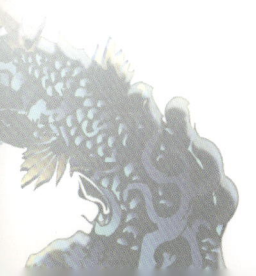

Ⅱ. テロリズム 118
 f. 核兵器 118
 g. 生物兵器 120
 h. 化学兵器 124
 i. テロ災害に対する医療機関としての対応 126

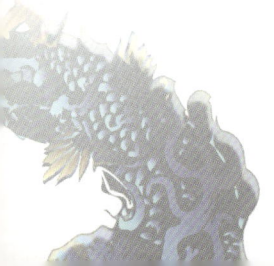

第3章 疾患各論

1. アレルギー・免疫疾患

あ アナフィラキシー   128
 極意 ラテックスアレルギーはフルーツにも注意

き 気管支喘息   131
 極意 β刺激薬禁忌

え MCLS（川崎病）   134
 極意 疑ったら，腕も診る

2. 感染症

い インフルエンザ・新型インフルエンザ   136
 a. インフルエンザ 136
  極意 解熱薬に注意
 b. 新型インフルエンザ 137
  極意 インフルエンザA型（H1N1）2009終息，次の候補は？・インフルエンザA型（H1N1）2009の特徴

ま 麻 疹   140
 極意 コプリック斑は探さないと見つからない・麻疹ウイルス遺伝子検査も必要

か 感染症   142
 a. ウイルス感染症 142
  極意 水疱は部位に注意・重症度はさまざま
 b. 細菌感染症 148
 c. その他の感染症 151
 d. ペット感染症 152
  極意 ペットからの感染は約30種類
 e. 海外渡航者感染症 154
  極意 トラベルワクチンは多くが未認可

3. 神経疾患

ね 熱性けいれん   158
 極意 同時に使わない・心配ないことを伝える・発作回数と脳波異常

す 髄膜炎   161
 Ⅰ. 鑑別診断 161
 Ⅱ. 各論 162
  a. 無菌性（ウイルス性）髄膜炎 162
   極意 ヘルペス脳炎，ADEMを見逃さない

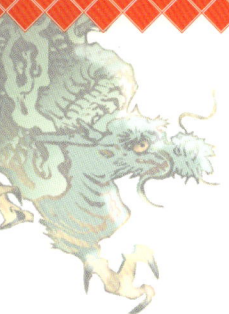

目次

  b. 化膿性（細菌性）髄膜炎 ·· 162
    極意 嘔吐（髄膜刺激症状）がポイント・partialy treated に注意・名前は
    似ているが重症度は全く違う・劇症型に注意
  c. 結核性髄膜炎 ·· 164
    極意 脳萎縮に注意

の 脳炎・脳症　166

 Ⅰ．総論 ·· 166
    極意 脳炎と脳症の違い・無菌性髄膜炎と誤診しやすい
 Ⅱ．各論 ·· 169
  a. インフルエンザ脳症 ·· 169
  b. 急性小脳失調症 ·· 172
  c. Guillain–Barré 症候群 ·· 172
    極意 突然歩かなくなる
  d. 急性散在性脳脊髄炎（ADEM） ······························ 173
    極意 多発性硬化症の類似に注意
  e. 顔面神経麻痺 ·· 174

4. 眼科疾患

め 眼の疾患　175

 Ⅰ．結膜炎の診断フローチャート ································ 175
 Ⅱ．結膜炎各論 ··· 176
  a. 細菌性結膜炎 ·· 176
  b. ヘルペス眼瞼結膜炎 ·· 176
    極意 網脈絡膜炎に注意
  c. 流行性角結膜炎 ·· 176
    極意 家族への指導
  d. 咽頭結膜熱（プール熱） ····································· 177
  e. 急性出血性結膜炎 ··· 177
  f. Stevens-Johnson 症候群 ······································ 177
  g. アレルギー性結膜炎 ·· 178
  h. 淋菌性結膜炎 ·· 178
    極意 失明の危険
  i. クラミジア結膜炎 ··· 179
 Ⅲ．その他の眼科疾患 ·· 179
  j. 麦粒腫 ··· 179
  k. 結膜異物 ·· 180
  l. 角膜異物 ·· 180

5. 耳・鼻咽喉科疾患

み 耳・鼻の疾患　181

 Ⅰ．耳疾患各論 ··· 181
  a. 外耳道炎 ·· 181
  b. 急性中耳炎 ·· 182
    極意 安易に抗菌薬を投与しない

  c. 外耳道異物 ……………………………………………… 184
   極意 自分で入れる
 Ⅱ. 鼻疾患各論 …………………………………………………… 184
  d. 副鼻腔炎 ………………………………………………… 184
   極意 「口が匂う」は副鼻腔炎も考える
  e. アレルギー性鼻炎 ……………………………………… 184
  f. 鼻出血 …………………………………………………… 185
   極意 下を向かせる
 Ⅲ. 咽喉疾患各論 ………………………………………………… 186
  g. 扁桃・アデノイド肥大 ………………………………… 186
   極意 授業を怠けているという訴えにも注意

く クループ　　　　　　　　　　　　　　　　　　　187
   極意 夜間は重症化しやすい

こ 喉頭蓋炎　　　　　　　　　　　　　　　　　　　188
   極意 咽後膿瘍も鑑別対象・挿管チューブは細めを使う

6. 肺・気管支疾患

は 肺　炎　　　　　　　　　　　　　　　　　　　　190
 Ⅰ. 総論 …………………………………………………………… 190
 Ⅱ. 各論 …………………………………………………………… 193
  a. 細菌性肺炎 ……………………………………………… 193
   極意 アンピシリン（ABPC）は有効
  b. マイコプラズマ肺炎 …………………………………… 194
  c. クラミジア肺炎 ………………………………………… 195
   極意 熱 咳 4 日注意
 Ⅲ. 肺炎と鑑別を要する疾患　〜悪性リンパ腫〜 …………… 196

さ 細気管支炎　　　　　　　　　　　　　　　　　　198
   極意 乳児に注意

7. 循環器疾患

し 循環器疾患　　　　　　　　　　　　　　　　　　199
  a. 心筋炎 …………………………………………………… 199
   極意 診断のポイント
  b. 起立性調節障害（OD） ………………………………… 200
  c. 心臓震盪 ………………………………………………… 200
   極意 予防が第一
  d. 不整脈 …………………………………………………… 200
   極意 ATPは喘息に注意・ATPは診断にも有効

8. 消化器疾患

お 嘔吐・下痢・腹痛　　　　　　　　　　　　　　　203
  a. 急性胃腸炎・食中毒 …………………………………… 203
   極意 制吐薬の坐剤が有効

b. アセトン血性嘔吐症 206
　　極意 診断名ではない
c. 急性虫垂炎 206
　　極意 heel-drop jarring test・胃腸炎の食事

ち 腸重積症　209
　　極意 腸穿孔のリスク・症例の大半は救急外来を受診

9. 泌尿器科疾患

に 尿路系疾患　211
a. 尿路感染症 211
　　極意 エコーを活用
b. 出血性膀胱炎 212
c. IgA 腎症 212
　　極意 血清 IgA は高くない
d. ネフローゼ症候群 213
　　極意 背も伸びる
e. 溶血性尿毒症症候群（HUS）..................................... 214
　　極意 止痢薬の使用は禁忌・下痢のない HUS
f. 急性糸球体腎炎 215
　　極意 リウマチ熱にも注意

10. 皮膚科疾患

ほ 発　疹　216
　　極意 発疹はすべて隔離

注意を要する発疹症　216
a. アレルギー性紫斑病 216
　　極意 腹痛は下肢もみる・後天性血友病
b. 特発性血小板減少性紫斑病（ITP）............................ 218
c. 多形滲出性紅斑 219
　　極意 Stevens–Johnson 症候群
d. カポジ水痘様発疹症 220
　　極意 軟膏に注意
e. ブドウ球菌性熱傷様皮膚症候群（SSSS）.................... 220
f. 伝染性膿痂疹（とびひ）... 221
　　極意 30 % は MRSA，ゲンタマイシン軟膏は 90 % 以上耐性

11. 整形外科疾患

せ 整形外科疾患　222
a. 肘内障 222
　　極意 練習しておこう
b. 成長痛 223
　　極意 アレルギー性紫斑病の始まり
c. 関節炎 223
　　極意 関節腫張は注意

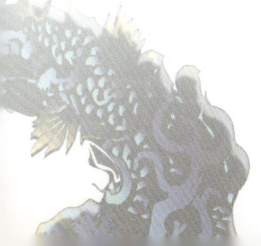

  d. 一過性股関節炎 ································· 224
   極意 股間節のかぜ
  e. ペルテス病 ······································· 224
   極意 股関節痛ではまず念頭におく
  f. 大腿骨頭すべり症 ······························ 225
   極意 みんなよく似ている
  g. 骨髄炎 ·· 225
   極意 pin-point tenderness
  h. 外傷・骨折 ······································ 226
   極意 年齢を考慮
  i. Osgood-Schlatter 病 ······················· 226
   極意 正座ができない

12. 新生児疾患

へ ベビー ～新生児に特有の疾患～　227

  a. 黄　疸 ·· 227
   極意 糞便の色に注意
  b. 髄膜炎・敗血症 ································· 228
   極意 何となくおかしい
  c. 呼吸障害 ··· 228
   極意 呼吸器疾患以外にも注意
  d. 不整脈・先天性心疾患 ······················· 229
   極意 先天性心疾患早わかり
  e. 肥厚性幽門狭窄症 ····························· 229
   極意 飲みすぎのこともある
  f. ビタミンK欠乏性出血症（新生児メレナ）······ 230
   極意 新生児以外でもある
  g. Hirschsprung 病 ······························ 231
  h. 先天性胆道閉鎖症 ····························· 231
   極意 新生児肝炎, 総胆管拡張症との鑑別を要する
  i. 先天性胆道拡張症 ····························· 232
  j. 臍　炎 ·· 233
  k. 鼠径ヘルニア ··································· 233
  l. 陰嚢水腫 ··· 233
   極意 陰嚢の激痛

13. その他の疾患

よ 夜の疾患　234

  a. 夜泣き ·· 234
  b. 夜驚症 ·· 235
  c. 睡眠時無呼吸症候群（SAS）················· 235
  d. てんかん ··· 236
  e. restless legs syndrome（むずむず脚症候群：RLS）··· 237
  f. ナルコレプシー ································· 237
   極意 夜重症化する疾患

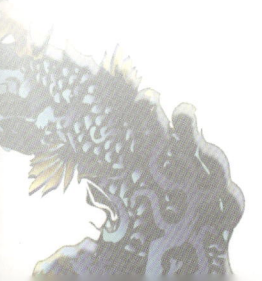

う 運動誘発性疾患　239
 a. 食物依存性運動誘発アナフィラキシー　239
 b. 運動誘発性喘息　239
 c. 運動誘発性不整脈　240
 d. 横紋筋融解症　240
 e. 腎性低尿酸血症に伴う運動後急性腎不全　240
  極意 非ステロイド性抗炎症薬（NSAIDs）は禁忌
 f. 突発性運動誘発性舞踏病様アテトーゼ（PKC）　241
  極意 知らないと診断できない

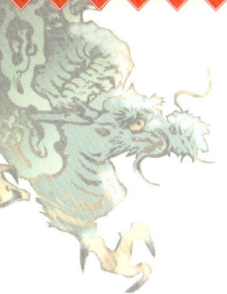

第4章 小児救急のレベルアップ

と 問い合わせ　〜電話治療〜　246
 極意 否定しない・受診が原則

つ つなぐ　〜医療連携〜　248
 極意 救急手帳を利用・録音されている

ら 来院時院内トリアージ　250
 極意 「先着優先の原理」から「患児の重症度・緊急度優先」へ

り リスクマネジメント　252
 極意 「きめこまか医療」を心がける・1人で対応しない・患児,家族が怒りだしたとき

ろ ロールプレーイング　255
 極意 声かけを忘れずに・オーソリティ グレーディエント・メラヴィアンの法則・ドア ノブ コメント（door knob comment）に注意

を をわりに　〜救急外来で必要な法律・法規〜　258

索引　262
付録 小児救急 秘傳之巻　267

~医療と忍術にまつわる話~
コラム 医は仁術

忍者のバイブル　27
ストレス社会を生き抜く知恵　64
忍者のおしえ　160
忍者食　243
九里のいわれ　249
手裏剣　251

カラーアトラス
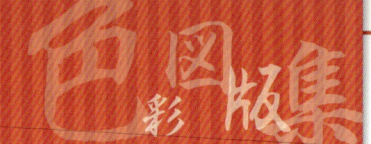

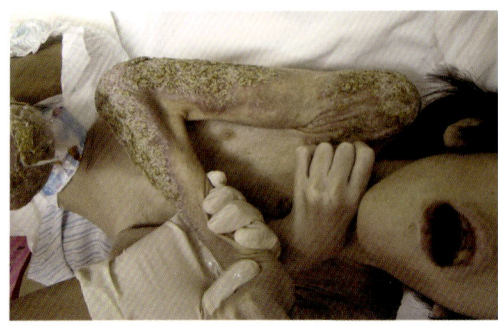

❶ 被虐待児症候群養育拒否
(p.105　秘傳❶ 図1参照)

A）四肢末端の変化：急性期

B）不定形発疹

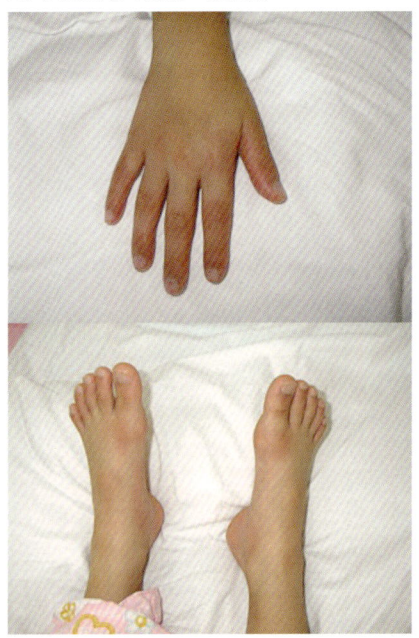

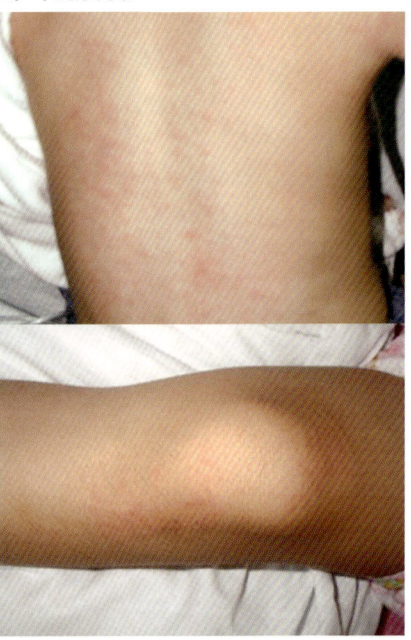

❷-1 川崎病
(p.135　秘傳え 図A, B参照)

C）眼球結膜の充血

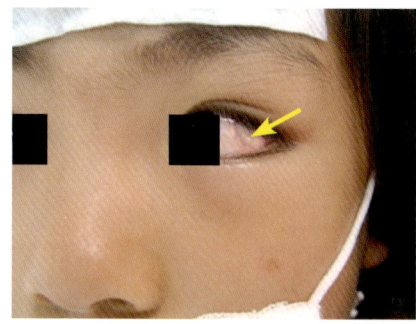

D）BCG部位の発赤

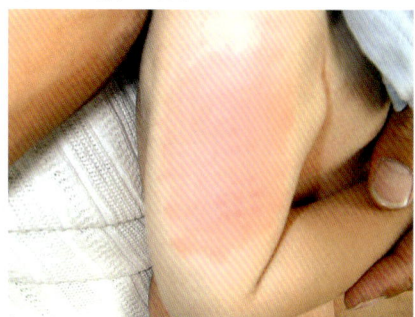

❷-2 川崎病
(p.135　秘傳え図C，D参照)

A）コプリック斑

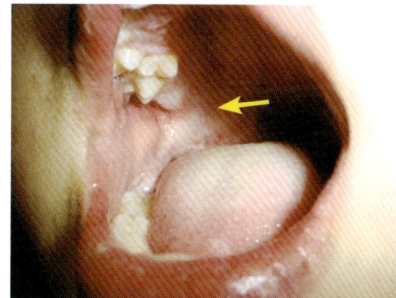

B）麻疹初期

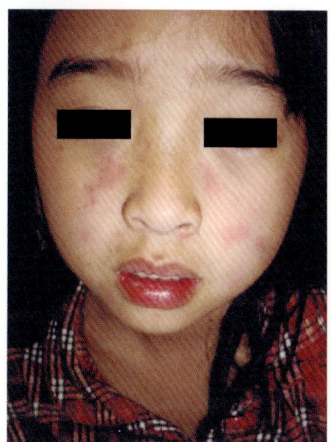

C）麻疹顔貌

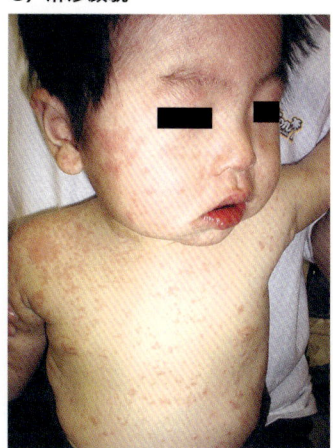

❸麻疹
(p.141　秘傳ま図参照)

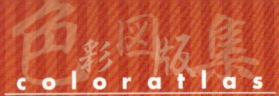

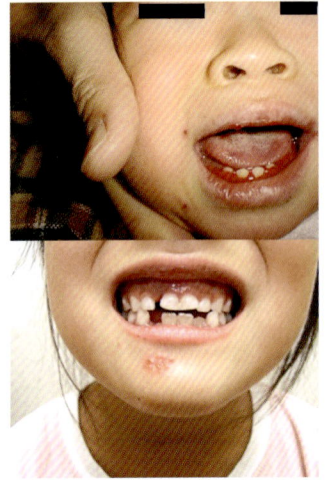

❹ヘルペス歯肉口内炎
(p.144 秘傳か 図1参照)

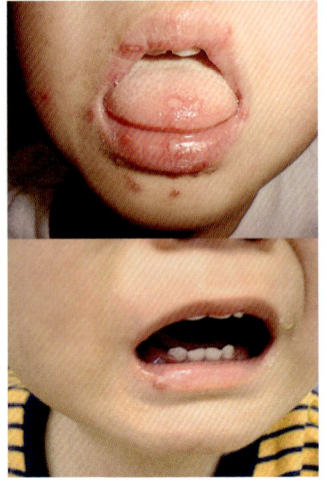

❺再発性ヘルペスウイルス感染症
(p.144 秘傳か 図2参照)

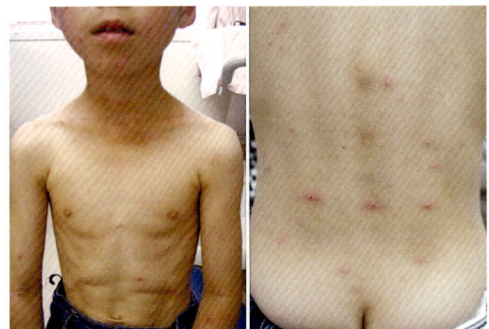

❻水痘
(p.144 秘傳か 図3参照)

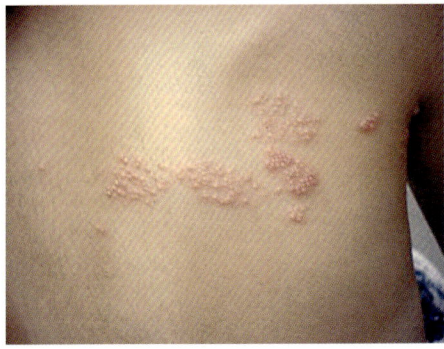

❼帯状疱疹
(p.144 秘傳か 図4参照)

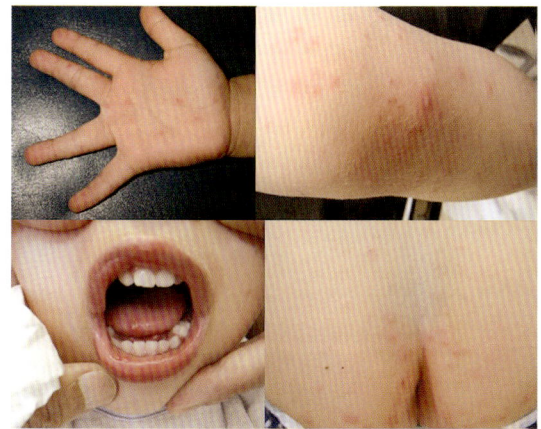

❽ 手足口病
（p.144　秘傳か 図5参照）

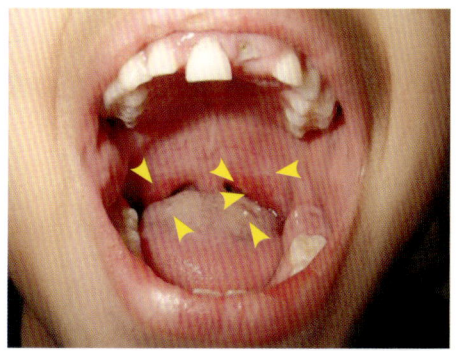

❾ ヘルパンギーナ
（p.144　秘傳か 図6参照）

❿ 伝染性紅斑（リンゴ病）
（p.147　秘傳か 図7参照）

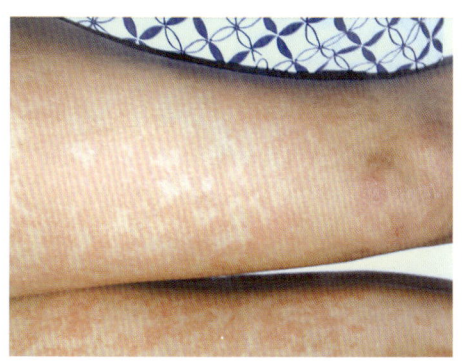

⓫ EBウイルス
（p.147　秘傳か 図8参照）

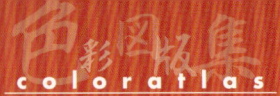

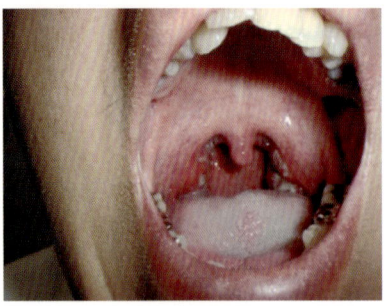

⓬アデノウイルス感染症
(p.147　秘傳か 図9参照)

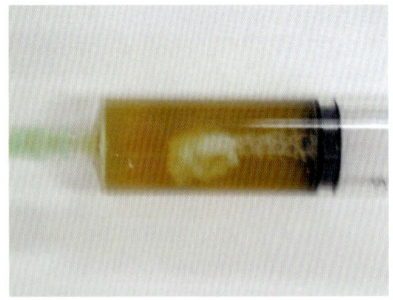

⓭細菌性肺炎の診断：緑濃菌性肺炎．黄褐色の膿（胸腔穿刺）
(p.193　秘傳は 図1 D参照)

A）皮膚症状（下肢）

B）腸の点状出血（手術中）

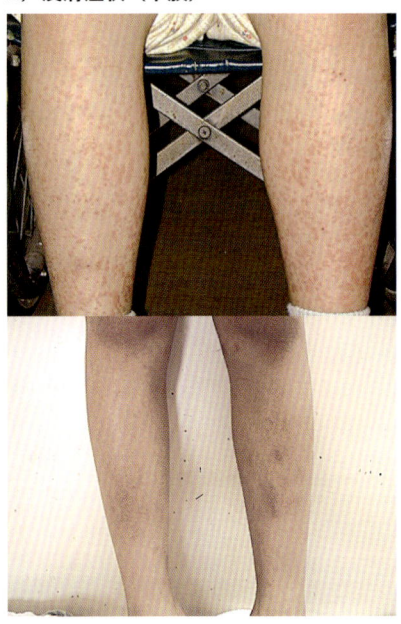

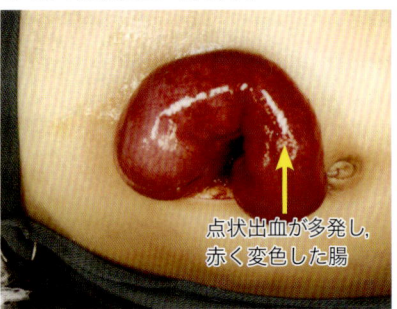

点状出血が多発し，赤く変色した腸

⓮アレルギー性紫斑病
(p.217　秘傳ほ 図1参照)

A) 対称性の紅斑

B) 多形性紅斑

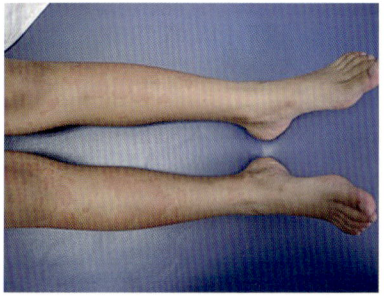
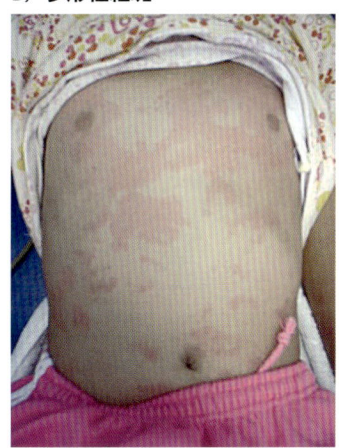

❶❺ 多形滲出性紅斑
(p.219　秘傳ほ図2参照)

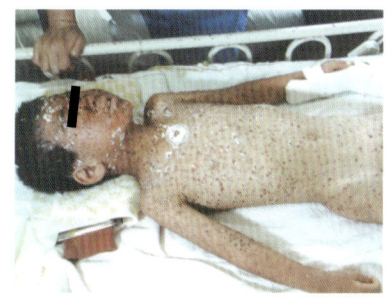

❶❻ カポジ水痘様発疹症
(p.220　秘傳ほ図3参照)

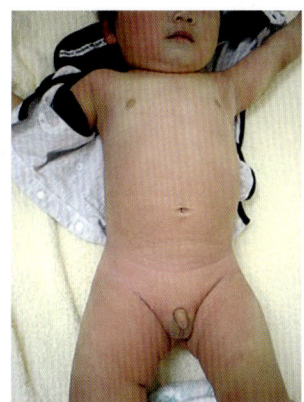

❶❼ ブドウ球菌性熱傷様皮膚症候群（SSSS）
(p.220　秘傳ほ図4参照)

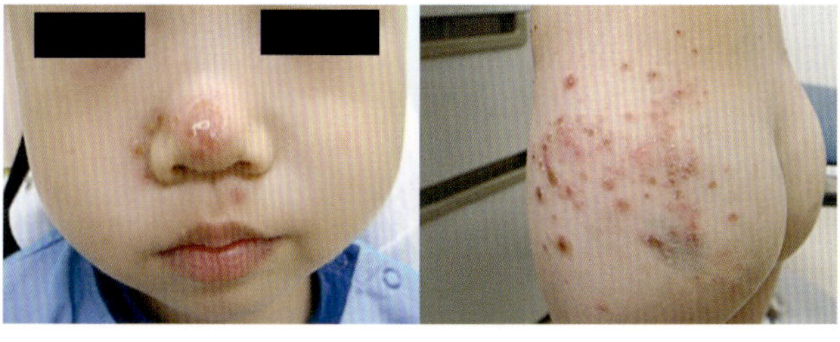

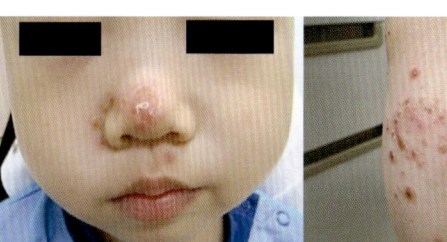

❶❽ 伝染性膿痂疹
(p.221　秘傳ほ図5参照)

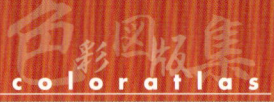

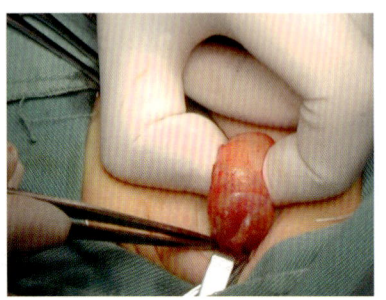

⑲肥厚性幽門狭窄症：Ramstedt手術
(p.230　秘傳🔼図1 B参照)

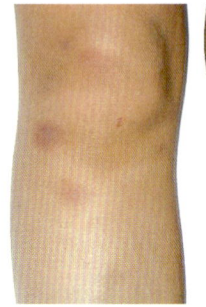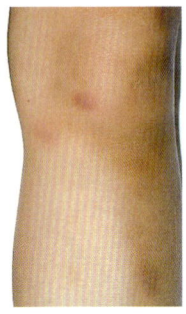

⑳ビタミンK欠乏性出血症
(p.231　秘傳🔼図2参照)

A）灰白色便

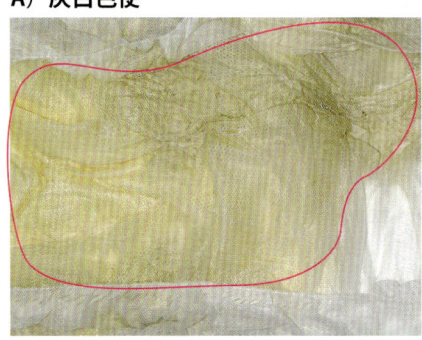

B）黄疸・肝脾腫

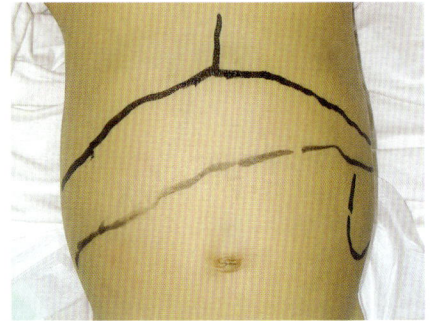

㉑先天性胆道閉鎖症
(p.232　秘傳🔼図4参照)

略語一覧

ABPC	aminobenzyl penicillin	アミノベンジルペニシリン（アンピシリン）
ADEM	acute disseminated encephalomyelitis	急性散在性脳脊髄炎
ADHD	attention deficit hyperactivity disorder	注意欠陥多動性障害
ALI	acute lung injury	急性肺損傷
ATP	adenosine triphosphate	アデノシン三リン酸
ARDS	acute respiratory distress syndrome	急性呼吸窮迫症候群
BLAR	β-lactamase producing ampicillin-resistant (strains)	βラクタマーゼ産生アンピシリン耐性（株）
BLNAR	β-lactamase nonproducing ampicillin-resistant (strains)	βラクタマーゼ非産生アンピシリン耐性（株）
BLPACR	β-lactamase positive AMPC/CVA resistant	βラクタマーゼ産生 AMPC/CVA 耐性
BLS	basic life support	一次救命救急処置
CA-MRSA	community-associated MRSA	市中感染型 MRSA
CDC	Centers for Disease Control and Prevention	米国疾病予防管理センター
CMV	cytomegalovirus	サイトメガロウイルス
CPCR	cardio pulmonary cerebral resuscitation	心肺脳蘇生法
DIC	disseminated intravascular coagulation	播種性血管内凝固
DKA	diabetic ketoacidosis	糖尿病性ケトアシドーシス
GABA	γ-aminobutyric acid	γアミノ酪酸
GBS	group B Streptococcus	B群溶血性連鎖球菌
HBIG	hepatitis B immunoglobulin	B型肝炎免疫グロブリン
HHV	human herpes virus	ヒトヘルペスウイルス
HIV	human immunodeficiency virus	ヒト免疫不全症ウイルス
HUS	hemolytic uremic syndrome	溶血性尿毒症症候群
IM	infectious mononucleosis	伝染性単核球症
INH	isonicotinic acid hydrazide	イソニアジド
IPE	interprofessional education	医療専門職種間教育
ITP	idiopathic thrombocytopenic purpura	特発性血小板減少性紫斑病
MBP	myelin basic protein	ミエリン塩基性タンパク質
MCLS	mucocutaneous lymph node syndrome	川崎病
MIC	minimum inhibitory concentration	最小発育阻止濃度
MOF	multiple organ failure	多臓器不全
MPGN	membranoproliferative glomerulonephritis	膜性増殖性糸球体腎炎
MRSA	methicilin-resisitant Staphylococcus aureus	メチシリン耐性黄色ブドウ球菌

NMS	neurally-mediated syncope	神経調節性失神
NSAIDs	nonsteroidal antiinflammatory drug	非ステロイド性抗炎症薬
OD	orthostatic dysregulation	起立性調節障害
PBP	penicillin binding brotein	ペニシリン結合タンパク質
PISP	penicillin-intermediate resistant Streptococcus pneumoniae	ペニシリン中等度耐性肺炎球菌
PK/PD	pharmacokinetics/pharmacodynamics	薬物動態パラメーター/抗菌活性パラメーター
PKC	paroxysmal kinesigenic choreoathetosis	突発性運動誘発性舞踏病アテトーゼ
PLMS	periodic limb movements during sleep	夜間周期性四肢運動
PRSP	penicillin-resistant Streptococcus pneumoniae	ペニシリン耐性肺炎球菌
PSD	perianal streptococcal dermatitis	肛門溶連菌性皮膚炎
PTSD	post-traumatic stress disorder	心的外傷後ストレス障害
RED	reactive airway disease	反応性気道疾患
RFP	rifampin（refampicin）	リファンピシン
ROS	reactive oxygen species	活性酸素
SIADH	syndrome of inappropriate secretion of antidiuretic hormone	抗利尿ホルモン分泌異常症候群
SAS	sleep apnea syndrome	睡眠時無呼吸症候群
SIDS	sudden infant death syndrome	乳幼児突然死症候群
SIRS	systemic inflammatory response syndrome	全身炎症反応症候群
SLE	systemic lupus erythematosus	全身性エリテマトーデス
SSPE	subacute sclerosing panencephalitis	亜急性硬化性全脳炎
SSS	sick sinus syndrome	洞不全症候群
SSSS	Staphylococcal scalded skin syndrome	ブドウ球菌性熱傷様皮膚症候群
SVT	supraventricular tachycardia	上室頻拍
TNF	tumor necrosis factor	腫瘍壊死因子
TSS	toxic shock syndrome	毒素性ショック症候群
TTX	tetrodotoxin	テトロドトキシン
VAHS	Virus-associated hemophogocytic syndrome	ウイルス感染を契機とした血球貪食症候群
VAP	ventilator associated pneumonia	人工呼吸器関連肺炎
VPD	vaccine-preventable disease	ワクチンによって予防できる病気
XDR	extensively drug-resistant	超多剤耐性

第1章
小児救急の基礎

秘傳 い	一番大切なこと………………………………………………	26
秘傳 も	問診・診察…………………………………………………	28
秘傳 が	鑑別診断……………………………………………………	32
秘傳 る	類似疾患……………………………………………………	39
秘傳 れ	例外に注意が必要な疾患・治療・対応…………………	42
秘傳 ぬ	抜く〜救急外来で必要な検査〜…………………………	46
秘傳 ゆ	輸　液………………………………………………………	50
秘傳 や	薬剤〜救急で使う薬剤〜…………………………………	52
秘傳 た	耐性菌………………………………………………………	61
秘傳 わ	ワクチン……………………………………………………	65
秘傳 そ	蘇生〜心肺脳蘇生法〜……………………………………	69

第1章 小児救急の基礎

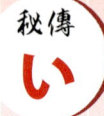 いちばん大切なこと

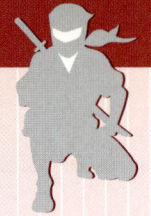

1 一人でやらない

- 自分ひとりで判断して，処置・治療することはできるだけ避けること．
- 指導医がいれば判断を仰ぐこと．
- 重症・判断に迷うケースでは特に重要（➡ p.252 秘傳り：リスクマネジメント参照）．

2 コミュニケーション術

- 自己紹介や，「大変お待たせしました」のひと言でコミュニケーションを図ること．
- 身だしなみを整え，丁寧な接遇を心がける．
- 医療ミスの70％は職種間のコミュニケーション不足が原因（➡ p.255 秘傳ろ：ロールプレーイング参照）．
- 引継ぎは十分に行い，申し送りミスによるトラブルを避ける（できる限り，多職種合同での申し送りが望ましい）．

> **極意** コミュニケーションの3つのCとSBAR
>
> Clarity（はっきりと），Cite name（特定の相手に），Closed-loop communication（完結した意思疎通ループ）で意思伝達．Situation（患者に何が起きているか），Background（患者の背景），Assessment（自分は何が問題だと思うか），Recommendation/Request（相手にどうしてほしいか）で情報を簡便に伝える．

3 プライドは捨てる

- 医師の自尊心は捨てること．わからないときには，看護師，薬剤師，放射線技師，検査技師など誰にでも聞くこと．**場合によっては患児・家族が一番よく知っている．**

4 小児救急の基本

- 小児疾患は基本的に単一疾患で病状が説明できる．
- 救急を要する疾患，病態，病状（ショック，心肺停止など）は迅速に対応．
- **治療法があり，手遅れになると予後不良な疾患**（細菌性髄膜炎，インフルエンザ脳症，ヘルペス脳炎，腸重積症など）は見逃さない．
- 鑑別しても有効な治療法のない疾患（亜急性硬化性全脳炎など），早期治療でも予後があまり変わらない疾患（ウイルス感染症の多く）は後回しでよい．

コラム　医は仁術　**忍者のバイブル**

　忍術をまとめた本は多数ありますが，「万川集海（ばんせんしゅうかい）」は特に有名です．時は1676年伊賀の国藤林保武が伊賀，甲賀に伝わる49の忍術をまとめたものです．すべての川が海に集まるように，忍術を集大成したという意味で名づけられました．
　本書「小児救急秘伝の書」でも小児救急の秘傳を49（至急）にまとめてみました．

第1章　小児救急の基礎

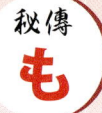

問診・診察

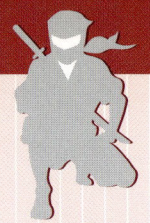

> **極意** ★ 子どもに触れない
> なるべく子どもに触れないように，情報を集めるのがポイント

1 患児が診察室に入る前の診察

- 喘息，クループの典型例は，診察室に入る前に診断できる．待合室での呼吸音もよく聞く．

2 問　診

- 基本的には，問診のみで診断するつもりで聞く．
- ポイントを絞って問診を取る．
- 母親の話をしっかり聞く（心配していること，期待していること）．
- 既往歴，予防接種歴が大切なときがある．

> **極意** ★ 「あきや」問診
> 　あ（アレルギー歴），き（既往歴・予防接種歴），や（内服中の薬剤）が大切

3 診　察

1）診察の前にすること

- 「こんにちは（こんばんは）」の挨拶，自己紹介を患児と家族にして，コミュニケーションをとりやすくする．

2）入室後の診察

- 全身状態，顔貌，チアノーゼなどを観察（印象診断）．

- 呼吸状態も視診で，陥没呼吸，鼻翼呼吸，呼吸速迫・微弱などを観察する．
- 呼吸音も耳で聴く（喘鳴，ストライダーなど）．

4 胸部聴診と疾患

表1 ● 胸部聴診所見と疾患

聴診所見	原因	疑われる疾患
吸気性喘鳴（ストライダー）	上気道の閉塞	クループ，鼻閉（鼻炎）
呼気性喘鳴	下気道の閉塞	気管支喘息，細気管支炎
クラックルズ	吸気の終わりにプチプチと聞こえる	肺炎

5 聴診をしながらすること

表2 ● 聴診と同時にする診察

観察項目	原因	疑われる疾患
顔色，表情を観察	何となくおかしい（印象診断）	髄膜炎，敗血症，川崎病，麻疹など
目を視診	眼脂の有無，眼瞼腫脹，眼球結膜の充血など	咽頭結膜熱，流行性角結膜炎など
顎の視診	耳下腺，顎下腺，リンパ節腫脹	ムンプス，川崎病など
発疹の有無	部位，形状	麻疹，水痘，伝染性紅斑など
便のにおい	酸っぱいにおい	ロタウイルス腸炎

6 腹部診察

- 冬季は手と聴診器を暖めてから触診する．

表3 ● 腹部診察でみるべきこと

診察法	所見	疑われる疾患
視診	膨満・膨隆	ネフローゼ症候群，急性糸球体腎炎など
視診	陥没	重度脱水など
触診	圧痛	急性虫垂炎など
触診	腫瘤	腸重積症，肥厚性幽門狭窄症，悪性リンパ腫など
触診	ダンスサイン	腸重積症
触診	ツルゴール低下	重度脱水

小児救急秘伝の書

> **極意** 子どもの手も借りたい
>
> 　子どもはおなかを触られるのを嫌がる．子どもの手をとって，おなかに当てて，その上から圧痛をみる方法もある．触診は痛みから最も遠い部位から始める．

7 口腔内の診察と疾患

■ 小児の疾患は，口腔所見が診断の決め手になることがある．苦痛を与えないように口を開けさせて診察する．幼児・年長児は，舌圧子を使わないで，口を開けさせたほうが診察しやすいこともある．

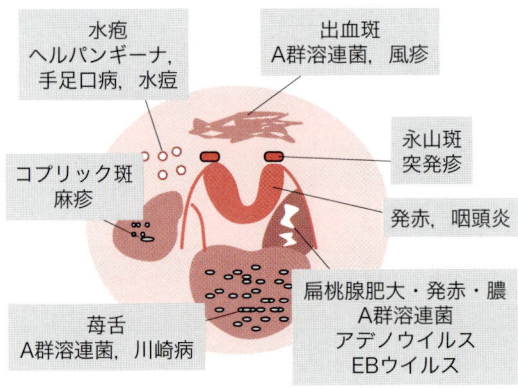

図● 口腔内の所見と疾患

> **極意** 口腔内は，右脳で診る
>
> 　子どもは口を触られるのを嫌がるので，一瞬で口腔内の所見を右脳に焼きつけて，後で再生しながら記載する．

8 目，耳の診察

　子どもは口のほか目・耳を触られるのを嫌うので診察では後回しにする．耳は最後に診察する．目は視診でかなりの情報が得られる．むしろ触ろうとすると泣いたり，目を閉じたりして，かえって情報が得られなくなる．

> **極意**
>
> **子どもは穴がアナ**
>   口腔内，鼓膜，眼球（眼底），（副）鼻腔，陰部，肛門（腸）などの診察が大切．
>
> **フィードバックが大切**
>   救急外来では（一般外来でも），問診，診察を一度で完璧にとることは不可能．常に，フィードバックして，問診，診察しなおしたりする気持ちを忘れない．

＜文献＞
1）「小児プライマリ・ケア　龍の巻」（日本外来小児科学会 編），p.15，医学書院，2003

第1章 小児救急の基礎

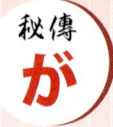

鑑別診断

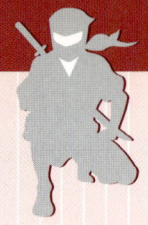

> **極意** 逐次診断（sequential analysis）
> 最も確率の高い仮説から鑑別し，次に移るやり方がよい．

1 発熱の鑑別

- 小児で最も多い主訴．ほとんどはかぜ症候群．重症疾患を見落とさないことが重要．

症状：熱型，持続日数
所見：咳嗽，鼻汁，下痢，嘔吐，発疹など
検査：血算，CRP，胸部X線，検尿，髄液検査，耳鼻科コンサルト
小児に多い疾患：かぜ症候群，扁桃腺炎，肺炎，中耳炎，尿路感染症（下痢を伴うことがある）
注意すべき疾患：麻疹，川崎病，髄膜炎，急性脳炎・脳症，膠原病
入院適応：

- ①全身状態が悪い ┐
- ②1カ月未満の新生児 ┘ 絶対適応
- ③家族の不安が強い場合 ┐
- ④1〜3カ月の乳児   ├ 相対適応
- ⑤重症心身障害児   ┘

解熱薬の使い方はp.52 秘傳や：薬剤参照

> **いっぷく** 初めての発熱
> 生後初めての発熱は243日±95日（兄弟姉妹なし274日，兄弟姉妹あり218日）です．原因は上気道炎52%，突発性発疹25%，その他23%です[1]．

> **極意**
>
> **3快の術〜快食，快眠，快遊〜**
>
> 　食べられて（哺乳できて），眠れて，遊べていれば心配ない．解熱薬も必要ない．
>
> **発熱注意「4」**
>
> 　生後4カ月未満，40℃以上，4日以上の発熱には注意．肺炎，髄膜炎，麻疹，川崎病などの可能性がある．

2 呼吸困難の鑑別

■ 呼吸器系の疾患以外にも，全身性疾患の症状として呼吸困難が起こることもある．

呼吸困難の徴候：呼吸数（60回/分以上注意），陥没呼吸，喘鳴，チアノーゼ
検査：血算，CRP，胸部X線，血液ガス分析，耳鼻科コンサルト，心エコー
小児に多い疾患：
　気管支喘息…呼気性喘鳴がポイント
　クループ　…吸気性喘鳴がポイント，犬吠様咳嗽（ケンケン），嗄声
　細気管支炎…6カ月未満に多い，喘息との鑑別が困難（細気管支炎は鼻汁が多い）
注意すべき呼吸困難：百日咳，気道異物，心疾患（肺水腫）
入院適応：
　①初期治療（吸入・点滴）で改善が得られない
　②3カ月未満の児
　③呼吸困難が強い
　④チアノーゼを伴う

> **極意　呼気か吸気か**
>
> 　まずは，気管支喘息とクループの鑑別ができるようにする．喘息とクループの対応ができるとかなり自信がつく．

3 嘔吐・下痢・腹痛の鑑別

- 多くは胃腸炎に随伴.
- 小児（特に乳児）では容易に脱水に陥るので注意が必要.

症状：①嘔吐の回数，下痢の回数・量，便の色，②発熱の有無，③経口水分摂取量，④尿量および回数，⑤体重減少，⑥意識障害
所見：啼泣時の涙の有無，口唇の乾燥，大泉門の陥凹，ツルゴール，腹部腫瘤，筋性防御，髄膜刺激徴候
検査：便ロタウイルス・アデノウイルス（迅速診断可能），血算，CRP，腹部X線，血清生化学（Na，K，Cl，BUN，Crなど），血液ガス分析，検尿，髄液検査，胸腹部X線，腹部エコー，腹部CT（造影），外科コンサルト
小児に多い疾患：胃腸炎，アセトン血性嘔吐症（ケトン血性低血糖症），便秘
注意すべき疾患：

嘔吐…腸重積症，虫垂炎，髄膜炎，肥厚性幽門狭窄症
下痢…尿路感染症，腸重積症，虫垂炎
腹痛…腸重積症，アレルギー性紫斑病

入院適応：

①顔色が悪く，ぐったりしている（脱水が著明）
②点滴補液でも状態・症状の改善がみられない
③急性腹症・髄膜炎が否定できず，経過観察が必要な場合
④点滴が入らないとき（小児科医コール）

> **極意　腹痛は常に虫垂炎を念頭に**
>
> 　小児の虫垂炎の診断は大変難しい（腹膜炎に移行しやすい，腹膜炎の診断も困難）．疑わしければ，外科コンサルト．
> 　原因不明の腹痛は下肢の紫斑（アレルギー性紫斑病の病初期は丘疹様），鼠径ヘルニアにも注意．

4 けいれんの鑑別

- 多くは熱性けいれんだが髄膜炎，急性脳炎・脳症を否定することは特に重要

症状：①発熱の有無，②年齢，③けいれんの型（全般発作か部分発作か），④持続時間，⑤家族歴
所見：意識障害，髄膜刺激徴候，神経学的異常（腱反射，肢位，神経眼科学的）
検査：血算，CRP，髄液検査，頭部 CT，頭部 MRI，脳波，血清電解質，血糖，乳酸・ピルビン酸，アミノ酸分析，心電図，心エコー
小児に多い疾患：熱性けいれん
注意すべき疾患：髄膜炎，急性脳炎・脳症，循環器疾患（房室ブロック，QT 延長症候群）
入院適応：
　①髄膜炎，急性脳炎・脳症が否定できないとき
　②経過観察が必要なとき

> **極意** けいれんの判断は非常に困難
> 失神，転換性障害（ヒステリー），不随意運動などけいれん以外の鑑別が意外と困難（➡ p.80 秘傳む：無熱けいれん参照）．

> **いっぷく　くしゃみの鑑別**
> コダーイ（1882〜1967，ハンガリー）の組曲「ハーリ・ヤーノシュ」はミュンヒハウゼン男爵（ミュンヒハウゼン症候群でおなじみ）顔負けの大ほら吹きの物語です．曲の冒頭オーケストラの「くしゃみ」の描写から始まります．ハンガリーでは「聞き手がくしゃみをしたら，その話は本当だ」という言い伝えがあります．患者さんがくしゃみをしたらどうしますか？

5 発疹の鑑別

1) 分類

①水疱：透明な液体を含んだ皮膚の隆起．通常直径 5 mm 前後．粘膜（口の中）などは破れやすい（アフタと呼ぶ）．
　　　（➡ p.142 秘傳か：感染症参照）
②紅斑：斑は皮膚の隆起がない限局性の病変．紅色のものを紅斑と呼ぶ．浮腫状に軽度隆起したものを，滲出性紅斑と呼ぶ．
　　　（➡ p.140 秘傳ま：麻疹，p.142 秘傳か：感染症参照）

③丘疹：直径 5 mm 以下の隆起した限局性の病変．
　　　　丘疹より大きい限局性の隆起を結節と呼ぶ．
　　　　（➡ p.216 秘傳ほ：発疹参照）
④紫斑（出血斑）：皮下出血のために紫紅色を呈する斑．
　　　　（➡ p.227 秘傳へ：ベビー参照）
　　　　直径 2 mm 以下を点状出血，3 mm 以上を斑状出血と呼ぶ．
⑤膨疹：境界明瞭な扁平に隆起した限局性の浮腫．

2）性状と疾患

①水疱：水痘，手足口病，ヘルパンギーナ，ヘルペス歯肉口内炎，カポジ水痘様発疹症，帯状疱疹
②紅斑：伝染性紅斑（リンゴ病），伝染性膿痂疹，多形滲出性紅斑
③丘疹：麻疹，風疹，突発性発疹，川崎病，マイコプラズマ，伝染性単核球症
④紫斑（出血斑）：アレルギー性紫斑病，特発性血小板減少性紫斑病（ITP），溶連菌感染症，伝染性紅斑（リンゴ病）
　　　溶血性尿毒症症候群，血友病，悪性腫瘍
⑤膨疹：蕁麻疹

症状：①発熱，②発疹の部位・性状，③全身症状
所見：咽頭所見，リンパ節腫張，その他全身の所見
検査：血算，CRP，迅速診断，肝機能，凝固能検査
入院適応：
　①熱が高く水分が摂れない，ぐったりして全身状態が良くない
　②カポジ水痘様発疹症，川崎病，伝染性単核球症，アレルギー性紫斑病，特発性血小板減少性紫斑病（ITP）は原則入院

> **極意** 薬疹の診断は慎重に
> 小児では感染症に伴う発疹症が多い．安易に薬疹と診断しない．

6 血尿の鑑別

■ 腎，尿管，膀胱，尿道までの傷害が，血尿の原因となる．

- 頻度としては尿路感染症が多いが，救急外来では，肉眼的血尿それ自体が主訴となる．
- A群溶連菌（急性糸球体腎炎），アデノウイルス（出血性膀胱炎），病原性大腸菌（溶血性尿毒症症候群）などが重要な鑑別疾患となる．

症状：①肉眼的血尿か顕微鏡的血尿か，②尿量および回数，③体重増加（浮腫），④下痢・下血の有無，⑤家族歴
所見：浮腫，高血圧
検査：検尿（NAG，電解質含む）血算，CRP，腹部X線，血清生化学（Na，K，Cl，BUN，Cr，IgA，補体など），IVP，腹部CT，腎シンチ，溶連菌迅速診断（咽頭培養），アデノウイルス（11，21型）
注意すべき疾患：尿路感染症，腎盂腎炎，紫斑病性腎炎，家族性血尿
　肉眼的血尿をきたす疾患　出血性膀胱炎，急性糸球体腎炎，IgA腎症，溶血性尿毒症症候群
入院適応：腎盂腎炎，急性糸球体腎炎，紫斑病性腎炎，溶血性尿毒症症候群は原則入院

> **極意　乳児の血尿は尿酸結晶**
> 多くは，尿中の尿酸結晶などで心配ない（実際にはオレンジ色）．

7 リンパ節・唾液腺腫脹（頸部腫瘤）の鑑別

- 頸部腫瘤の大半はリンパ節である．
- 原因は感染，免疫反応，腫瘍に大別される．

症状：①リンパ節腫脹か唾液腺腫脹か，②全身症状（発熱，扁桃腺発赤・腫脹・白苔，発疹，肝脾腫，出血傾向，黄疸）
所見：圧痛，発赤，可動性の有無，両側性か片側性か
検査：迅速診断（溶連菌，アデノウイルス），血算，CRP，肝機能検査，出血傾向，ビリルビン，ウイルス抗体価（EBウイルス，サイトメガロウイルス，ムンプスウイルス）など
小児に多い疾患：溶連菌感染症，アデノウイルス感染症，流行性耳下腺炎（ムンプス）

注意すべき疾患：川崎病，化膿性リンパ節炎，亜急性壊死性リンパ節炎，結核菌感染症（圧痛がない），ウイルス感染を契機とした血球貪食症候群（VAHS），EBウイルス（反復性耳下腺炎，伝染性単核球症），サイトメガロウイルス（伝染性単核球症），悪性腫瘍（T細胞型悪性リンパ腫）など

入院適応：川崎病，結核菌感染症，VAHS，伝染性単核球症，化膿性リンパ節炎，亜急性壊死性リンパ節炎，悪性腫瘍が疑われる場合

極意 ☆ 唾液腺開口部を診る

唾液腺感染症の場合には唾液腺開口部が発赤することがある．リンパ節腫脹と鑑別困難なときは参考になる．

4つの唾液腺がすべて腫脹しないときは，ムンプス以外のウイルス（EBウイルスの反復性耳下腺炎）や，細菌感染が考えられる．

＜文献＞
1) 日野利治 ほか：共同研究「初めての熱」．外来小児科，10（4）：488-489，2007

第1章　小児救急の基礎

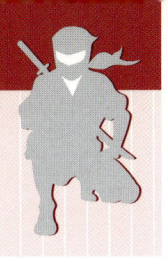

秘傳 る　**類似疾患**

■ 類似疾患の鑑別と治療

- 臨床の現場では，鑑別に苦慮することがしばしばある．以下にあげた疾患は特に注意を要する．
- 年長児では成人の診断基準に基づくとアデノウイルス感染症も溶連菌感染症と診断されてしまう．
- 兄弟姉妹への予防投薬にも関係するので，抗菌薬を処方するときは，必ず迅速診断をすること．

	溶連菌感染症	アデノウイルス感染症（咽頭結膜熱）
類似点	発熱，咽頭発赤，扁桃腺発赤肥大，頸部リンパ節腫脹（年長児では臨床症状では鑑別不能）	
鑑別点	皮膚発疹出現することあり．迅速診断可能	眼球結膜発赤，迅速診断可能
治療	ペニシリン系10日間内服	対症療法

	気管支喘息	細気管支炎
類似点	呼気性喘鳴．夜間憎悪する傾向	
鑑別点	既往歴・家族歴．血液検査でアレルギー反応	発熱・鼻汁を伴う．RSウイルス迅速診断（3歳未満の入院児のみ）
治療	➡ p.131 秘傳き：気管支喘息参照	➡ p.198 秘傳さ：細気管支炎参照

	クループ	急性喉頭蓋炎
類似点	吸気性喘鳴．夜間憎悪する傾向	
鑑別点	嗄声，犬吠様咳嗽，喘鳴	高熱，含み声，流涎，重症感，呼吸困難．血液培養（インフルエンザ菌）
治療	エピネフリン，ステロイド吸入．ステロイド静注（➡ p.187 秘傳く：クループ参照）	気道確保，抗菌薬静注（➡ p.188 秘傳こ：喉頭蓋炎参照）

	ブドウ球菌性熱傷様皮膚症候群（SSSS）	伝染性膿痂疹
類似点	皮膚の発赤，びらん（➡ p.216 秘傳ほ：発疹参照）	
鑑別点	発熱を伴うことがある．Nikolsky現象（皮膚を擦過すると落屑する）	他の部位・他人にも感染する
治療	抗菌薬静注，局所の処置（抗菌薬軟膏，清潔）	局所の処置（抗菌薬軟膏，清潔）．重症には抗菌薬内服

小児救急秘伝の書

	流行性耳下腺炎（ムンプス）	反復性耳下腺炎
類似点	唾液腺腫脹・疼痛（→ p.142 秘傳か：感染症参照）	
鑑別点	両側耳下腺・顎下線（4カ所）の腫脹・疼痛．ウイルス抗体価	通常1カ所の唾液腺の腫脹・疼痛．既往歴．EBウイルス抗体価
治療	対症療法	対症療法．耳鼻科へ紹介（唾石が原因のことあり）

	無菌性髄膜炎	ヘルペス脳炎
類似点	発熱，頭痛，けいれん，意識障害，髄液細胞数増加	
鑑別点	胃腸かぜ症状（エンテロウイルス），ムンプスの既往	早期にMRIで側頭葉・前頭葉に炎症所見．脳波で側頭葉・前頭葉に周期性突発波．SIADH（低ナトリウム血症）を合併することあり
治療	対症療法（→ p.161 秘傳す：髄膜炎参照）	ゾビラックス静注（→ p.166 秘傳の：脳炎・脳症参照）

	無菌性髄膜炎	急性散在性脳脊髄炎（ADEM）
類似点	発熱，頭痛，けいれん，意識障害，髄液細胞数増加	
鑑別点	胃腸かぜ症状（エンテロウイルス），ムンプスの既往	早期にMRIで炎症所見
治療	対症療法（→ p.161 秘傳す：髄膜炎参照）	ステロイド静注（→ p.166 秘傳の：脳炎・脳症参照）

	細菌（化膿）性髄膜炎	結核性髄膜炎
類似点	発熱，頭痛，嘔吐，意識障害，けいれん，髄液細胞数増加（→ p.161 秘傳す：髄膜炎参照）	
鑑別点	初期には脳浮腫（その後脳萎縮）．血液・髄液培養（グラム染色）	呼吸器症状（肺炎）を併発．周囲に結核患者の存在．海外渡航歴．ツ反（QFT-2G）．病初期から脳萎縮．MRIで脳底部髄膜の炎症所見
治療	抗菌薬静注	抗結核薬内服・筋注

極意　「RISK」＝「R is K」＝「リスク（R）」は「くすり（K）」

薬剤は，類似名が多く注意すること．また同じ製剤でも濃度が違う場合もある．力価，製剤量の間違いにも注意が必要．

いっぷく

インフルエンザウイルスとインフルエンザ菌

　インフルエンザは16世紀頃占星術で，惑星の運行が影響して起こると考えられ，「影響」を意味するイタリア語influenza（インフルエンツァ：英語ではinflunece）が語源です．インフルエンザ菌は19世紀インフルエンザの原因菌として分離され，名前だけがそのまま残ることとなりました．

擬　態

　自然界では類似を利用して身を守る生物が多くいます．日本語では同じ「擬態」ですが，2種類あります．木の葉や枝など外界に似せる「カモフラージュ」，天敵や害虫に似せて外敵を近寄らせない「ミミック」があります．髄膜炎菌は免疫を逃れるためにヒトの生態に「ミミック」する機構を備えています．

第1章 小児救急の基礎

秘傳 れ 例外に注意が必要な疾患・治療・対応

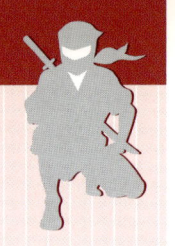

1 疾患編

1）発熱のない熱性疾患

乳幼児や重症心身障害児では，末梢循環不全（ショック）や外気温の影響で，熱性疾患（重症肺炎，髄膜炎，急性脳炎・脳症など）でも無熱のことがある．

2）発熱を伴う無熱性疾患

新生児は，気温の影響や感染症の合併などで38℃程になることがあり，無熱性疾患（肥厚性幽門狭窄症，腸重積症など）でも髄膜炎と鑑別が必要なことがある．

3）発熱・発疹のない麻疹

2次性ワクチン効果不全，γ-グロブリン注射後，移行抗体の残存した乳児などに麻疹が感染したときにこれを修飾麻疹と呼ぶ．前駆期がなく，発熱も低く，コプリック斑もなく，発疹も発赤が強くなく，風疹と鑑別が困難（抗体測定が必要になる．➡ p.140 秘傳ま：麻疹参照）．

4）細菌感染症と誤診されるアデノウイルス感染症

アデノウイルス感染症では，白血球・CRPが上昇するので細菌感染症と誤診されやすい（➡ p.142 秘傳か：感染症参照）．

5）血液異常のない百日咳

三種混合ワクチンを接種していると，百日咳に感染しても血液検査で特徴的な所見（白血球増多，リンパ球増多）が出ないので，診断が困難（➡ p.142 秘傳か：感染症参照）．

6）発熱のない肺炎

Chlamydia trachomatis 肺炎では通常無熱．新生児，乳児（1〜3カ月）

で多呼吸，咳嗽，結膜炎の合併があれば，胸部X線が必要（→ p.190 秘傳は：肺炎参照）．

7）下痢のないロタウイルス腸炎

ロタウイルス腸炎は突然の発熱と嘔吐で始まるので，流行期には下痢のない症例でも浣腸で便の性状確認，ウイルス検査（迅速診断）が必要（→ p.203 秘傳お：嘔吐・下痢・腹痛参照）．

8）腹部症状が先行するアレルギー性紫斑病

腹部症状が先行するアレルギー性紫斑病では，急性腹症との鑑別が困難．緊急手術になることもある（→ p.216 秘傳ほ：発疹参照）．

9）年長児の腸重積症

年長児の腸重積症では，腫瘍（悪性リンパ腫など），憩室，ポリープなど器質的病変が存在する（→ p.209 秘傳ち：腸重積症参照）．

10）筋性防御のない腹膜炎

急性虫垂炎では，腹膜炎に波及しても炎症が限局的に囊胞化すると，筋性防御が不鮮明になる．高熱・腹痛が続くときは外科医コンサルトが必要（→ p.203 秘傳お：嘔吐・下痢・腹痛参照）．

11）年長児の熱性けいれん

熱性けいれん児では10歳を超えてもくり返す場合がある（→ p.158 秘傳ね：熱性けいれん参照）．

12）発熱の続く手足口病，ヘルパンギーナ

手足口病，ヘルパンギーナで発熱が続けば（4日以上），髄膜刺激症状がなくても髄液検査を検討（→ p.161 秘傳す：髄膜炎参照）．

13）低ナトリウム血症の無菌性髄膜炎

無菌性髄膜炎で，低ナトリウム血症（特にSIADH）があれば，ヘルペス脳炎も鑑別が必要．脳波，頭部MRIが有効（→ p.166 秘傳の：脳炎・脳症参照）．

14）巣症状のある無菌性髄膜炎

巣症状のある無菌性髄膜炎では，急性散在性脳脊髄炎（ADEM）も鑑別対象．頭部MRIが有効（➡ p.166 秘傳の：脳炎・脳症参照）．

15）脳萎縮のある細菌性髄膜炎

病初期から脳萎縮のある細菌性髄膜炎では，結核性髄膜炎の可能性がある．結核感染の検索が重要（➡ p.161 秘傳す：髄膜炎参照）．

16）頭部画像異常のない脳炎・脳症

頭部画像所見で異常がなく，予後不良な脳炎・脳症の一群がある．臨床症状，脳波所見などを参考に見逃さないように注意が必要（➡ p.166 秘傳の：脳炎・脳症参照）．

17）低血糖・低カルシウム血症の部分発作

低血糖・低カルシウム血症などの全身性代謝疾患でも全身けいれんでなく，部分発作（半身けいれん）のことがある．脳血管障害などと誤診されることがある（➡ p.80 秘傳む：無熱けいれん参照）．

18）Ⅱ型糖尿病のケトアシドーシス

肥満児の増加に伴い，Ⅱ型糖尿病が増えている．Ⅱ型糖尿病患児において，感染などによるインスリン作用不足，インスリン抵抗性が増強する状態があると，一時的にケトアシドーシスをきたす．特に清涼飲料水を過度に摂取するとケトアシドーシスを起こすものを清涼飲料水ケトーシスと呼ぶ（➡ p.86 秘傳る：意識障害参照）．

19）年長児のビタミンK欠乏性出血症

乳児・学童でもビタミンK欠乏性出血症がある．出血斑の鑑別にはヘパプラスチンテストも忘れずに施行（➡ p.227 秘傳へ：ベビー参照）．

20）非典型的肺炎像

非典型的肺炎像では，縦隔腫瘍（悪性リンパ腫），T細胞性白血病なども鑑別対象（➡ p.190 秘傳は：肺炎参照）．

2 治療・対応編

1）院外死は注意

SIDS（乳幼児突然死症候群），被虐待児症候群，事件・事故など原因が多彩．剖検を施行すること（→ p.108 秘傳ゑ：SIDS，p.105 秘傳ひ：被虐待児症候群，p.258 秘傳を：をわりに参照）．

2）医療従事者以外の医療行為

AED，エピペンの使用は医療従事者以外でも使用が認められている（→ p.69 秘傳そ：蘇生，p.128 秘傳あ：アナフィラキシー，p.258 秘傳を：をわりに参照）．

> **いっぷく　赤信号でも通れる**
> 救急車は，赤信号でも通れます．これも例外のうち．

第1章 小児救急の基礎

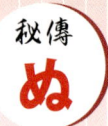

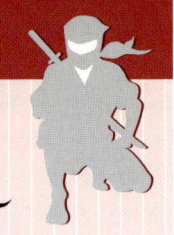

秘傳 **ぬ**

抜く
～救急外来で必要な検査～

■ 救急外来で必要な検査・処置一覧

手技		目 的	方 法	検体の処理
採血	静脈血採血	各種疾患の診断	通常は肘静脈を使用．新生児は足底採血、乳児では点滴時に手背静脈から滴下採血も可能．耳朶からの採血も簡便（精度は低下）	必要な検査、検体の処理方法の違いに注意
	動脈血採血	敗血症、細菌性髄膜炎の診断．血液ガス分析	皮膚殺菌処理後採血	細菌培養、グラム染色、ガス分析
耳漏		中耳炎の診断・治療	吸引	細菌培養
鼻漏		副鼻腔炎の診断、鼻閉の治療、アレルギー性鼻炎の診断	吸引	細菌培養、鼻汁好酸球
眼脂		結膜炎の診断	ぬぐう	細菌培養、クラミジア、アデノウイルス、ヘルペスウイルス、淋菌検査
吸痰		下気道感染症の起炎菌決定	患児の喉頭部をこするように圧迫するか、舌根部を舌圧子で軽く圧迫し、咳嗽を誘発する．喉頭を通過して咽頭部に達する痰を1 mLのディスポーザブル注射器で採取．痰は滅菌生理食塩液に浮遊させ洗浄	細菌培養、グラム染色
胃洗浄		異物誤飲の処置、挿管時の胃内ガスの吸引	乳幼児12～14Frのカテーテル．胃洗浄（微温湯使用　1回の洗浄液量：乳児20～50 mL，幼児50～100 mL）	吸引物の確認
胸腔穿刺，胸腔ドレナージ	胸水，血胸，膿胸	肺炎の診断・治療、呼吸障害の治療	第5肋間中腋窩線上で肋間中央から刺入（図1参照）	穿刺はディスポーザブル注射器に接続した18Gサーフロ針で穿刺．ドレナージは局所麻酔下で第4肋間中腋窩線・肋間中央の皮膚を2～3 cm横切開後、曲ペアン鉗子で皮下組織、筋層を剥離、壁側胸膜確認後、トロッカーカテーテル挿入	細菌培養、グラム染色
	気 胸	呼吸障害の治療	第2肋間中鎖骨線，または第5肋間前腋窩線上で肋骨上部から刺入（図2参照）		

＜次ページへ続く＞

<表続き>

手技		目的	方法	検体の処理
腰椎穿刺		髄膜炎の診断，脳炎・脳症の診断，Guillain-Barré症候群の診断	施行30分前に局所麻酔貼付薬（ペンレス®）を穿刺部位に貼る．側臥位にて，第4または第5腰椎棘突起尾側から10～20度頭側方向へ刺入（23，25Gのスパイナル針，新生児・乳児は23，25Gの翼状針または22，23Gの注射針）．図3，4を参照	一般検査（細胞数，糖など）細菌培養，グラム染色またはラテックス凝集反応による抗原迅速診断，結核菌培養，好酸菌DNA，ヘルペスPCR
検尿	中間尿・パック尿	血尿・蛋白尿の検査，尿路感染症の診断	陰部を清拭し乾燥後採尿パックを貼る．または中間尿	一般検尿，細菌培養，尿中肺炎球菌
	カテーテル導尿	尿路感染症の診断，神経因性膀胱の処置，残尿量測定，膀胱尿管逆流の診断，重症患児の時間尿量測定	滅菌カテーテルの挿入	尿量測定，一般検尿，細菌培養，尿中肺炎球菌
	膀胱穿刺	2歳以下の乳幼児で尿路感染症起炎菌の確実な診断（採尿，導尿困難の場合）	腹部エコー下で，恥骨結合から頭側2～3cmの皮膚から，10～20度尾側方向へ刺入（図5参照）	一般検尿，細菌検査
浣腸		便秘の治療，腸重積症の診断，病因（細菌，ウイルス）検査	50％グリセリン：2（g）×体重（kg）	性状観察（血性，白色など），ロタウイルス・アデノウイルス迅速診断，便培養

- 胃洗浄では，誤嚥性肺炎，喉頭けいれん，消化管損傷，水・電解質異常などの合併症があるので，他の方法（催吐，希釈，活性炭投与など）と効果・危険度を比較して選択する．
- 胸腔穿刺・胸腔ドレナージでは穿刺部位が異なるので注意．第4～6肋骨中腋窩線上では，肋骨直上にも肋間動脈・肋間神経が走行するので，肋間中央に穿刺する（図1，2）．
- 腰椎穿刺は，急性脳炎・脳症，髄膜炎など早期診断に重要だが，脳圧亢進が疑われる場合には禁忌（図3，4）．
- 膀胱穿刺は，2歳以下の乳幼児の尿路感染症で起炎菌を確定したい場合，完全尿閉で尿道カテーテルが挿入できないときに適応になる（図5）．

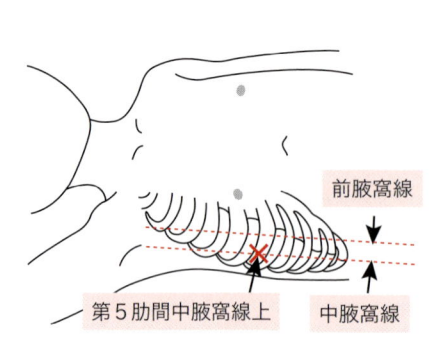

図1● 胸腔穿刺（胸水・血胸・膿胸）
第5肋間中腋窩線上，肋間中央から刺入：×印

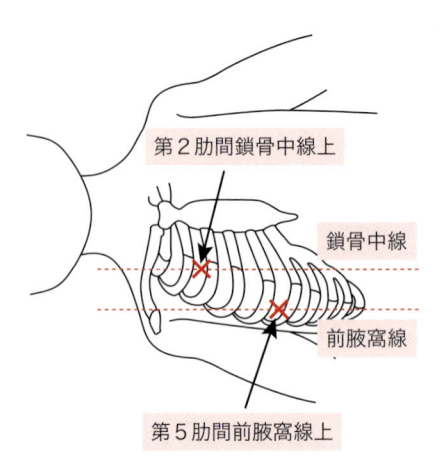

図2● 胸腔穿刺（気胸）
第2肋間鎖骨中線上または第5肋間前腋窩線上，肋骨上部から刺入：×印

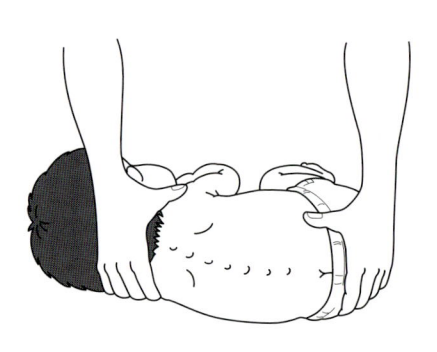

図3● 乳幼児の腰椎穿刺の固定法
患児の肩と臀部・大腿部を固定し，腰部を検者に突き出すようにする

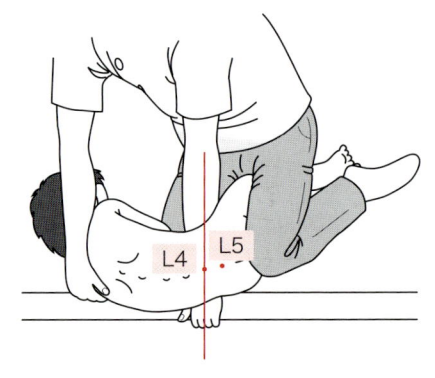

図4● 年長児の腰椎穿刺の固定法
固定者の両足で患児の両足をはさみ，右上肢で患児の肩を固定し，左指で処置台をつかんで，左上肢を垂直に立て，患児の腹部を圧迫し，腰部を押し出すようにする

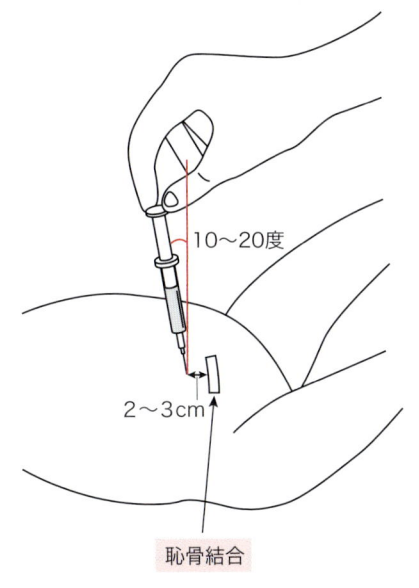

図5 ● 膀胱穿刺
恥骨結合から頭側2〜3 cmの皮膚から，10〜20度尾側方向へ刺入

（図中ラベル：10〜20度，2〜3cm，恥骨結合）

極意 🟊 危険度対利益度の分析

　侵襲性の高い検査は，患児の病歴や診察所見から，処置の危険性とメリットを総合判断して施行する．

いっぷく　Tapの意味

　Tapには「導管を作る」と「軽くたたく」の2つの意味があります．腰椎穿刺は前者，胸部タッピングは後者です．くれぐれも強くたたき過ぎないように注意しましょう．

第1章　ぬ　抜く〜救急外来で必要な検査〜

小児救急秘伝の書

第1章 小児救急の基礎

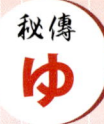

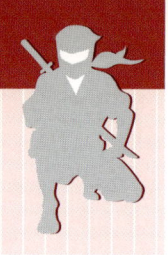

秘傳 ゆ 輸 液

1　1日水分排泄量

　　水分は便，呼吸，皮膚（不感性蒸散量），尿から排泄される．それぞれ7の倍数になるので，7の法則（7 rule）と呼ばれる．$7+14+28+56=105$（mL/kg/日）が排出され，代謝水（体内の化学反応で生成される水分）を引くと，95 mL/kg/日となり（表参照），通常使われる100 mL/kg/日が導かれる．

> **極意** 水分の喪失分を補う
> 　輸液量は，1日の水分喪失分を補うと考えるとわかりやすい．

表　乳児の水分排出量7の法則

部　位	排泄量
便	7 mL/kg/日
呼吸	14 mL/kg/日
皮膚	28 mL/kg/日
尿	56 mL/kg/日
代謝水	－10 mL/kg/日（体内で産生される）
計	95 mL/kg/日

2　不感性蒸散量

- 下記の式で求められる．

  不感性蒸散量（mL/日）＝ $400 \text{ mL} \times$ 体表面積（m²）

  体表面積[1]（m²）＝ $\sqrt{\dfrac{身長（m）\times 体重（kg）}{36}}$

- 腎不全，心不全のときの1日必要水分量
  ＝前日尿量＋不感性蒸散量

3 1日水分必要量（1日必要カロリーにも使える）

- 体重10 kgまで
  水分必要量（mL/日）＝ 100（mL）×体重（kg）
- 体重11〜20 kg
  水分必要量（mL/日）＝ 100（mL）×10（kg）＋50（mL）×〔体重（kg）－10（kg）〕
- 体重21 kg以上
  水分必要量（mL/日）＝ 100（mL）×10（kg）＋50（mL）×〔20（kg）－10（kg）〕＋25（mL）×〔体重（kg）－20（kg）〕

> 例：25 kg　　100×10＋50×（20－10）＋25×（25－20）＝1,625（mL/日）

4 点滴の実際

- 小児輸液セットは1分間の滴数が1時間の輸液量（mL）になる．
  （たとえば30滴/分では1時間で30 mL入る）
- 児の脱水状態，水分喪失，経口摂取の状態，腎疾患，心疾患の有無によって輸液量を決める．
  - 通常は初期輸液（例：ソリタ®T1 200mLなど）を2時間かけて点滴（1歳以下，体重10 kg以下では10 mL/kg/時程度）．成人輸液での全開は，小児では20 mL/kg/時に相当する．
  - その後維持液（ソルデム®3A 500mLなど）に変更．1歳以上，体重10 kg以上であれば30 mL/時程度にする．30 mL/時以下，アミノフィリンなどを使用するときは輸液ポンプを使用する．

＜文献＞
1）Mosteller, R. D.：Simplified calculation of body-surface area. N. Eng. J. Med., 317（17）：1098, 1987

第1章 小児救急の基礎

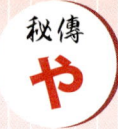

秘傳 や

薬剤 ～救急で使う薬剤～

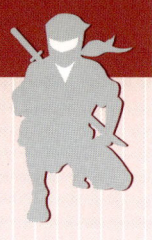

1 年齢・体重別の小児処方例

■ 成人の処方量を1としたときの年齢（体重）に応じた処方量の目安を示す．

表1 ● 小児科の処方例（内服薬，外用薬，坐剤，吸入薬）

年齢	未熟児・新生児	3カ月	6カ月	1歳	3歳	7歳	12歳	15歳	成人
用量	1/10～1/8	1/6	1/5	1/4	1/3	1/2	2/3	4/5	1
体重		6 kg	7.5 kg	10 kg	14 kg	23 kg	40 kg	45 kg	

2 主に使われる薬剤

1）抗菌薬の使用法

■ 基本的に予防投薬（溶連菌，百日咳）以外は，細菌感染症が証明されたときに使用する．ミノサイクリンは8歳以下は使用禁忌．小児ではニューキノロン系抗菌薬は使用しない．

2）抗菌薬使用上の注意

①抗菌スペクトル，②組織移行性，③投与方法を検討して使用する．

①抗菌スペクトル

■ 抗菌スペクトルは，グラム陽性菌（肺炎球菌，黄色ブドウ球菌），強毒性グラム陰性桿菌（インフルエンザ桿菌，大腸菌），弱毒性グラム陰性桿菌（エンテロバクター，セラチア）に分類して使用する．

②組織移行性

■ 抗菌薬の組織移行性（脂溶性抗菌薬と水溶性抗菌薬）も考慮する．

③投与方法

■ 抗菌薬の作用機序と薬物動態パラメーターと抗菌活性パラメーター指標（PK/PD）に基づいた投与スケジュールを作成する．
（➡ p.61 秘傳た：耐性菌も参照）

■ 各疾患での抗菌薬使用法は第3章疾患各論（p.127）を参照．

表2 抗菌薬（注射用）

商品名	一般名	略号	小児投与量	最高量
ビクシリン	アンピシリン	ABPC	100 mg/kg/日÷3	400 mg/kg/日
ユナシンS	スルバクタム/アンピシリン	SBT/ABPC	60〜150 mg/kg/日÷3〜4	300 mg/kg/日
スルペラゾン	スルバクタム/セフォペラゾン	SBT/CPZ	40〜80 mg/kg/日÷2〜4	160 mg/kg/日
ペントシリン	ピペラシリン	PIPC	50〜125 mg/kg/日÷2〜4	200 mg/kg/日
セフメタゾン	セフメタゾール	CMZ	25〜100 mg/kg/日÷2〜4	150 mg/kg/日
パンスポリン	セフォチアム	CTM	40〜80 mg/kg/日÷2〜4	160 mg/kg/日
セフォタックス	セフォタキシム	CTX	50〜100 mg/kg/日÷2〜4	150 mg/kg/日
モダシン	セフタジジム	CAZ	40〜100 mg/kg/日÷2〜4	150 mg/kg/日
ロセフィン	セフトリアキソン	CTRX	20〜60 mg/kg/日÷2	120 mg/kg/日
チエナム	イミペネム/シラスタチンナトリウム	IPM/CS	30〜80 mg/kg/日÷3〜4 30分で点滴静注	100 mg/kg/日
カルベニン	パニペネム/ベタミプロン	BAPM/BP	30〜60 mg/kg/日÷3	100 mg/kg/日
メロペン	メロペネム	MEPM	30〜60 mg/kg/日÷3 1gあたり生食100 mLに溶解 30分以上で点滴静注	120 mg/kg/日
ミノマイシン	ミノサイクリン	MINO	4 mg/kg/日÷2 生食100 mLに溶解し 30〜60分で点滴静注	—
ダラシン	クリンダマイシン	CLDM	15〜25 mg/kg/日÷3〜4 生食50 or 100 mLに溶解し 30〜60分で点滴静注	40 mg/kg/日
ホスミシン	ホスホマイシン	FOM	100〜200 mg/kg/日÷2〜4	—
アミカシン	アミカシン	AMK	6 mg/kg/回×2回/日 （新生児）	10 mg/kg/回×4回/日
ゲンタシン	ゲンタマイシン	GM	0.4〜0.8 mg/kg/回×2〜3回/日	2.5 mg/kg/回×4回/日

※用量の端数は切り捨てて使用
※表中の商品名は®を省略

🍵 いっぷく　土壌から見つかった抗菌薬

1944年土壌菌の一種放線菌からストレプトマイシンが発見されたのが始まりで，以後も土壌菌からクロラムフェニコール，テトラサイクリン，マクロライド，グリコペプチド（バンコマイシン）が相次いで発見されました．

第1章　や　薬剤〜救急で使う薬剤〜

小児救急秘伝の書

表3 抗菌薬・化学療法薬

系統	商品名	一般名	小児投与量
ペニシリン系	サワシリン・パセトシン細粒（10%）	アモキシシリン（AMPC）	1回7〜13 mg/kg（0.07〜0.13 g/kg），1日3回朝昼夕食後
	オーグメンチン顆粒（15%）	クラブラン酸/アモキシシリン（CVA/AMPC）	1回10〜20 mg/kg（0.07〜0.13 g/kg），1日3回朝昼夕食後
	ユナシン顆粒（10%）	スルバクタム（SBTPC）	1回5〜10 mg/kg（0.05〜0.1 g/kg），1日3回朝昼夕食後
セフェム系	セフゾン細粒（10%）	セフジニル（CFDN）	1回3〜6 mg/kg（0.03〜0.06 g/kg），1日3回朝昼夕食後
	メイアクト細粒（10%）	セフジトレン・ピボキシル（CDTR-PI）	1回3 mg/kg（0.03 g/kg），1日3回朝昼夕食後
	フロモックス細粒（10%）	セフカペン・ピボキシル（CFPN-PI）	1回3 mg/kg（0.03 g/kg），1日3回朝昼夕食後
	トミロン細粒（10%）	セフテラム・ピボキシル（CFTM-PI）[*1]	1回3〜6 mg/kg（0.03〜0.06 g/kg），1日3回朝昼夕食後
カルバペネム系	オラペネム小児用細粒（10%）	テビペネム（TBPM）	1回4〜6mg/kg（0.04〜0.06g/kg），1日2回朝夕食後
マクロライド系	エリスロシンWドライシロップ（20%）	エリスロマイシン（EM）[*2]	1回8〜17 mg/kg（0.04〜0.08 g/kg），1日3回朝昼夕食後
	エリスロシンドライシロップ（10%）		1回8〜17 mg/kg（0.08〜0.16 g/kg），1日3回朝昼夕食後
	クラリシッドドライシロップ（10%）	クラリスロマイシン（CAM）[*2]	1回3〜5 mg/kg（0.03〜0.05 g/kg），1日3回朝昼夕食後
	クラリスドライシロップ（10%）		
	リカマイシンドライシロップ（20%）	ロキタマイシン（RKM）	1回7〜10 mg/kg（0.03〜0.05 g/kg），1日3回朝昼夕食後
	ジスロマック細粒（10%）	アジスロマイシン（AZM）	1回10 mg/kg（0.1g/kg），1日1回，3日間
テトラサイクリン系	ミノマイシン顆粒（2%）	塩酸ミノサイクリン（MINO）	1回1〜2 mg/kg（0.05〜0.1 g/kg），1日2回朝夕食後
ホスミシン系	ホスミシンドライシロップ（40%）	ホスホマイシン（FOM）	1回13〜40mg/kg（0.03〜0.1 g/kg），1日3回朝昼夕食後
ニューキノロン系	バクシダール（50 mg錠剤のみ）	ノルフロキサシン（NLFX）[*3]	1回2〜4 mg/kg，1日3回朝昼夕食後
	オゼックス細粒（15%）	トスフロキサシン（TFLX）	1回6 mg/kg（0.04 g/kg），1日2回朝夕食後
ST合剤	バクタ顆粒	スルファメトキサゾール・トリメトプリム（SMX/TMP）	1回0.05 g/kg，1日2回朝夕食後

＜次ページへ続く＞

＜表3の続き＞

系統	商品名	一般名	小児投与量
抗ウイルス薬	アストリックドライシロップ（80％）	アシクロビル（ACV）	1回20 mg/kg（0.025 g/kg），1日4回朝昼夕食後，就寝前
	アシクロビル（注射）		1回5 mg/kg，1日3回8時間毎静注
	タミフルドライシロップ（3％）	オセルタミビル	1回2 mg/kg（0.065 g/kg），1日2回朝夕食後，5日間
	リレンザ（吸入）	ザナミビル	1回2ブリスター（10 mg），朝夕2回5日，5歳以上対象
	イナビル（吸入）20 mg	ラニナミビル	1回1吸入（10歳以上40 mg，10歳未満20 mg）のみ
	ラピアクタ（注射）	ペラミビル	300 mg（1回のみ，最大600 mg）

＊1：ブドウ球菌に適応なし
＊2：テオフィリン，バルプロ酸ナトリウム，カルバマゼピンの作用を増強する
＊3：テオフィリンの作用を増強する

表4 ● 解熱鎮痛薬

商品名	一般名		小児投与量	備考
アニルーメ細粒	アセトアミノフェン	20％	10〜15 mg/kg/回	投与間隔4〜6時間以上
アルピニー坐剤	アセトアミノフェン	50 mg 100 mg 200 mg		
ボルタレン坐剤	ジクロフェナクNa	25 mg	0.5〜1 mg/kg/回	

※小児の解熱薬は4カ月未満または7 kg以下は使用しない．
　インフルエンザの解熱は，アセトアミノフェンのみ

いっぷく　坐剤とチョコの元は同じ

　カカオパウダーは体温で溶けるので，解熱鎮痛薬を入れれば坐剤に，砂糖を入れればホワイトチョコレートになります．
　ボタンの根の皮は鎮痛薬に，アンズの皮は鎮咳薬など薬用植物は多くあります．

第1章　や　薬剤〜救急で使う薬剤〜

小児救急秘伝の書

表5 抗ヒスタミン薬・抗アレルギー薬・呼吸器用薬

商品名	一般名	小児投与量
テオドールドライシロップ	テオフィリン20%	1回0.02〜0.04 g/kg,1日2回,朝食後・就寝前
ケトテンドライシロップ（ザジテン） ザジテンシロップ	フマル散ケトチフェン	1回0.03 g/kg,1日2回,朝食後・就寝前 0.3 mL/kg/日
リザベン細粒	トラニラスト	1回0.025 g/kg,1日2回,朝食後・就寝前
オノンドライシロップ	プランルカスト水和物	1回0.035 g/kg,1日2回,朝食後・就寝前
イフラサールシロップ	シプロヘプタジン	1回0.17 mL/kg,1日3回朝昼夕食後
ペリアクチン散		1回0.007 g/kg,1日3回朝昼夕食後
ムコダインドライシロップ	カルボシステイン	1回0.03 g/kg,1日3回朝昼夕食後
ムコダインシロップ		1回0.2 mL/kg,1日3回朝昼夕食後
ベラチンドライシロップ	ツロブテロール塩酸塩	1回0.02 g/kg,1日2回,朝食後・就寝前
インタール内服用	クロモグリク酸ナトリウム	1回,2歳以下0.125 g,2歳以上0.25 g,1日4回朝昼夕食後,就寝前
アスベリン散	チペピジンヒベンズ酸塩	1回0.008 g/kg,1日3回朝昼夕食後
アスベリンシロップ		1回0.17 mL/kg,1日3回朝昼夕食後

> **極意** 乳幼児への抗ヒスタミン薬,鎮咳薬,去痰薬の使用は慎重にする
>
> 抗ヒスタミン薬は眠気,けいれん,不整脈など,鎮咳薬は呼吸抑制などの副作用がある.抗ヒスタミン薬,鎮咳薬,去痰薬ともかぜ症候群に対する効果のエビデンスはないので,6歳（特に2歳）未満児への投与は慎重にする.

表6 消化器用薬

商品名	一般名	小児投与量
ロートエキス散	ロートエキス10%	1回0.004 g/kg,1日3回朝昼夕食後
ロペミン小児用	ロペラミド0.5 mg/g	1回0.013〜0.027 g/kg,1日3回朝昼夕食後
ナウゼリンドライシロップ	ドンペリドン1%	6歳以上,1回0.03〜0.07 g/kg,1日3回朝昼夕食前
ナウゼリン坐剤	ドンペリドン10 mg,30 mg	3歳以下,1回10 mg,1日2〜3回 3歳以上,1回30 mg,1日2〜3回
アヘンチンキ（麻薬）	アヘン	1回0.017滴/kg,1日3回朝昼夕食後
硫酸アトロピン液	アトロピン硫酸塩	1回0.017滴/kg,1日3回朝昼夕食後

表7 抗てんかん薬

商品名	一般名	略号	投与量〔mg/kg/回〕(1日投与回数)	有効濃度（μg/mL）	血中半減期（時間）	副作用
フェノバール	フェノバルビタール	PB	2～3（2）	15～30	96	過敏症（全身発疹）
ハイセレニン デパケン バレリン デパケンR （徐放性製剤）	バルプロ酸ナトリウム	VPA	5～20（3）	50～100	12	肝障害（Reye症候群）
アレビアチン ヒダントール	フェニトイン	PHT	0.7～2（3）	10～20	24	眼振，失調，歯肉増生，多毛
テグレトール	カルバマゼピン	CBZ	5～10（2）	5～12	12	発疹
エクセグラン	ゾニサミド	ZNS	2～4（2）	10～30	2	無汗症，精神症状
エピレオプチマル ザロンチン	エソサクシミド	ESM	5～7（3）	40～100	48	消化器症状
リボトリール	クロナゼパム	CZP	0.025～0.1（2）	20～80	20～40	眠気，分泌増加
セルシン	ジアゼパム	DZP	0.1～0.17（3）	ND	9～54	耐性
マイスタン	クロバザム	CLB	0.1～0.4（2）	0.05～0.3	25～30	眠気，唾液増加
ガバペン	ガバペンチン	GBP	10～13（3）	ND	5～7	眠気，眩暈，頭痛，複視
トピナ	トピナマート	TPM	2.5～4.5（2）	ND	10～15 6～8 （酵素誘導体薬併用時）	錯乱，うつ病，腎結石
ラミクタール	ラモトリジン	LTG	0.5～1.5（2）	ND	7 （PB，CBZ，PHT併用時） 45～65 （VPA併用時）	眠気，肝機能障害，発疹
イーケプラ	レベチラセタム	LEV	10～30（2）	ND	5～7	鼻咽頭炎，傾眠，頭痛，眩暈

ND：Not Determined
（文献1を参考に作製）

表8 その他

分類	商品名	成分規格	小児投与量
持続性抗ヒスタミン薬	タベジール散	フマル酸クレマスチン 0.1%	1回,1～2歳0.2g,3～4歳0.25g,5～7歳0.35g,8～10歳0.5g,1日2回,朝夕食後
抗アレルギー性緩和精神安定薬	アタラックスPドライシロップ(2.5%)	ヒドロキシジン	1回0.5～0.75 mg/kg(0.02 g～0.03 g/kg),1日2回,朝夕食後
鉄欠乏性貧血治療薬	インクレミンシロップ	Fe 6 mg/mL	1回,1歳未満1 mL,1～5歳1～3 mL,6歳以上3～5 mL,1日3回朝昼夕食後

> **極意 食物アレルギーに注意**
>
> リゾチーム塩酸塩(ノイチーム®,レフトーゼ®など)は卵アレルギー児には禁忌.タンニン酸アルブミン(タンナルビン®),乳酸菌製剤(ラックビー®,エンテロノン®-Rなど),カゼイン(エンシュア・リキッド®など)は牛乳アレルギー児には禁忌.乳糖は散剤,カプセル,錠剤などに添加されているので感受性の高い牛乳アレルギー児には注意.抗ヒスタミン薬はけいれん児には禁忌.

表9 ステロイド軟膏の強さと種類

ステロイドの強さ	商品名	成分名
Ⅰ. strongest	ダイアコート軟膏,ジフラール軟膏	ジフロラゾン酢酸エステル
Ⅱ. very strong	リンデロンDP軟膏	ベタメタゾンジプロピオン酸エステル
Ⅲ. strong	リンデロンVG軟膏,<u>ローション</u>	ベタメタゾン吉草酸エステル
Ⅲ. strong	リドメックス軟膏,クリーム	プレドニゾロン吉草酸エステル酢酸エステル
Ⅳ. mild	ロコイド軟膏,クリーム	ヒドロコルチゾン酪酸エステル
Ⅴ. weak	プレドニン軟膏,眼軟膏	プレドニゾロン
Ⅴ. weak	<u>ネオメドロールEE眼軟膏</u>	メチルプレドニン
Ⅴ. weak	<u>テラ・コートリル軟膏</u>	オキシテトラサイクリン塩酸塩(ヒドロコルチゾン含有)

注:<u>アンダーライン</u>は抗菌薬配合のステロイド外用薬.
ワセリン,フェナゾールなどの基剤に配合してステロイドを低濃度にして使う方法もある

> **極意 強いステロイドは使わない**
>
> 小児ではⅢ群以下のもの,顔面にはⅣ群以下のものを使用する.

表10 ● 吸入薬

症状・疾患	薬剤		体重別使用量		
			〜15 kg	15 kg〜30 kg	30 kg以上
鎮咳去痰	アロテック吸入	2％	0.15	0.2	0.3
	ビソルボン吸入	0.2％	0.5	0.6	0.9
去痰	ビソルボン吸入	0.2％	0.5	0.6	0.9
鎮咳，咽頭痛	アロテック吸入	2％	0.15	0.2	0.3
	オルガドロン注	3.8 mg/mL	0.15	0.2	0.3
	生理食塩液		0.3	0.4	0.6
クループ	ボスミン		0.1	0.2	0.2
	オルガドロン注	3.8 mg/mL	0.15	0.2	0.2
気管支喘息 細気管支炎	メプチン吸入液	0.01％	0.1	0.2	0.3
	インタール	アンプル	1	1	1
気管支喘息 細気管支炎	アロテック吸入	2％	0.15	0.2	0.3
	インタール	アンプル	1	1	1

単位はインタール以外はmL．
複数の薬剤が記載されている疾患ではそれらを併用する

3 代表的な薬剤の年齢・体重別処方例

表11 ● 年齢別・体重別処方例（1回投与量）

商品名	1日投与回数	4カ月 5〜7kg	6カ月 7〜9kg	1〜2歳 10〜12kg	2〜3歳 13〜14kg	3〜5歳 15〜16kg	5〜6歳 17〜19kg	7〜9歳 20〜24kg	10〜12歳 25〜30kg
抗菌薬									
サワシリン100 mg細粒	3回	0.8	1.0	1.3	1.7	1.7	2.0	2.0	2.3
エリスロシンDS									
セフゾン細粒10％	3回	0.5	0.7	1.0	1.3	1.5	1.7	2.0	2.5
メイアクト細粒10％									
ホスミシン400 mgDS	3回	0.3	0.5	0.7	0.8	1.0	1.2	1.3	1.7
クラリシッド100 mgDS	3回	0.17	0.2	0.3	0.4	0.5	0.6	0.7	0.8
ミノマイシン20 mg顆粒	2回	適応なし	適応なし	適応なし	適応なし	適応なし	適応なし	1.25	1.5
リカマイシン200 mgDS	3回	0.17	0.2	0.3	0.4	0.5	0.6	0.7	0.8
鎮咳・抗ヒスタミン薬・去痰薬									
アスベリン散	3回	0.03	0.07	0.07	0.1	0.1	0.13	0.17	0.2
ペリアクチン散		0.03	0.07	0.07	0.1	0.1	0.13	0.13	0.17
ベラチンDS	3回	0.07	0.1	0.13	0.2	0.2	0.23	0.3	0.4
ムコダインDS	3回	0.17	0.23	0.33	0.43	0.5	0.57	0.7	0.8

＜次ページへ続く＞

<表11の続き>

商品名	1日投与回数	4カ月 5〜7kg	6カ月 7〜9kg	1〜2歳 10〜12kg	2〜3歳 13〜14kg	3〜5歳 15〜16kg	5〜6歳 17〜19kg	7〜9歳 20〜24kg	10〜12歳 25〜30kg
屯用鎮咳薬									
メジコン	屯用	適応なし	0.04	0.06	0.06	0.09	0.09	0.12	0.15
メプチン細粒	屯用	適応なし	0.06	0.1	0.1	0.12	0.12	0.2	0.2
下痢止め									
アドソルビン	3回	0.13	0.17	0.25	0.33	0.33	0.4	0.4	0.5
ビオフェルミン	3回	0.17	0.17	0.33	0.5	0.5	0.7	0.7	0.8
ロペミン小児用細粒	3回	0.07	0.1	0.13	0.17	0.2	0.23	0.27	0.33
腹痛吐き気止め									
ロートエキス散	3回	適応なし	0.03	0.03	0.05	0.05	0.07	0.1	0.12
制吐薬									
ナウゼリンDS	3回	0.17	0.23	0.33	0.5	0.5	0.7	0.7	0.8
気管支拡張薬									
ベラチンDS	3回	0.07	0.1	0.13	0.17	0.2	0.23	0.33	0.4
解熱鎮痛薬									
アニルーメ細粒	屯用	適応なし	0.4	0.5	0.75	0.75	1.0	1.0	1.25
アルピニー坐剤	屯用	適応なし	50 mg	100 mg	150 mg	150 mg	200 mg	200 mg	200 mg
抗てんかん薬									
セルシン散	発作	適応なし	0.2	0.3	0.3	0.4	0.4	0.5	0.6
ダイアップ坐剤	発作	適応なし	4 mg	4 mg	6 mg	6 mg	6 mg	6 mg	10mg
呼吸器用薬・抗アレルギー薬									
テオドールDS	2回	適応なし	適応なし	0.2〜0.4	0.2〜0.4	0.3〜0.6	0.3〜0.6	0.4〜0.8	0.5〜1.0
オノンDS	2回	適応なし	0.35	0.35	0.5	0.5	0.7	0.9	1.0
ケトテンDS	2回	適応なし	0.25	0.3	0.35	0.4	0.5	0.6	0.8

mg表示以外のものはg(製剤量)
DS:ドライシロップ

<文献>
1)「小児てんかんの最新医療」(五十嵐 隆,岡 明 編), pp.255-256, 中山書店, 2008

第1章 小児救急の基礎

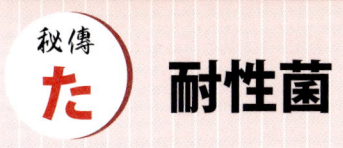

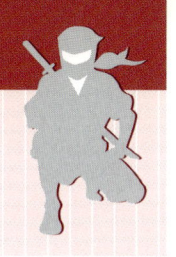

秘傳 た　耐性菌

1 耐性菌の種類と特徴，抗菌薬感受性

- 日本は世界でも有数の耐性菌大国となった．肺炎球菌の場合，耐性化率は米国の約2倍，英国の約5倍．耐性化の機序は，抗菌薬を不活性化する酵素の産生，抗菌薬の細菌進入の阻止とがある．プラスミド（R因子）で他の細菌にも伝達され耐性菌が広がる．
- 起炎菌の抗菌薬感受性は，世界各地域によって異なる．特に肺炎球菌のβ-ラクタマーゼ系薬剤耐性化とインフルエンザ菌のβ-ラクタマーゼ産生率，BLNAR株の頻度は，欧米と日本では異なる．欧米の教科書，翻訳書などを参考にする際には要注意．

表1 ● 耐性菌の種類と特性

菌の種類	耐性菌の名称	耐性化の機序	細菌の特性・抗菌薬感受性	
A群β溶血性連鎖球菌感染症	細菌内侵入能を有するA群溶連菌	細菌内侵入能	除菌失敗例の原因と考えられている．細胞内移行のよいマクロライド系薬が選択肢となりうるが，耐性株が増加している	
黄色ブドウ球菌	メチシリン耐性黄色ブドウ球菌（MRSA）	PBP（ペニシリン結合タンパク質）2遺伝子の外部からの獲得．バンコマイシン耐性菌の報告もある	重症心身障害児特に人工呼吸器装着児での人工呼吸器関連肺炎（VAP）ではMRSAの関与も多く，予後も悪いので注意が必要	
	市中感染型MRSA（CA-MRSA）	院内型MRSAとは遺伝子タイプが違う（院内感染型MRSAが市中に広がったものではない）	特に皮膚感染症，肺炎．健康な若年者に多い点が従来のMRSAと異なる	
肺炎球菌	ペニシリン耐性肺炎球菌（PRSP），ペニシリン中等度耐性肺炎球菌（PISP）	PBPの変異	ペニシリン耐性菌は2002年の28％をピークに2006年には9％と減少傾向[1]	ムコイドは強い病原性を有し，ときに重症例の原因となる

〈次ページへ続く〉

<表1の続き>

菌の種類	耐性菌の名称	耐性化の機序	細菌の特性・抗菌薬感受性	
インフルエンザ菌	β-ラクタマーゼ産生アンピシリン耐性インフルエンザ菌（BLAR）	ペニシリン系薬剤への耐性はβ-ラクタム系薬剤の不活性化	最近の日本での呼吸器感染症でのβ-ラクタマーゼ産生率は10〜20％	・莢膜型（a〜fの6型）と無莢膜型（non-typeable）に分類される ・全身感染症の起炎菌の大部分は莢膜型 type b ・気管支炎，急性中耳炎，副鼻腔炎の起炎菌の多くは non-typeable
	β-ラクタマーゼ非産生アンピシリン耐性インフルエンザ菌（BLNAR）	PBPの変異	2001年の14％から2006年には40％と増加傾向[1])	
	β-ラクタマーゼ産生AMPC/CVA耐性株（BLPACR）	β-ラクタマーゼ産生とPBPの変異双方による耐性機序		
モラキセラ・カタラーリス	β-ラクタマーゼ産生	ペニシリン系薬剤への耐性はβ-ラクタム系薬剤の不活性化	β-ラクタマーゼ活性は低い，ABPC（アンピシリン）のMIC（最小発育阻止濃度）も幅広く分布する	肺炎球菌，インフルエンザ菌との複合感染が多い

(文献2を参考に作製)

2 抗菌薬作用機序

- 抗菌薬は細胞壁，細胞膜，リボゾーム，核酸などに作用して，その合成あるいは機能を阻害することにより殺菌あるいは静菌作用をもたらす．
- ニューキノロン系抗菌薬は小児では原則使用禁忌．

表2 ● 抗菌薬の作用機序と種類

作用部位	機序	作用	抗菌薬の種類	その他
細胞壁阻害	ペプチドグリカンの生合成を阻害	殺菌作用（細菌数を減少させる）	β-ラクタム系（ペニシリン系，セフェム系，オキサセフェム系，モノバクタム系，カルバペネム系），ホスホマイシン系	ペプチドグリカン層をもたない特殊な細菌（マイコプラズマ，クラミジア，リケッチア）には無効
タンパク質合成阻害	リボゾームに作用し，DNA，RNAにかかわるタンパク質合成を遮断したり，間違ったタンパク質を合成させたりして，細胞増殖を阻害する	静菌的作用（宿主の免疫応答などにより細菌を排除する）	マクロライド系，テトラサイクリン系，アミノグリコシド系	
核酸合成阻害	DNAジャイレース（DNA複製に不可欠）を阻害	殺菌作用	ニューキノロン系	

(文献3を参考に作製)

3 薬物動態パラメーターと抗菌活性パラメーター指標

■ 薬物動態パラメーター/抗菌活性パラメーター（pharmacokinetics/pharmacodynamics：PK/PD）に基づいた抗菌薬の分類を以下に示す．

表3 ● PK/PDパラメーターに基づく抗菌薬の使用法

PK/PDパラメーター	抗菌薬の作用	具体的な投与法	抗菌薬の種類
Cmax/MIC（ピーク薬物濃度と最小発育阻止濃度の比）タイプ	血中濃度のピークが高いほど効果がある	1回の投与量を増やして，血中濃度ピークを高くする	アミノグリコシド系，ニューキノロン系
AUC24/MIC（抗菌薬の暴露量全体と最小発育阻止濃度比）タイプ	MICを超える量を多くすると効果がある	血中濃度をある程度高く保ちながら，血中濃度持続時間も延長させる	ニューキノロン系，テトラサイクリン系
Time above MIC（最小発育阻止濃度を超える薬物濃度時間）タイプ	MICを超える時間を長くすると効果がある	1回の血中濃度ピークを高くするより，投与回数を増やして有効な血中濃度を長く持続させる	β-ラクタム系，マクロライド系

（文献3をもとに作製）

極意 グラム染色を活用する

耐性菌対策で見直されているのがグラム染色．迅速，簡便，安価に行えるので注目されている．グラム陽性菌，陰性菌を区別でき，広域抗菌薬の使用を減少できる有効性がある（細胞壁の構造の違いが染色性の違いを生ずる）．ただし，インフルエンザ菌は桿球菌と呼ばれ，球状に近い形状をしているので，染色の度合いによってはグラム陽性球菌（特に黄色ブドウ球菌）と類似するので注意が必要．

いっぷく

超多剤耐性結核菌

WHOは「超多剤耐性（extensively drug-resistance：XDR）」結核菌の感染が2010年3月時点で，世界58カ国で確認されたと発表しました．XDR結核の感染者は推定で，年間2万5,000人に上るとしています（2010年3月18日）．

超多剤耐性菌

ニューデリー・メタロベータラクタマーゼ1（NDM-1）遺伝子はプラスミドを介して伝播しやすい特徴をもちます．チゲサイクリン（国内未承認），コリスチン（注射薬は保険適用外），ホスホマイシンが有効との報告があります．2010年9月超多剤耐性アシネトバクター院内感染が問題になりました．

<文献>
1) 武田紳江:細菌.日本小児呼吸器疾患学会雑誌,19(1):48-52,2008
2) 日医雑誌,特集:抗菌薬の使用と耐性菌への対応.137(3),2008
3) 向井呈一:抗菌薬(1).Medical Tribune,2008年5月22日号

コラム 医は仁術 **ストレス社会を生き抜く知恵**

食・香・薬・気・体は「忍者五道」とよばれ,現代を生き抜くヒントになり,メタボリックシンドローム予防・メンタルヘルスにも応用されています.

第1章 小児救急の基礎

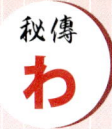

秘傳 わ

ワクチン

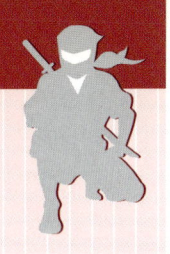

1 副反応分類と処置

- 救急では予防接種の副反応に対応することがあるので，処置方法をおさえておく（表1）．

表1 ● ワクチン副作用

種 類	接種ワクチン	処 置
疾患（ワクチンの種類）類似の症状	生ワクチン（麻疹，風疹，ポリオ，ムンプス，水痘）のみに起こる（接種後1週間前後）	特に処置は必要ない（稀に感染源となることがある）
局所反応（接種部位の皮膚発赤，疼痛，硬結）	三種混合，日本脳炎で起こりやすい	発赤，腫脹，瘙痒が強い場合は，ステロイド軟膏処方，翌日予防接種した施設受診を説明
アナフィラキシーを含む全身反応（→ p.128 秘傳 あ：アナフィラキシー参照）	ショック状態になる．稀な副反応	10倍希釈アドレナリン（ボスミン® 1 mL＋生食9 mL）0.1 mL/kg/回皮下注．通常は，接種直後に起こるので，救急外来を受診することは稀

2 ワクチン定期接種

- 定期接種が必要なワクチンを参考までにあげる（表2）．すべて37.5℃未満で接種可能．接種日も入浴可能．90カ月まで接種可能．

表2 ● 定期接種が必要なワクチンの種類

	予防接種法に定められた接種時期	標準的な接種時期	注意点
ポリオ	生後3～90カ月の間に6週間以上あけて2回	生後4～18カ月の間に6週間以上あけて2回	Ⅰ・Ⅱ・Ⅲ型がある．1回の投与では免疫が不十分なので，必ず2回必要．下痢のときは接種しない
BCG	生後6カ月まで	生後3～6カ月の間に1回	・接種後数カ月で局所が発赤して盛り上がってくる（化膿ではない．免疫が確立した証拠）． ・接種後数日で局所が発赤して盛り上がってきた場合（Koch現象）は，結核に感染している可能性がある．精密検査が必要

＜次ページへ続く＞

<表2の続き>

		予防接種法に定められた接種時期	標準的な接種時期	注意点
ジフテリア 百日咳 破傷風 (DPT, 三種混合)	Ⅰ期初回	生後3〜90カ月の間に3〜8週間あけて3回	生後4〜12カ月の間に3〜8週間あけて3回	・第Ⅰ期初回接種の1回目と2回目の間隔が8週を超えたときは、2回目と3回目を3〜8週間隔で接種. ・2回目と3回目が8週を超えたときは、間隔が6カ月未満の場合は、直ちに3回目を接種し、1年後第Ⅰ期追加接種をする. ・間隔が6カ月以上の場合は、直ちに3回目を接種（追加接種はしない）
ジフテリア 破傷風 (DT, 二種混合)	Ⅰ期追加	生後3〜90カ月の間に1回（初回接種終了後6カ月以上あける）	生後4〜90カ月の間に1回（初回接種終了後12〜18カ月あける）	第Ⅰ期追加接種が18カ月以上を超えたときは速やかに追加接種をする
	Ⅱ期	11〜12歳に1回（二種混合）	小学校6年生で1回	
麻疹・風疹混合 (MR)	Ⅰ期	生後12〜24カ月の間に1回	同左	・製造過程でニワトリ胎児胚初代細胞を用いてウイルスを増殖させるため、卵アレルギーの児は慎重に接種（必要に応じ皮内テスト）. ・卵よりも安定剤のゼラチンアレルギーが問題（最近のワクチンはゼラチンが入っていない）
	Ⅱ期	小学校就学前の1年間に1回	同左	
日本脳炎	Ⅰ期初回	生後6〜90カ月に1〜4週間あけて2回	3歳で2回 (37カ月〜)	・第Ⅰ期初回接種の1回目と2回目の間隔が4週を超え、1年未満のときは、直ちに2回目接種して、1年後に追加接種をする. ・第Ⅰ期初回接種の1回目と2回目の間隔が1年以上、2年未満のときは、2通りある。①直ちに2回目を接種、1〜4週後に追加接種、②直ちに2回目を接種、1年後追加接種．1年後をまた忘れやすいので、①の方法がよい．第Ⅰ期初回接種の1回目と2回目の間隔が2年以上のときは、はじめからやり直し
	Ⅰ期追加	生後6〜90カ月に1回（Ⅰ期終了後およそ1年あける）	4歳で1回	第Ⅰ期追加接種が2年以上あいたときは、速やかに追加接種をする
	Ⅱ期	9〜12歳に1回	小学校4年生で1回	
	Ⅲ期	14〜15歳に1回	中学生で1回	

注：2005年BCGは生後6カ月までにツベルクリン反応なしで実施に変更された．
注：2005年5月30日以降、日本脳炎ワクチンの積極的勧奨が中止されている．ただし、接種希望者は定期接種として接種可能．

DTP：Diphtheria（ジフテリア），Pertussis（百日咳），Tetanus（破傷風）
DT：Diphtheria（ジフテリア），Tetanus（破傷風）
（文献1，p.7を参考に作製）

3 ワクチン任意接種

表3 ● ワクチン任意接種

	予防接種法に定められた接種時期		その他
インフルエンザ	生後6カ月～13歳未満	毎年2回（1～4週間隔）	1歳未満0.1 mL，1～5歳0.2 mL，6～12歳0.3 mL，12歳以上0.5 mL．皮下注射．10～12月頃4週間隔で2回接種．重症化せず，合併症の頻度は減らせる
	13歳以上	毎年1または2回（1～4週間隔）	
水痘	1歳以上1回		免疫の獲得が低い
流行性耳下腺炎（ムンプス）	1歳以上1回		まれに髄膜炎の副作用（自然感染の頻度よりは低い）
A型肝炎	16歳以上　2～4週間隔で2回，24週を経過した後に1回，合計3回接種		
B型肝炎	母子感染防止事業	・HBs抗原陽性（HBe抗原陽性・陰性とも）の母親からの出生児は，出生後できるだけ早期および，生後2カ月にHB免疫グロブリン（HBIG）を接種． ・さらに生後2，3，5カ月にHBワクチンを接種する． ・生後6カ月後にHBs抗原・抗体検査を行い必要に応じて任意の追加接種を行う（健康保険適応）	Hbe抗原陰性の母親からの出生児は2回目のHBIGを省略してもよい
	その他の場合	4週間隔で2回，20～24週を経過した後に1回，合計3回接種	
肺炎球菌小児用※	初回免疫	生後2～6カ月に4週間あけて3回	・三種混合ワクチン（DPT）との同時接種が可能． ・接種開始が遅れて生後7カ月から1歳未満で開始する場合は計3回接種（1回目から4週以上の間隔で2回，2回目から60日以上の間隔で3回目）． ・1歳以降で開始する場合は計2回接種（1回目から60日以上の間隔で2回目）．2～9歳では1回のみ
	追加免疫	初回免疫終了後1年後に1回	
インフルエンザ菌b型※	初回免疫	生後2～6カ月に4週間あけて3回	
	追加免疫	初回免疫終了後1年後に1回	
子宮頸がん（ヒトパピローマウイルス）	初回免疫	10歳以上で初回接種，1カ月後，5カ月後の3回	

※肺炎球菌ワクチン，インフルエンザ菌b型ワクチン接種後に，乳幼児が死亡するケースが相次いでおり（2011年3月現在7例の報告），厚生労働省は2011年3月4日，両ワクチンの接種を一時見合わせることを決定したが，その後，死亡との因果関係はないとして，2011年4月1日再開された．

> **極意** 🟥 **熱性けいれんのある児が予防接種後発熱で受診したときの反応**
>
> 熱性けいれんのある児で，ワクチン接種後に発熱した場合は，ジアゼパム（ダイアップ®）坐剤でけいれん予防（➡ p.158 秘傳ね：熱性けいれん参照）．

> **いっぷく　ワクチン後進国**
>
> インフルエンザ菌ワクチンは欧米より20年遅れ，肺炎球菌ワクチンは10年遅れで承認されました．不活化ポリオワクチン・ロタウイルスワクチンは未承認です．

＜文献＞
1）渡辺 博：「わかりやすい予防接種 改定第4版」，診断と治療社，2011

第1章 小児救急の基礎

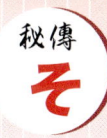

秘傳 そ　蘇生〜心肺脳蘇生法〜

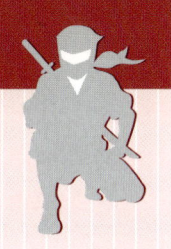

1 対　象

- 心肺脳蘇生法（CPCR）において小児で対象となるのは，乳幼児突然死症候群（SIDS），急性脳炎・脳症，けいれん重積，気管支喘息大発作など．

2 挿管チューブサイズ

- 小児，特に乳児は舌が大きく，頸部が短いため容易に気道閉塞をきたす．バッグ＆マスクで気道確保が困難な場合は，気管挿管を躊躇しない．
- 使用予定サイズ（表1）とその前後のサイズ合わせて3本を準備する．

> **極意** 「外鼻孔の大きさ」を参考に
>
> 手指第5指末節骨の太さ，または外鼻孔の大きさが参考になる．8歳以下ではカフなしチューブを使用する．

表1 ● 月齢・年齢にもとづいた目安

月齢・年齢	チューブサイズ（内径：mm）
低出生体重児	2.5
成熟児	3.0〜3.5
3カ月〜1歳	4.0
2歳	4.5
3〜15歳	年齢÷4＋4

小児救急秘伝の書

3 人工呼吸

1）対応法
- 1人で蘇生を行うとき：**胸骨圧迫30回＋人工呼吸2回をくり返す**
  （30：2で5サイクル）
- 2人で蘇生を行うとき：**胸骨圧迫15回＋人工呼吸2回をくり返す**
  （15：2で10サイクル）
  1人は胸骨圧迫を，他の1人は人工呼吸を行う

2）胸骨圧迫
①**二本指圧迫法**（図1）
- 乳児期後半から幼児期前半が適応
- 第Ⅱ・Ⅲ指で両乳頭を結ぶラインより軽度足側を圧迫
- 1人で蘇生を行うときに有効

②**胸郭包み込み両母指圧迫法**（図2）
- 新生児から乳児期初期が適応
- 両乳頭を結ぶラインより軽度足側で胸郭を包み込むようにして両母指で圧迫
- 胸骨圧迫が安定しており，より高い冠環流圧が得られる
- 2人で蘇生を行うときに有効

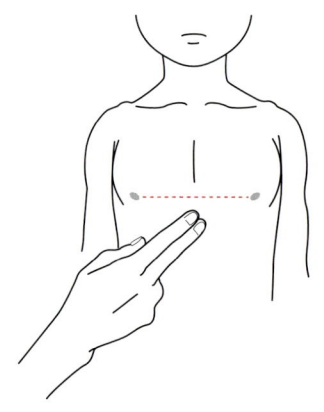

図1● 胸骨圧迫（二本指圧迫法）
両乳頭を結ぶ線より少し足側で胸骨を圧迫

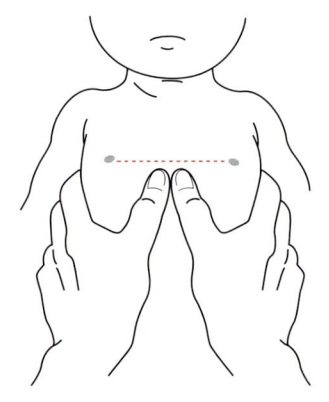

図2● 胸骨圧迫（胸郭包み込み両母指圧迫法）
両乳頭を結ぶ線より少し足側で胸骨を圧迫

> **極意 ★ 胸骨圧迫，人工呼吸のコツ**
> - 圧迫は強く（胸郭の1/3の深さ），速く（約100回/分），絶え間なく．圧迫解除は胸がしっかり戻るまで待つ．
> - 挿管後は胸骨圧迫は中断なく続ける（呼吸回数は10回/分程度）．
> - 心肺停止時には食道括約筋も弛緩するので，肺が膨らむ速度よりも速く送気すると，胃に入る．送気はゆっくり，少なめに行う．
> - 輪状軟骨を圧迫し，食道を閉鎖し胃からの逆流を防ぐ方法もある（輪状軟骨圧迫法，セリック法）．

4 薬剤

- 蘇生時の第1選択薬はアドレナリンで，3～5分ごとにくり返し使用可能．静脈・気管（挿管チューブ）・骨髄へ投与可能．心肺脳蘇生時に使用する薬剤は**表2**を参照．

表2 ● 救急で使用する薬剤一覧

0.1％ アドレナリン（ボスミン®）	5％ブドウ糖液で10倍希釈して0.1 mL/kg/回（静注または気管内投与，5分ごとに投与可）
炭酸水素ナトリウム7％（メイロン®）	乳児：体重×（−B.E.）×0.3÷2 幼児：体重×（−B.E.）×0.2÷2 ないしは1 mL/kgを蒸留水で2倍希釈して静注
ドパミン（イノバン®：100 mg/5 mL）	5 μg/kg/分 持続点滴（5％グルコース250 mLに200 mgを溶解）
イソプロテレノール（プロタノール® 0.2 mg/1 mL）	0.1 μg/kg/分（0.2～2.0まで増量可） 持続点滴（5％グルコース250 mLに1 mgを溶解）

BE：base excess（塩基過剰）

5 徐細動

- 心室細動（VF），心室頻拍（VT）のとき2～4 joul/kgで施行．
- 徐細動後はCPCRを再開，2分後に波形確認し，改善がなければ（VF，VTが続けば）再施行．

6 脳浮腫対策

- 脳浮腫は生命予後を左右するので，**表3**を参考に予防・治療する．

表3 脳浮腫対策の方法

換気回数	20〜30回/分
輸液量	60〜70％〔ADH分泌異常症候群（SIADH）を考慮して〕
グリセオール	0.5〜1.0 g（5〜10 mL）/kg/回 1時間で点滴静注．8時間ごと（高血糖，高ナトリウム血症に注意）

> **極意** **血管確保困難時の対応（骨髄内投与，気管内投与）**
>
> 骨髄穿刺針（太い翼状針でも可）を脛骨前面近位端（または上前腸骨棘）に挿入（骨折した骨，一度使用した骨への再挿入はしない）．挿管チューブから気管内へアドレナリン，リドカイン，アトロピン，ナロキソンが投与可能．静脈路，骨髄路とも確保できないときに有用．

7 AED小児用パッドの使用法

■ 使用手順を以下に示す．また，適応と禁忌を**表4**に示す．
①パッケージを点線に沿って破り電極を取り出す．
②AED本体のフタを開け，成人用の使い捨てパドルを取り外し，小児用パッドを接続．
③片側のパッドをシートからはがし，前胸部に貼る．
④残りのパッドをシートからはがし，背部に貼る．
（前胸部と背部に貼るのが標準的．心尖部と前胸部に貼る場合には，2枚のパッドが触れ合わないよう注意）
注：AED使用は，原則としてCPCR開始から約2分後とする
　　心臓震盪などを目撃した場合は，できるだけ速やかにAEDを使用する
　　（➡ p.199 秘傳し：循環器疾患参照）

表4 AED小児用パッドの適応と禁忌

適 応	年齢・体重不詳の場合
意識・呼吸がない，未就学児（およそ6歳まで）．1歳（12カ月）未満の乳児でも院外発生VF/無脈性VTではAEDを推奨（ただし薬事未承認）	年齢・体重が不明の場合は，成人用パッド（パドルP・590）を使用
小児用パッドは除細動器から出力されるショックエネルギーを150 joulから50 joulに低減する機能を備えている．	
医療従事者以外にもAEDの使用が認められている	

（文献1を参考に作製）

8 小児蘇生をめぐる倫理的問題

1）蘇生中の家族への対応

できれば蘇生チームのメンバーの1人を割り当て，家族の疑問や不安，希望に応えられるようにする．

2）蘇生努力の中止

質の高いCPRを伴う蘇生努力が15～20分間以上施行されても改善の徴候が見られない場合は，蘇生努力を中止すべきか否かの検討を始めてもよい．30分が中止の目安．ただし，反復する難治性のVF/無脈性VT，薬物中毒，低体温症の蘇生努力は長く続けることを考慮すべき[1]．

> **いっぷく　MET/RRTの普及**
>
> 院内心肺停止に専門スタッフが処置を行うrapid response system（RRS）を構築し，それを具現化するmedical emergency team（MET）またはrapid response team（RRT）による活動が普及しつつあります．

＜文献＞
1）JRC（日本版）ガイドライン2010　小児の蘇生（PBLS，PALS）
　 http://www.qqzaidan.jp/pdf_5/guideline3_PED.pdf
2）日本蘇生協議会（JRC）ホームページ
　 http://jrc.umin.ac.jp/
3）「救急蘇生法の指針 改訂3版」（日本救急医療財団心肺蘇生委員会 監），p125，へるす出版，2005

第2章
症候・事故

秘傳 け	けいれん重積	……………………………	76
秘傳 む	無熱けいれん	……………………………	80
秘傳 ゐ	意識障害	…………………………………	86
秘傳 な	何となくおかしい	………………………	91
秘傳 ふ	不慮の事故	…………………………………	93
秘傳 ひ	被虐待児症候群	…………………………	105
秘傳 ゑ	SIDS（乳幼児突然死症候群）	………	108
秘傳 て	天災・テロリズム	………………………	111

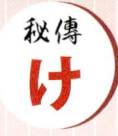

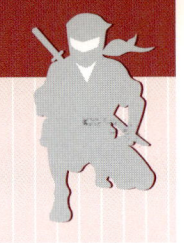

けいれん重積

1 けいれん重積の定義

- 持続時間が30分以上続く場合．または発作が反復して出現し，発作間欠期に意識障害を認める状態が30分以上続く場合．

2 けいれん重積で使われる薬剤

1）血管確保不可能なとき

- 血管確保が不可能な場合，**表1**に示す薬剤を使用．

> **極意　効果発現時間と投与方法**
>
> 効果発現時間と投与方法の簡便さから，ミダゾラム，ジアゼパム（坐剤，注腸）がよい．遷延化予防のためにフェノバルビタールは有効．

> **いっぷく　名前の由来**
>
> ドルミカム® は dreams come（すぐに眠れて，夢が見れるように）から命名されました．

2）血管確保可能なとき

- 血管確保が可能な場合，**表2**に示す薬剤を使用．

> **極意**
>
> **薬剤の使用しやすさ**
> ジアゼパムがファーストチョイス．無効の場合はミダゾラム．フェニトインは点滴が漏れやすいので注意．フェノバルビタールの大量投与も有効．
>
> **呼吸停止に注意**
> けいれん重積では呼吸抑制が起こりやすいので，挿管の準備を怠りなく．

表1 けいれん重積で使われる薬剤（血管確保不可能なとき）

薬剤	用法・用量
ミダゾラム （ドルミカム®：10 mg/2 mL） （保険適応外）	鼻腔, 口腔, 筋注：1回 0.1～0.3 mg/kg（1回 0.02～0.06 mL/kg） 推奨量：1回 0.15 mg/kg（1回 0.03 mL/kg） 効果発現：1～2分
ジアゼパム （セルシン®注射液：10 mg/2 mL）	注腸：1回 0.5 mg/kg 効果発現：約 5～10 分
ジアゼパム （ダイアップ®坐剤）	挿肛坐剤：体重 8 kg 以上で 4 mg, 13 kg 以上で 6 mg, 20 kg 以上で 10 mg 効果発現：約 10～15 分
フェノバルビタール （10% フェノバール®：100 mg/1 mL）	筋注：1回 10 mg/kg 効果発現：約 30 分

表2 けいれん重積で使われる薬剤（血管確保可能なとき）

薬剤	用法・用量
ジアゼパム （セルシン®注射液：10 mg/2 mL）	静注：1回 0.3～0.5 mg/kg（1回 0.06～0.1 mL/kg） 効果発現：1～3 分 効果持続：5～15 分
ミダゾラム （ドルミカム®：10 mg/2 mL） （保険適応外）	静注：1回 0.1～0.3 mg/kg（1回 0.02～0.06 mL/kg） 　　　（生理食塩液 50mL に溶解して 1 mg/kg/分）で静注 効果発現：1～2 分 持続静注：0.1～0.15 mg/kg/時（0.02～0.03 mL/kg/時） 　　　　　最大 0.3 mg/kg/時
フェニトイン （アレビアチン注射液®：250 mg/5 mL）	静注：1回 18～20 mg/kg（生理食塩水 50 mL に溶解して 1 mg/kg/分） 効果発現：20 分 持続静注：5～8 mg/kg/分
フェノバルビタール （ノーベルバール® 250 mg）	新生児けいれん 　初回投与：1回 20 mg/kg（5～10 分で緩徐に投与, 追加投与可） 　維持療法：1回 2.5～5 mg/kg, 1日1回静脈内投与 てんかん重積状態 　1回 15～20 mg/kg, 1日1回静脈内投与（10 分以上で緩徐に投与）

3 けいれん重積の対応

- けいれん重積の対応のフローチャートを図1, 2に示す.
- 新生児けいれん, 胃腸炎関連てんかん, 熱性けいれんの群発するタイプでは, リドカイン塩酸塩（キシロカイン®）が有効のことがある. 1回1〜2 mg/kgで静注し, その後1〜2 mg/kg/時で持続点滴する. けいれん・意識障害も消失して, てんかんが疑われるときは, 外来フォローでもよい.

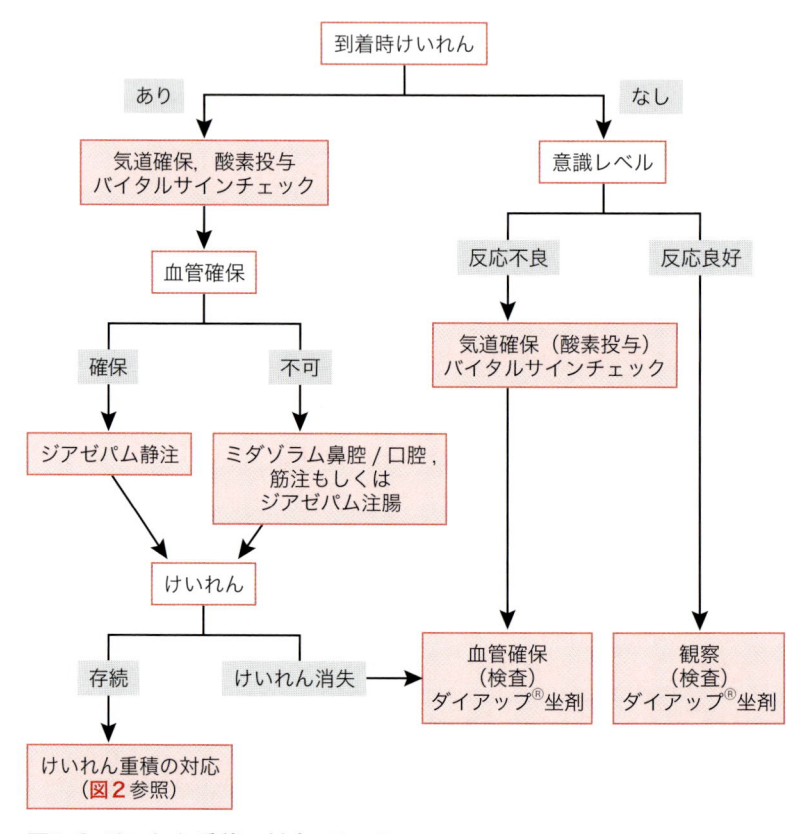

```
                    到着時けいれん
                   /            \
                 あり            なし
                  |              |
         気道確保, 酸素投与     意識レベル
         バイタルサインチェック    /      \
                  |         反応不良   反応良好
               血管確保        |
              /      \    気道確保（酸素投与）
           確保      不可   バイタルサインチェック
            |        |           |
       ジアゼパム  ミダゾラム鼻腔/口腔,
         静注     筋注もしくは
                 ジアゼパム注腸
            \     /              |            |
           けいれん            血管確保      観察
           /      \           （検査）     （検査）
         存続   けいれん消失→ ダイアップ®坐剤  ダイアップ®坐剤
          |
     けいれん重積の対応
       （図2参照）
```

図1 ● けいれん重積の対応−その1−

気道確保：体位, 吸引, エアウェイ, 気管挿管
ジアゼパム静注：1回0.3〜0.5 mg/kg（1回0.06〜0.1 mL/kg), 1 mg/分（0.2 mL/分）の速度
ミダゾラム鼻腔/口腔, 筋注：1回0.3 mg/kg（1回0.06 mL/kg）
ジアゼパム注腸：1回0.5 mg/kg（1回0.1 mL/kg）
（文献1, p.188を参考に作製）

```
┌─────────────────┐
│ ジアゼパムが無効 │
└────────┬────────┘
         ▼
┌─────────────────────────────────────────────────┐
│ ミダゾラム1回0.15 mg/kg（1回0.03 mL/kg）を1 mg/分で静注 │
│   （1回0.1～0.3 mg/kg（1回0.02～0.06 mL/kg））      │
└────────┬────────────────────────────────────────┘
         ▼
   けいれん持続ないしは消失後再発
         ▼
┌─────────────────────────────────────────────────┐
│ ● ミダゾラム0.1～0.15 mg/kg/時（0.02～0.03 mL/kg/時）│
│   で持続静注開始                                    │
│ ● けいれんが消失するまで0.05～0.1 mg/kg/時（0.01～0.02│
│   mL/kg/時）ずつ0.3 mg/kg/時（0.06 mL/kg/時）まで増量│
│ ● 平均0.2 mg/kg/時（0.04 mL/kg/時），最大0.5 mg/kg/時│
│   （0.1 mL/kg/時）まで増量可                        │
└─────────────────────────────────────────────────┘
```

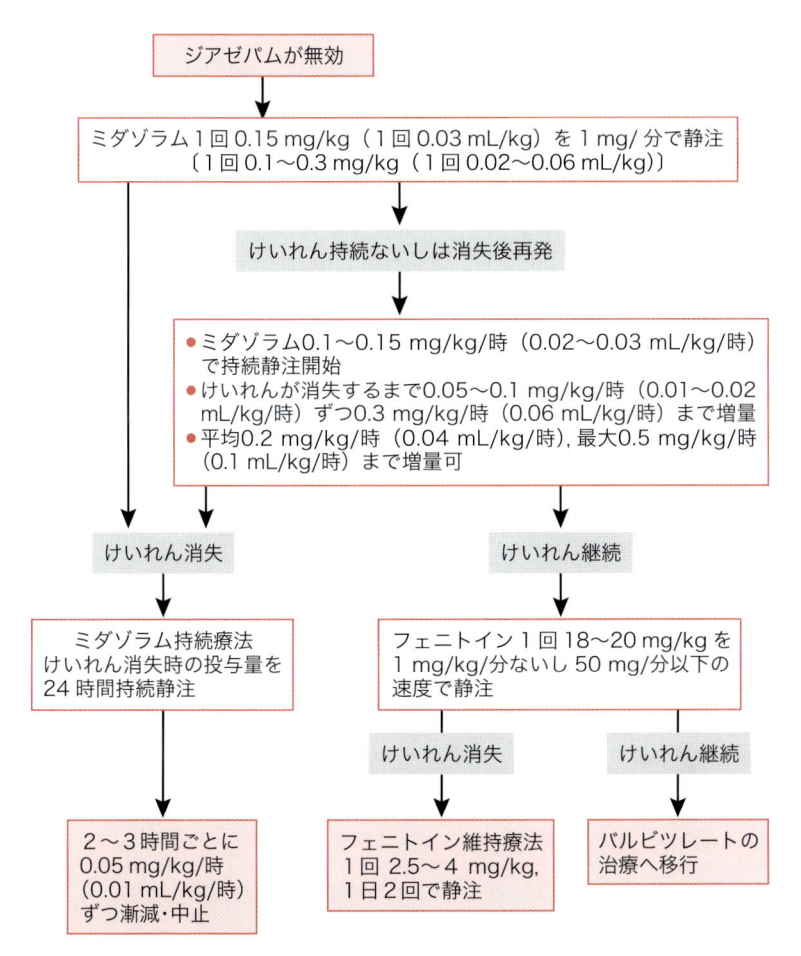

けいれん消失 → ミダゾラム持続療法 けいれん消失時の投与量を24時間持続静注 → 2～3時間ごとに0.05 mg/kg/時（0.01 mL/kg/時）ずつ漸減・中止

けいれん継続 → フェニトイン1回18～20 mg/kgを1 mg/分ないし50 mg/分以下の速度で静注

けいれん消失 → フェニトイン維持療法 1回2.5～4 mg/kg，1日2回で静注

けいれん継続 → バルビツレートの治療へ移行

図2 ● けいれん重積の対応−その2−
（文献1，p.189を参考に作製）

<文献>
1）大澤真木子：けいれん重積の治療．脳と発達，39：188-189，2007

第2章 症候・事故

秘傳
む

無熱けいれん

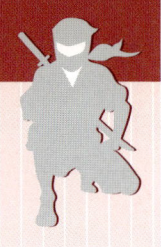

1 初期対応

■ 無熱けいれんの対応のフローチャートを図1に示す．

> **極意** 無熱けいれんは帰宅可
>
> 無熱性けいれんは，けいれんがおさまっていれば，緊急性はない．低カルシウム血症，低血糖なども稀にあるが，通常はてんかんなので，翌日小児科外来受診でよい（採血はしておく）．

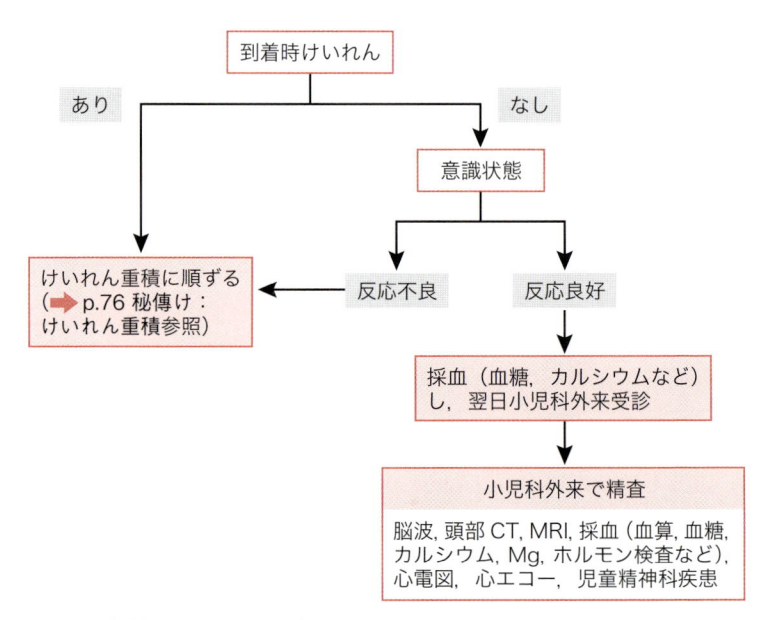

```
                    到着時けいれん
              ┌──────────┴──────────┐
             あり                   なし
              │                     │
              │                   意識状態
              │                ┌────┴────┐
              │             反応不良    反応良好
              ▼                │         │
      けいれん重積に順ずる ←────┘         │
      (→ p.76 秘傳け：                    │
       けいれん重積参照)                   ▼
                                 採血（血糖，カルシウムなど）
                                 し，翌日小児科外来受診
                                          │
                                          ▼
                                   小児科外来で精査

                               脳波，頭部 CT, MRI, 採血（血算，血糖，
                               カルシウム, Mg, ホルモン検査など），
                               心電図，心エコー，児童精神科疾患
```

図1 ● 無熱けいれんの対応

2 救急で注意する無熱けいれん

1）胃腸炎関連てんかん

定義：重症脱水や電解質異常を伴わない軽症の胃腸炎に伴って発症した無熱性けいれん発作〔発熱があれば熱性けいれんの扱いになる（→ p.158 秘傳ね：熱性けいれん参照）〕．

疫学：
- 乳幼児（特に1〜2歳）に好発
- 胃腸炎（胃腸カゼ）が流行する初夏と冬季（ときにロタウイルスが原因）に多い

症状：下痢発症の前後に，数回から数十回のけいれんをくり返す

診断：けいれんの既往歴・発熱がなく，下痢に伴う頻回のけいれん

治療：けいれん頻発時にフェノバール®坐剤（10〜15 mg/kg，1日1回），カルバマゼピン製剤（テグレトール®，5 mg/kg，1日1回内服），リドカインテープ（ペンレス®テープ）が有効のことがある．一過性で，長期の内服治療は必要ない

入院適応：発作が頻発して，家族の不安が強いとき

2）小児欠神てんかん（ピクノレプシー）

疫学：学童期（ピークは6〜7歳）に好発．遺伝素因あり，女児に多い．予後良好

症状：数十秒から数分間の意識消失発作を1日に数回から数十回頻発する（注意力散漫，授業を聞いていないなどと誤解される）

診断：病歴と脳波所見（全般性3Hz棘徐波）

治療：バルプロ酸ナトリウム（デパケン®，バレリン®，ハイセレニン®）で発作消失，脳波所見も改善し，2〜3年で内服中止できる

入院適応：なし

3）後頭部に突発波をもつ良性小児てんかん（早期発症型：Panaiotopoulos症候群）

疫学：乳幼児期に好発．予後良好

症状：眼球偏位（80％），嘔吐（60％），意識減損（80％），けいれん重積（30％，平均持続時間2時間）

診断：病歴と脳波所見（後頭部に棘波）

治療：けいれん重積に準じた治療を行う（→ p.76 秘傳け：けいれん重積参照）

入院適応：けいれん重積のとき

3 抗てんかん薬内服児が発作で受診したとき

原因：薬の飲み忘れ，感染症など
症状：発熱の有無，けいれんの発作型の確認（普段と同じか違うか）
診断：脳炎・脳症，髄膜炎など鑑別を行う
対応：
- 発作時の頓服薬（坐剤，内服薬）使用の有無を確認
- 血中濃度（最終内服時間確認）をチェック
- 結果をもとに小児神経外来で検討（内服薬・量の変更）

治療：発作頻発，けいれん重積のときはけいれん重積に準じた治療を行う
（➡ p.76 秘伝け：けいれん重積参照）
入院適応：けいれん重積，脳炎・脳症，髄膜炎などが否定できないとき，家族の不安が強いとき経過観察入院も必要

4 けいれんと鑑別を要する疾患

1）失　神

原因：起立性調節障害（OD），不整脈，左室流出路閉塞性疾患（大動脈縮窄症，冠動脈奇形，肺高血圧，心筋炎），転換性障害（ヒステリー），パニック障害
病因：血圧低下と起立失調症による脳貧血
症状：眼前暗黒感，立ちくらみ
診断と治療：図2を参照

いっぷく　失神はリズム不整

音楽で拍子（小節）の強拍と弱拍の位置が本来の場所からずれる場合にシンコペーション（切分音）と呼ばれます．リズムを変えて音楽の流れを活き活きとする効果があります．syncope（失神）と同じ語源です．

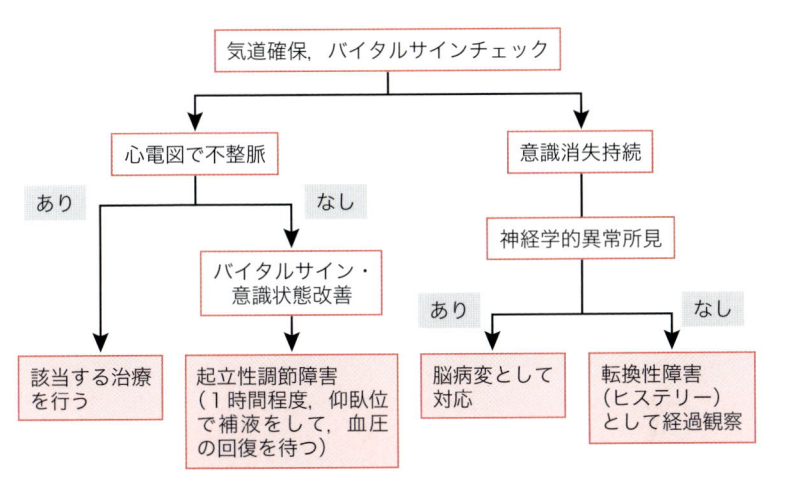

```
                    ┌─────────────────────────┐
                    │ 気道確保，バイタルサインチェック │
                    └─────────────────────────┘
                       │                    │
              ┌────────┴────────┐      ┌───┴──────┐
              │  心電図で不整脈  │      │ 意識消失持続 │
              └─────────────────┘      └──────────┘
             あり          なし              │
              │            │        ┌──────────────┐
              │            │        │ 神経学的異常所見 │
              │            │        └──────────────┘
              │    ┌───────────┐    あり        なし
              │    │バイタルサイン・│     │           │
              │    │意識状態改善  │     │           │
              │    └───────────┘     │           │
       ┌──────────┐ ┌──────────────┐┌──────────┐┌──────────────┐
       │該当する治療│ │起立性調節障害   ││脳病変として ││転換性障害     │
       │を行う    │ │(1時間程度，仰臥位 ││対応      ││(ヒステリー)   │
       │         │ │で補液をして，血圧 ││         ││として経過観察  │
       │         │ │の回復を待つ)    ││         ││              │
       └──────────┘ └──────────────┘└──────────┘└──────────────┘
```

図2● 失神の診断と治療

2）モヤモヤ病

原因：Willis動脈輪を構成する動脈内膜の繊維性肥厚に伴う内腔狭窄，閉塞のため脳虚血性発作，脳梗塞などを起こす．通常両側性に認められる

症状：
- 反復性の脳虚血性発作，脳梗塞，進行性の知的退行を認める
- くも膜下出血，脳室内出血などを起こす
- 弛緩性片麻痺，単麻痺，頭痛，アテトーゼ，けいれんが反復性発作性に出現
- 患側が左右交代性になることもある
  （成人ではくも膜下出血，脳室内出血で突然発症する）

検査：
- 脳血管造影やMR angiography（MRA）で脳底部の拡張，蛇行した側副血行路の「モヤモヤ」像の確認
- 頭部CT・MRIで大脳の浮腫性病変，壊死性病変が認められる

診断：
- 急性弛緩性交代性片麻痺が過呼吸で誘発された場合は本症を疑う
- 周期性四肢麻痺，てんかんなどとの鑑別を要する

治療：
①薬物療法
- 抗血小板薬（アスピリン，1回1～5 mg/kg，1日1回内服），血管

拡張薬（イブジラスト，成人量1回10 mgを体重に応じて投与，1日3回内服），抗てんかん薬（➡ p.52 秘傳や：薬剤参照）など

②手術療法
- バイパス形成術（表在性側頭動脈や後頭動脈を中大脳動脈につなぐ）

入院適応：全例入院

3）転換性障害（ヒステリー）

疫学：小児期後半から成人期早期にみられる

症状：
- 麻痺，脱力，嚥下困難，けいれん，盲，聾などあらゆる種類の身体症状(転換性障害)，意識や記憶障害などの精神症状(解離性障害)を呈する
- 小児では歩行の問題やけいれんが多い

診断：
- ヒステリーの既往歴の確認
- 身体症状は神経学的所見に矛盾する
- 検査所見で異常は出ない

治療：

①救急外来での対応
- 患児・家族に緊急を要する重症疾患ではないことを伝え，安心感を与え，心理的に保護することが必要．
- けいれん発作，不安が強い場合は，ジアゼパム1回0.3～0.5 mg/kg（0.06～0.1 mL/kg）を静注または筋注．

②日常の対応
- 家庭・学校での対応は，過保護的にせず，自立させるよう働きかける
  - 抗うつ薬（トフラニール®，1回10～25mg，1日2～3回内服）
  - 精神安定薬（メイラックス®，成人量1回2 mgを体重に応じて投与，1日1回内服）

予後：
- 通常3カ月以内におさまる．
- 75%は再発せず，25%はストレス時に反復する傾向がある

入院適応：なし

いっぷく　子宮が原因

ヒステリーは女性に特有の疾患との誤解から子宮に原因があると考えられたため，古典ギリシア語で「子宮」を意味するhystéraが語源です．

4）低血糖・低カルシウム血症，低マグネシウム血症

原因：新生児（➡ p.227 秘傳へ：ベビー参照），インスリノーマ，副甲状腺機能低下症（図3参照）

症状：けいれんが初発症状のことが多い
（通常全般性けいれんだが，局在性のこともある）

治療的診断：

① 20％ブドウ糖，2 mL/kg 静注
　→おさまれば低血糖

② 8.5％グルコン酸カルシウム，1～2 mL/kg（新生児・乳児）
　8.5％グルコン酸カルシウム，0.5～1 mL/kg（幼児・学童，最大20 mL）
　2倍希釈して10分以上かけて静注（徐脈に注意）
　→おさまれば低カルシウム血症

③ 0.5M硫酸マグネシウム，0.5mL/kgをゆっくり静注（心電図モニター）
　→おさまれば低マグネシウム血症

入院適応：全例入院

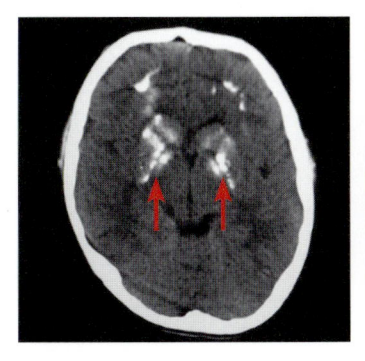

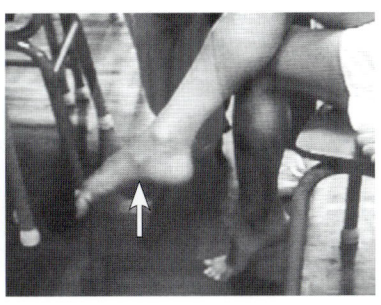

図3 ● 副甲状腺機能低下症
左図：頭部CTで基底核を中心に脳内にカルシウムが沈着している（➡）
右図：低カルシウム血症のため右足先にテタニーを認める（⇨）
（左図は文献2より転載）

＜文献＞
1）「小児救急アトラス」（内山聖，安次嶺馨 編），pp.297-298，西村書店，2009
2）鬼頭正夫：てんかんの診断と治療のコツ「小児外来診療のコツと落とし穴4 外来診断」（柳沢正夫 監，田原卓治 編），p.114，中山書店，2004

第2章 症候・事故

意識障害

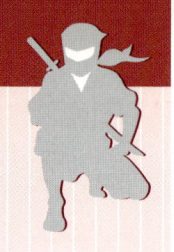

1 意識障害の基本

1）原 因

- 意識障害の原因は脳内（中枢神経系の病変）と脳外（全身疾患による二次性中枢神経抑制）に分けられる．「アイウエオチップス（AIUEO TIPS，表1）と覚える．

表1 ● 意識障害の原因

覚え方	原　因	症状・疾患
A	abuse/alcoholism	虐待，急性アルコール中毒
I	insulin/hypoglycemia	糖尿病性昏睡，低血糖
U	uremia	尿毒症，電解質異常，内分泌異常
E	encephalopathy	脳炎・脳症，脳血管障害
O	opiate	鎮痛薬，向精神薬，麻薬などの薬物中毒
T	trauma/tumor	頭部外傷，脳腫瘍
I	infection	髄膜炎，重症肺炎，敗血症
P	psychiatric/poisons	精神科疾患，薬物中毒，化学物質中毒
S	syncope/seizures/shock	失神，不整脈，けいれん，ショック

（文献1，p.39を参考に作製）

2）分 類

- 意識障害は，一過性，発作性，反復性か持続性，慢性かによって大きく2つのタイプに分類される（図1）．

> **極意　意識混濁と意識変容**
>
> 　意識障害は①意識清明度の変化（意識混濁：脳幹網様体賦活系の障害）と②意識の内容の変化（意識の変容：皮質障害，いわゆる異常行動など）に分類される．
> 　Japan coma scale, Grasgow coma scaleは意識清明度（混濁）の評価法として用いられる．

3）診 断

①意識障害のレベルの評価方法

- 意識障害（意識清明度）の評価法としてJapan Coma Scale（JCS，表2）とGlasgow Coma Scale（GCS，表3）がある．
- GCSは外傷時の意識評価法として使用され始めた．JCSが覚醒状態のみを評価するのに対して，GCSは開眼，発語，運動を評価するため広く意識障害の評価法として使用されている．

```
          意識障害のタイプ
         ／          ＼
  一過性，発作性，反復性    持続性，慢性
         ↓              ↓
  てんかん，低血糖，      脳炎・脳症，虐待，
  糖尿病性昏睡，不整脈    重症感染症，脳血管障害
```

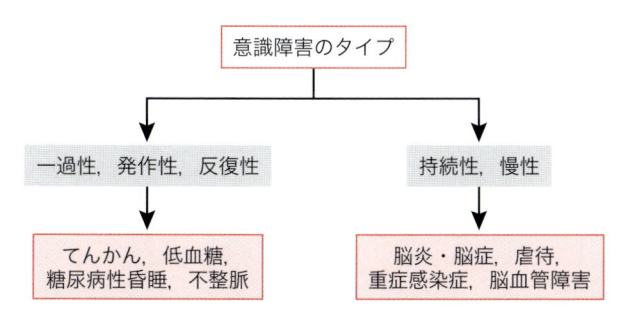

図1 ● 発症タイプ別意識障害の原因

表2 ● JCS分類と乳児の意識レベル評価法

Japan coma scale（JCS：3-3-9度方式）による意識障害の分類（太田）	乳児の意識レベル点数評価法（乳児の3-3-9度方式）（坂本）
Ⅰ．刺激しないでも覚醒している状態	Ⅰ．刺激しないでも覚醒している状態
1　だいたい意識清明だが，今ひとつはっきりしない	1　あやすと笑う．ただし不十分で，声を出して笑わない
2　見当識障害（時・場所・人）がある	2　あやしても笑わないが視線は合う
3　自分の名前，生年月日が言えない	3　母親と視線が合わない
Ⅱ．刺激すると覚醒する状態（刺激をやめると眠り込む）	Ⅱ．刺激すると覚醒する状態（刺激をやめると眠り込む）
10　普通の呼びかけで容易に開眼する	10　飲み物を見せると飲もうとする．あるいは乳首を見せれば欲しがって吸う
20　大きな声または体を揺さ振ることにより開眼する	20　呼びかけると開眼して目をむける
30　痛み刺激を加えつつ呼びかけをくり返すと，かろうじて開眼する	30　呼びかけをくり返すとかろうじて開眼する
Ⅲ．刺激しても覚醒しない状態	Ⅲ．刺激しても覚醒しない状態
100　痛み刺激に対し，はらいのけるような動作をする	100　痛み刺激に対し，はらいのけるような動作をする
200　痛み刺激で少し手足を動かしたり，顔をしかめる	200　痛み刺激で少し手足を動かしたり，顔をしかめる
300　痛み刺激に反応しない	300　痛み刺激に反応しない

（文献1，2を参考に作製）

表3 ● Glasgow coma scale

判定事項	得点	小児のGlasgow Coma Scale (GCS) 年齢			
		<1歳	1〜2歳	2〜5歳	>5歳
開眼	4	自発的に	自発的に	自発的に	自発的に
	3	大声により	呼びかけにより	呼びかけにより	呼びかけにより
	2	痛みにより	痛みにより	痛みにより	痛みにより
	1	反応なし	反応なし	反応なし	反応なし
言葉による最良の反応	5	適切な笑い,喜び,泣き	適切な笑い,喜び,泣き	単語と文章	見当識あり会話可
	4	泣く	泣く	不十分な単語	失見当識あるも会話可
	3	不適切な泣き	不適切な泣き	泣くあるいは叫ぶ	不十分な単語
	2	唸り声	唸り声	唸り声	理解不能の声
	1	反応なし	反応なし	反応なし	反応なし
運動による最良の反応	6	命令に従う	命令に従う	命令に従う	命令に従う
	5	疼痛部へ	疼痛部へ	疼痛部へ	疼痛部へ
	4	正常な屈曲	逃避する屈曲	逃避する屈曲	逃避する屈曲
	3	異常屈曲（除皮質硬直）	異常屈曲（除皮質硬直）	異常屈曲（除皮質硬直）	異常屈曲（除皮質硬直）
	2	進展反応（除脳硬直）	進展反応（除脳硬直）	進展反応（除脳硬直）	進展反応（除脳硬直）
	1	反応なし	反応なし	反応なし	反応なし

（文献3を参考に作製）

②**神経学的徴候のチェック**
- 髄膜刺激症状・頭蓋内圧亢進症状（後弓反張，大泉門膨隆，うっ血乳頭）をチェック．

> **極意** 人形の眼現象
>
> 開眼した状態で頭部をすばやく右（左）に向けると，眼球は左（右）方向に向く（頭位変換眼球反射：人形の眼現象陽性）．深昏睡，中脳・橋の病変では消失する．

③**バイタルサインのチェック**
- 体温，脈拍，血圧，呼吸パターンをモニターして全身状態を管理．

4) 治 療

- 全例入院のうえ，以下①〜⑤の治療を行う．

①心肺蘇生のABCを優先
②バイタルサインをチェックしながら，原因検索を進める
③**診断と治療を平行して行う**
④血糖測定後ブドウ糖投与（20％ブドウ糖2 mL/kg静注）
⑤必要に応じて抗菌薬投与（➡ p.52 秘傳や：薬剤参照）

5）入院適応
- 意識障害は全例入院

2 意識障害で注意を要する疾患 〜糖尿病性ケトアシドーシス（DKA）〜

1）原因
- Ⅰ型糖尿病の初発時や治療経過中に感染症あるいは不適切な治療，インスリン作用不足によって起こる

> **極意★ 清涼飲料水ケトーシス**
>
> 　肥満児の増加に伴い，Ⅱ型糖尿病が増えている．Ⅱ型糖尿病患児が，感染などによるインスリン作用不足，インスリン抵抗性が増強する状態があると，一時的にケトアシドーシスをきたす．特に清涼飲料水を過度に摂取するとケトアシドーシスを起こす．これを清涼飲料水ケトーシスと呼ぶ．

2）症状
- 多飲，多尿，体重減少（3主徴）で発症．
- 約2週間（清涼飲料水ケトーシスでは14週間）後に，意識障害，Kussmaul呼吸，腹部症状（急性腹症と誤診されることあり）で発症．
- 乳幼児では，哺乳力低下，嘔吐，発熱が多い．

3）診断
問診：
- Ⅰ型糖尿病では学校検尿の尿糖陽性の有無，感染症罹患の有無を確認．
- Ⅱ型糖尿病では，清涼飲料水の過剰摂取，感染症罹患の有無，家族歴を確認

所見：Kussmaul呼吸，深い呼吸．意識障害の存在

検査：空腹時血糖 126 mg/dL 以上，HbA_{1c} 6.5 % 以上，血中ケトン体（3-ヒドロキシ酪酸）200 μmol/L 以上，尿中ケトン体（アセト酢酸）陽性，血液ガス分析で pH7.3 未満で確定

4）治　療

①輸液
- 脱水の程度は 10 %（乳幼児では 15 %）と評価して治療する
- 生理食塩液 10 〜 20 mL/kg/ 時で開始する．血糖値が 200 〜 300 mg/dL 未満になったら，半生理食塩液（0.45 %）に糖濃度が 5 % になるようにブドウ糖を加える

②インスリン療法
- 速効性インスリンを 0.1 単位 /kg/ 時で持続静注する
- 1 時間に 50 〜 150 mg/dL 程度の血糖低下を目安にする
- 輸液中は 90 〜 180 mg/dL に血糖を維持する

③電解質の補正
- 血糖値が 200 mg/dL まで低下したら，輸液中にカリウムを 20 〜 40 mEq/L 加える

④アシドーシスの改善
- アシドーシスの改善が悪い場合は，インスリン量は変更せず，50 %ブドウ糖をボトル内へ加えて，糖濃度を 7.5 〜 10 %にする

⑤検査データのチェック
- 血糖測定は 1 〜 2 時間ごと，血中ケトン体，血液ガス分析，電解質測定は 2 〜 4 時間ごとにチェックして，バランスシートに記録する

5）入院適応

- 全例入院

＜文献＞
1）「現場で役立つ小児救急アトラス」（内山 聖，安次嶺馨 編），p.39, 322-324, 西村書店，2009
2）「診療実践 小児神経科小児神経疾患のプライマリケア」（鳥取大学医学部脳神経小児科 編），p.26, 診断と治療社，2008
3）山畑佳篤：小児・高齢者・妊婦の外傷．レジデントノート，4（8）：92-102, 2002

第2章　症候・事故

秘傳 な　何となくおかしい

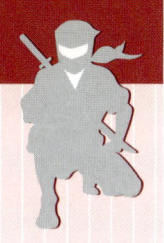

> **極意　何となくおかしいのABC**
>
> A：appearance，B：breath，C：circulationが第一印象の重要項目．英語では"not doing well"にあたり，特有の症状ではないが，新生児期，乳児期，幼児期前半など，患児が症状を訴えられない時期では大切な徴候である．

問診：何が，いつから，どのようにおかしいかを詳しく問診する
症状：いつもと違う，不機嫌，元気がない，不活発，哺乳力低下などの症状
診察：

①体温，体重，呼吸数，心拍数の測定
- 新生児・重症心身障害児では低体温が重症感染症の初発症状のこともある
- 呼吸数の増加や無呼吸，周期性の呼吸，陥没呼吸，口呼吸は重症疾患の症状として重要
- 心拍数では発作性頻拍症に注意

②全身の診察
- 皮膚の色，温度，ツルゴール（循環呼吸器系と体液バランス両者の評価に有用）
- 大泉門の膨隆は突発性発疹，髄膜炎，頭蓋内出血，陥凹は脱水を示唆する
- 胸部聴診では頻拍，呼吸音の左右差，肺野のラ音に注意
- 腹部腫瘤（腸重積症の鑑別含む）の有無，肝脾腫の有無
- 外陰部の診察も重要（鼠径ヘルニア）
- 四肢の動きの減少は肘内障，骨髄炎に注意
- 発疹・出血斑の有無に注意
- 口内炎，う歯，扁桃の肥大・発赤に注意
- 鼓膜所見も重要

診断：図を参照

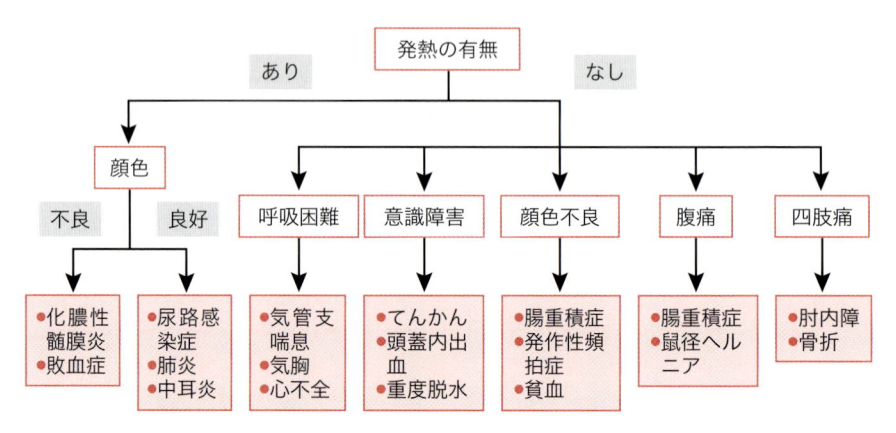

```
                        発熱の有無
              ┌────────────┴────────────┐
             あり                        なし
              │              ┌──────┬────┼────┬──────┐
            顔色           呼吸困難 意識障害 顔色不良 腹痛 四肢痛
         ┌───┴───┐
        不良    良好
```

不良	良好	呼吸困難	意識障害	顔色不良	腹痛	四肢痛
・化膿性髄膜炎 ・敗血症	・尿路感染症 ・肺炎 ・中耳炎	・気管支喘息 ・気胸 ・心不全	・てんかん ・頭蓋内出血 ・重度脱水	・腸重積症 ・発作性頻拍症 ・貧血	・腸重積症 ・鼠径ヘルニア	・肘内障 ・骨折

図 "何となくおかしい"ときの診断フローチャート

＜文献＞
1）横田俊一郎：症状から診る小児疾患への対応18 何となく具合が悪い．日医雑誌，136（5）：CH70-72，2007

第2章 症候・事故

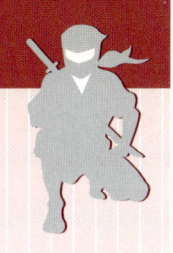

秘傳 ふ　不慮の事故

I．小児の死亡原因

- 1～19歳における死亡原因の1位は不慮の事故である（**表1**）
- 不慮の事故の原因には交通事故，窒息などがある（**表2**）

> **極意　事故防止が死亡率低下のカギ**
>
> 　1歳以上の死因の第1位は不慮の事故によるもの．事故防止が小児の死亡率低下のカギ．10歳を過ぎると自殺も増加する．日本では小児外傷学が遅れている．トロント小児病院では小児外傷センター・suspected child abuse and neglect（SCAN）チームが機能している．

表1　年齢別死亡順位

年齢（歳）	第1位	第2位	第3位	第4位	第5位
0	先天奇形等	呼吸障害等	乳幼児突然死症候群	不慮の事故	出血性障害等
1～4	不慮の事故	先天奇形等	悪性新生物	肺炎	心疾患
5～9	不慮の事故	悪性新生物	先天奇形等	心疾患	その他の新生物
10～14	不慮の事故	悪性新生物	自殺・心疾患		肺炎
15～19	不慮の事故	自殺	悪性新生物	心疾患	先天奇形等

（文献1をもとに作製）

表2　不慮の事故原因

年齢（歳）	交通事故	転倒・転落	窒息	溺死	焼死	その他	合計
0	16	8	160	7	6	20	217
1～4	104	40	49	77	25	13	308
5～9	119	17	14	63	22	7	242
合計（件）	239	65	223	147	53	40	767

1年間の件数を示す．
（文献1をもとに作製）

Ⅱ．事故各論

a. 誤飲・誤嚥・誤吸入

■ 異物ごとの症状と対応を**表3**に示す．

表3 異物誤飲・誤嚥・誤吸入の症状と対応

種類	成分	症状	対応	ひとこと極意
ピーナッツ		肺に入ると重症肺炎	ハイムリッヒマニューバー（1歳以下では，背部叩打法および胸部圧迫法．図1〜3参照）	鼻腔内に吸入されていることあり
おもちゃなどの破片（プラスチックなど）		肺に入ると無気肺など		掃除機で吸う方法もある
グミなどのお菓子		窒息の危険あり		
タバコ	ニコチン	吸殻溶解水を摂取しなければ，通常問題ない．顔色不良，失調など	2 cm以下は処置不要	家族への禁煙指導も必要（くり返す場合あり）
ボタン電池	アルカリ，リチウム	食道で停滞すると電流が流れ食道粘膜が腐食．胃酸で電池が溶解して内溶液が流出すると胃粘膜の障害	・食道に停滞，胃内に24時間以上停滞すれば，内視鏡的に除去 ・十二指腸を通過していれば，自然排出	リチウム電池は短時間で組織損傷を起こすため，早期の摘出が必要
灯油，ベンジン，ガソリン	石油蒸留物	・誤飲の場合：口腔・胃の灼熱感，嘔吐，下痢 ・誤嚥の場合：胸部灼熱痛，悪心，呼吸困難 ・致死量は数mL	活性炭（1 mg/kg）．胃洗浄が必要な場合はカフ付気管チューブで誤嚥防止して施行	催吐禁忌．肺に入ると重症肺炎になる
ヘアトニック，ヘアリキッド，香水，化粧水，アルコール飲料	エタノール（エチルアルコール）	ふらつき，顔面紅潮，けいれん，低血糖	通常は経過観察のみ．必要に応じてブドウ糖補液	ジュースと間違えて（特に果実酒）飲ませることあり
消毒液，クリーナー液	メタノール（メチルアルコール）	・摂取数時間以内：酩酊，胃炎 ・潜伏期間(30時間)後：眼症状(視力障害，散瞳，対光反射消失，眼球運動時痛，眼瞼下垂)，アシドーシス(代謝産物のギ酸のため)，けいれん，昏睡	催吐，胃洗浄，拮抗薬（エチルアルコール），NaHCO₃（アシドーシス補正），血液透析	"メチルは眼散る"メチルアルコールは眼が散ると覚える（眼症状が主体，重症では失明もある）
化粧品，マニキュア除光液	アセトン	気管支の刺激，肺炎（うっ血，肺水腫，呼吸困難）．誤飲は危険性少ない	活性炭（1 mg/kg）．呼吸補助，輸液，アシドーシスの補正	催吐禁忌．肺に入ると重症肺炎

<次ページへ続く>

<表3の続き>

種類	成分	症状	対応	ひとこと極意
乾燥剤	シリカゲル	通常無症状	経過観察	無毒．心配ない
乾燥剤	塩化カルシウム	局所刺激作用	水を飲ませる	苦くて食べられない．苦いので大量摂取は稀
乾燥剤	生石灰	水と反応しアルカリ熱傷（発熱，皮膚・粘膜の腐食作用）	牛乳（15 mL/kg），卵白を飲ませる	催吐・中和は禁忌．水と反応すると危険
漂白剤，トイレ用洗浄剤，パイプ洗浄剤，カビ取り剤	次亜塩素酸ナトリウム（強アルカリ），水酸化ナトリウム	口腔・消化管の炎症・水疱，咳，呼吸困難，嘔吐	牛乳（15 mL/kg），卵白を飲ませる	催吐禁忌．肺に入ると呼吸困難
農薬，殺虫剤，除草剤	クロルピクリン	催涙，視力障害，水疱，気管支刺激（咳，鼻汁），大量吸入で呼吸困難，肺水腫で死亡する場合あり	・目に入った場合，大量の水で15分以上洗浄． ・皮膚に付着した場合は大量の水または石鹸水で十分洗う． ・吸入した場合は患児を毛布で被って病院へ	全面防毒マスクが必要．土壌病害対策事業（1964年）以降，野菜，花木，農作物に広く使用される．全面防毒マスクなど保護具を着用して対応
農薬，殺虫剤，除草剤	有機リン	・Ⅰ期：ニンニク臭，熱傷，悪心，嘔吐，下痢． ・Ⅱ期：8時間後〜数日無症状． ・Ⅲ期：悪心，嘔吐，下痢，黄疸，肝腫大，腎障害，縮瞳，けいれん	希釈過マンガン酸カリウム（1：5,000）で消化管洗浄	除草剤のグルホシネートはグルタミン合成酵素拮抗的作用により，GABA（γ-アミノ酪酸）の減少を招く
農薬，殺虫剤，除草剤	ホウ酸（ゴキブリ団子）	大量で振戦，発作，中枢抑制，ショック，腎不全	牛乳・水で希釈，グルコース・生理食塩液点滴，10%グルコン酸カルシウム1 mL/kg点滴または10%塩化カルシウム1〜2 mL/kg点滴	大量に食べることあり．食べやすいので注意．市販品5〜70%，手作りで50%以上含有．致死量は乳児2〜3 g，幼児5〜6 g
防虫剤	パラジクロロベンゼン	食中毒症状，重症化しない	経過観察	現在の防虫剤の主流．経過観察で十分
防虫剤	ピレスロイド（防虫シート）	食中毒症状，重症化しない	経過観察	無臭なので気づかない
防虫剤	ショウノウ（樟脳）	致死量70 mg/kg，90分以内に興奮，けいれん	胃洗浄	危険だが，流通量は少ない．牛乳は禁忌
防虫剤	ナフタリン	致死量100 mg/kg，1〜2日後から神経毒性，溶血	水を飲ませて催吐，胃洗浄	

<次ページへ続く>

<表3の続き>

種類	成分	症状	対応	ひとこと極意
医薬品	解熱鎮痛薬（アセトアミノフェン）	嘔吐．24～48時間後に肝障害．肝不全，DIC，昏睡，呼吸不全	催吐，胃洗浄，トコンシロップ，活性炭（1 mg/kg），下剤，劇症肝炎にはNアセチルシステイン（初回140 mg/kg，4時間ごと70 mg/kg，72時間まで計17回）	活性炭とNアセチルシステインは併用禁忌．Nアセチルシステインは活性炭に吸着されるため併用してはならない
	解熱鎮痛薬・NSAIDs（サリチル酸誘導体：アスピリン）	悪心・嘔吐，過呼吸，眩暈，難聴，意識障害，けいれん，出血傾向（上部消化管），呼吸停止，昏睡，心不全，不整脈	輸液，グルコース投与，血液透析，抗てんかん薬，ビタミンK	小児では中毒になりやすいので注意．アルカリ利尿で排泄されやすい．7％炭酸水素ナトリウム液（メイロン®）の点滴が有効（低カリウム血症に注意）
	抗ヒスタミン薬	傾眠，興奮，けいれん，血圧上昇，不整脈，呼吸不全，散瞳，耳鳴，嘔吐，下痢	催吐，胃洗浄，活性炭（1 mg/kg）	5歳以下は中毒が出やすいので注意．5歳以下では興奮が先行し，その後傾眠傾向になる
	鎮静催眠薬・抗てんかん薬（ベンゾジアゼピン系：ジアゼパム，ニトラゼパム）	意識障害，眩暈，構音障害，昏睡	胃洗浄，挿管，人工呼吸，拮抗薬フルマゼニル（アネキセート）	フルマゼニルはけいれん誘発作用がある
	鎮静催眠薬・抗てんかん薬（バルビツール酸系：フェノバルビタール，ペントバルビタール）	昏睡，呼吸抑制，低血圧（ショック），低体温	胃洗浄，大量輸液，気道確保，血液透析	手，臀部，膝内側，足関節外側に水疱ができることがある
メッキ・化学繊維	シアン化合物	燃焼したガスで，頻脈，頭痛，低血圧，傾眠，失神，けいれん，呼吸麻痺．数秒～1分程度で致死	酸素，呼吸補助，亜硝酸アミル0.2 mL吸入，30％亜硝酸ナトリウム10 mg/kg点滴後，25％チオ硫酸ナトリウム点滴	アーモンド臭があり，静脈血は鮮紅色になる

胃洗浄はp.46 秘傳ぬ：抜く参照
（文献2，3をもとに作製）

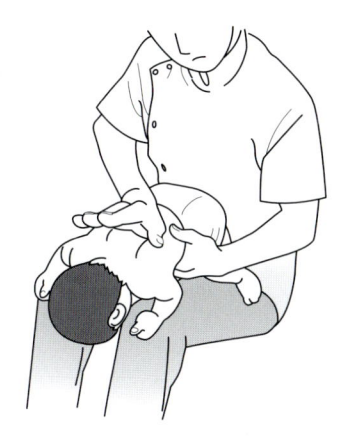

図1● 背部叩打法（1歳以下に適応）
①患児を腹臥位で救助者の大腿部に乗せて支える，②頭部が躯幹より下になるようにする，③手掌の付け根で両肩甲骨の間をたたく

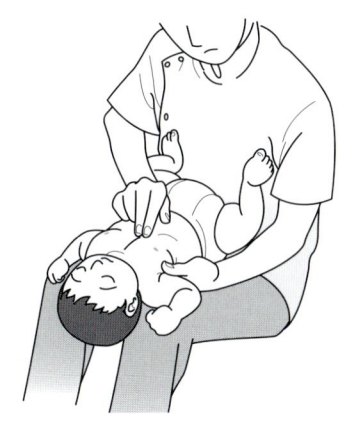

図2● 胸部圧迫法（1歳以下に適応）
①患児を仰臥位で救助者の大腿部に乗せて支える，②頭部が躯幹より下になるようにする，③第Ⅱ・Ⅲ胸骨を頭側に向かってたたく

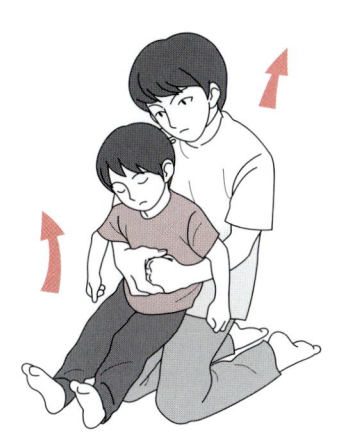

図3● ハイムリッヒマニューバー
①救護者は背後から患児の上腹部に腕をあて（剣状突起，肋骨にあたらないよう注意），②親指を内側にしてつくった握りこぶしを，もう一方の手で握る，③体を密着させて，腕で両脇を絞り込みながら，こぶしを上・内側方向に瞬時に引き上げる

少量なら心配のない異物：
　少量のタバコ（2 cm以下），シャンプー，中性洗剤，口紅，化粧用クリーム，ベビーオイル，ベビーパウダー，クレヨン，絵具，パラゾール，防虫剤，体温計の水銀

注意の必要な異物：
　<u>漂白剤</u>，<u>トイレ用洗剤</u>，<u>灯油</u>，カビとり剤，シンナー，毛染め剤，マニキュアおよび除光液，パーマ液，ボタン電池（<u>アンダーライン</u>は催吐禁忌）．

直径32 mmまでのものなら何でも飲み込んでしまう可能性がある（ネックレス，ボタン電池，貨幣，ピアスなど．図4を参照）

所見：バイタルサイン（特に呼吸，体温），意識レベル，瞳孔（縮瞳，散瞳），眼振，口臭，口周囲のただれ，咽頭反射の有無，尿の色

検査：血算，T-Bil, BUN, Cr, 血糖，血中濃度（薬物誤飲の場合），血液ガス分析，肝機能，心電図（QT延長，不整脈）

入院適応：ファイバースコープでの除去が必要な場合，点滴治療が必要なとき．

参考：日本中毒情報センター
　大阪中毒110番　　06-878-3299（24時間対応可能）
　つくば中毒110番　0298-52-4199
　　　　　　　　　（9〜17時対応，12月31日から1月3日を除く）

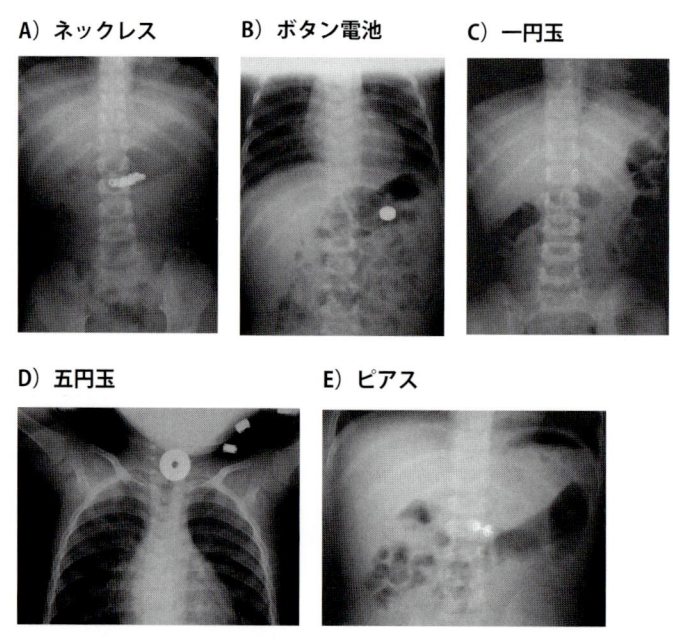

A) ネックレス　　B) ボタン電池　　C) 一円玉

D) 五円玉　　E) ピアス

図4 ● 異物誤嚥時のX線像

> **極意 ★ 電話対応**
>
> 異物，空き瓶（箱）の持参を指示，時間，種類，量，発見時の状況，氏名，年齢，性別，体重確認する．

いっぷく

アスピリンの歴史

　ヒポクラテスがヤナギの樹皮を解熱鎮痛に使用した記録があります．19世紀にはヤナギからサリチル酸が分離され，1897年副作用の少ないアセチルサリチル酸が合成されました

バルビツールの歴史

　1865年尿中の尿素とリンゴ中のマロン酸から合成され，1882年に医薬品として使用されました

語源は同じ

　シアンは古代ギリシア語で暗青色を意味するcyanosが語源．チアノーゼ（cyanosis）と同じ語源です

---

b. 熱傷

原因：蒸気（湯わかしポット，炊飯器，加湿器）
　　　　熱湯〔食卓の上の熱い汁物，特にカップラーメンの湯（容器の安定が悪いので）〕

重症度分類と治療・入院適応：図5に詳細を示す（→ p.111 秘傳て：天災も参照）

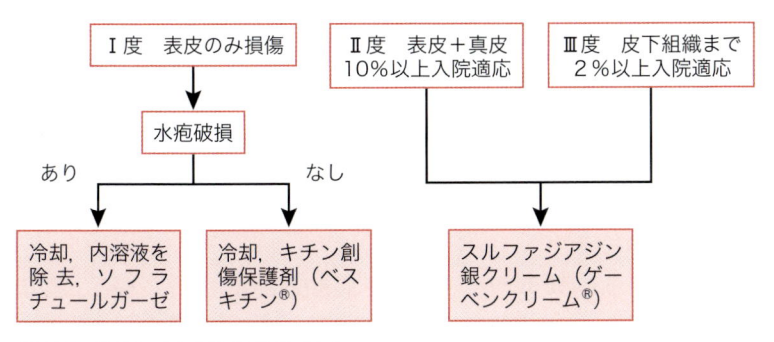

```
┌──────────────┐  ┌──────────────────┐  ┌──────────────────┐
│ Ⅰ度 表皮のみ損傷 │  │ Ⅱ度 表皮＋真皮    │  │ Ⅲ度 皮下組織まで  │
│              │  │ 10％以上入院適応   │  │ 2％以上入院適応   │
└──────┬───────┘  └────────┬─────────┘  └────────┬─────────┘
       ↓                    │                     │
   ┌───────┐                │                     │
   │水疱破損│                │                     │
   └─┬───┬─┘                │                     │
  あり│   │なし              │                     │
     ↓    ↓                  ↓                     ↓
┌────────┐ ┌────────────┐ ┌──────────────┐
│冷却，内容液│ │冷却，キチン創│ │スルファジアジン│
│を除去，ソフラ│ │傷保護剤（ベス│ │銀クリーム（ゲー│
│チュールガーゼ│ │キチン®）    │ │ベンクリーム®） │
└────────┘ └────────────┘ └──────────────┘
```

図5　熱傷の重症度分類と対応

※ Burn Index：Ⅱ度面積（％）÷2＋Ⅲ度面積（％）→10〜15以上重症

> **いっぷく　家庭が危険**
> 子どもの熱傷の90%は家庭内で起こり，3人に1人は熱傷の経験があります．

c. 転倒・転落

- 乳幼児に多い事故（p.93，**表2**参照）．
- 乳幼児は頭が体に比べて大きい（重い）ので，転倒・転落しやすい．

> **極意　人の手から落ちると危険**
> ベッドや遊び道具よりも，保護者の手から落ちた方が重症になる．

d. 頭部外傷

原因：
- 1歳未満…被虐待児症候群が多い（→ p.105 秘伝ひ参照）
- 1〜5歳…家庭内の道具からの転落が多い
- 5歳以上…歩行中または自転車などの交通外傷が多い

診断：
- 概観（appearance），呼吸（breath），循環（circuration）（→ p.91 秘傳な：何となくおかしい参照），心拍数，呼吸数，血圧，体温，SpO_2，capillary refill time の異常の有無を確認
- 外転神経（Ⅵ），顔面神経（Ⅶ），前庭蝸牛神経（Ⅷ）の障害に注意（特に側頭骨骨折に合併）
- 眼科学的診察〔瞳孔サイズ，対光反射，外眼筋，網膜出血（揺さぶられ症候群）〕
- 脳幹反応〔瞳孔反応（Ⅱ，Ⅲ），人形の目現象（Ⅲ，Ⅵ，Ⅶ → p.86 秘傳ゐ：意識障害参照），角膜反射（Ⅴ，Ⅶ），嚥下反射（Ⅸ，Ⅹ）〕

検査：
- 頭部X線
- 頭部CT

　※頭部CTの適応…神経学的局在所見，けいれん，嘔吐，頭蓋底骨折徴候，広範な顔面外傷，2歳以下の頭蓋骨骨折疑い，貫通性頭部外傷，外傷後健忘，高度の頭痛，被虐待児症候群疑い，信頼性の低い病歴，

中毒・薬物誤飲疑い，受傷 2 時間後の GCS ＜ 15

治療：
- 過換気（20 回前後 / 分）
- フロセミド（ラシックス®）1 mg/kg 投与後にマンニトール 1 g/kg 投与（リバウンドに注意）
- 頭部挙上
- 脳外科医・外科医と協力して行う

極意

高エネルギー外傷に注意
　1 m 以上の高さからの転落，階段 5 段以上からの転落，飛び込み，自転車や自動車からの放出，自動車による追突・接触転倒は注意．

帰宅基準
　以下の条件を満たしていれば帰宅させてよい．
　①GCS＝15 で異常なし，②嘔吐なし，③頭痛なし，④頭部・頸部 X 線異常なし，⑤受傷機転が軽微，⑥信頼できる保護者．

再受診項目
　以下のいずれかの症状があれば再受診するように保護者に伝える．
　①いつもと異なる症状，②名前・場所に関する物忘れ，③よく眠る（起きない），④ひどくなる頭痛，⑤けいれん，⑥まっすぐ歩けない，⑦耳や鼻から出血，⑧ 2 回以上の嘔吐，⑨ものが見えづらい・二重に見える，⑩顔や手足の脱力・しびれ，⑪38.5℃以上の発熱，⑫首を動かすと痛い．

---

e. 頸椎・脊椎損傷[1]

症状：頸部・脊椎の自発痛，意識障害，四肢の paresthesia（チリチリピリピリしたしびれ）

所見：正中棘突起の圧痛，神経学的局在所見

診断：頸部 X 線，頸部 CT・MRI

治療：
- 挿管も躊躇しない
- 整形外科医・脳神経外科医と協力して行う

入院適応：高エネルギー外傷，再受診項目（上記の極意を参照）を満たすとき

f. 歯・歯肉の外傷

1）歯の外傷

疫学：1〜3歳（歩きはじめ）と7〜9歳（学校生活，自転車の使用など）の2つのピークがある

症状：部位は上顎の前歯に多い．歯折（歯が折れる，図6），脱臼（歯が抜ける）または亜脱臼，嵌入（歯ぐきの中に入り込む）がある

入院適応：なし

> **極意　牛乳に入れる**
>
> 抜けた歯は歯牙保存液（幼稚園，小学校には備蓄してある）に入れて，なければ牛乳（成分無調整がよい）に入れて，歯科医院（小児歯科・口腔外科）へ紹介．歯根部は指で触れないように注意（手指の脂肪分，汗が付着すると元に戻らなくなる）．水道水で洗わない（塩素で組織が破壊される）．サランラップかガーゼにくるむ．

2）歯肉の外傷

症状：歯肉の裂傷，刺傷，咬傷を伴うこともある．頭頸部・全身の外傷にも注意

検査：箸・歯ブラシなどをくわえたまま転倒した刺傷ではX線・CTなど必要（頭蓋内まで貫通したり，先端が折れて残存していることがある）

初期対応：口腔内を洗浄，出血部位を圧迫し，口腔外科へ紹介

入院適応：止血が困難なとき，頭蓋内貫通が疑われるとき

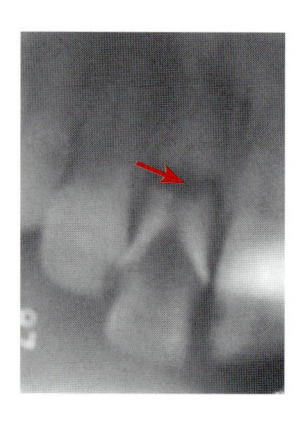

図6● 歯，根部の破折（歯折）
右上中切歯の歯根部の破折（歯折）

g. 溺死・溺水

定義：
- 溺死…24時間以内の死
- 溺水…24時間以上生存

分類
- 湿性溺水…溺死・溺水の85〜90％，肺に液体を吸入，5℃以下の冷水で起こる
- 乾性溺水…溺死・溺水の10〜15％，肺の液体吸入を伴わない

症状：
- 肺障害（肺水腫，無気肺，ARDS），電解質異常，高血糖，低酸素血症，代謝性アシドーシス，脳浮腫．
- 低温溺水では迷走神経反射で心室細動，心停止に陥りやすい

治療：脳低温療法，マンニトール，ステロイドパルス療法，呼吸・循環・中枢神経管理

入院適応：全例入院

予後不良因子：救急搬入時の心肺蘇生法の実施，昏睡/無呼吸，pH＜7.0，心拍再開後の弛緩状態（flaccid）

> **極意** 浴槽用浮き輪に注意
>
> 浴槽用浮き輪による溺水の報告が増えている．残り湯に落ちる，大人が髪を洗っているうちに，すべって溺れるなど0〜1歳児の80〜90％の溺水は浴槽での家庭内事故．

h. 熱中症（日射病・熱射病）

病態：
- 過剰な熱負荷で，発汗による熱放散が間に合わず，深部体温が上昇した状態
- 日射病…炎天下など直射日光による場合
- 熱射病…車内で長時間すごした場合

症状と治療：図7を参照

入院適応：重症例は入院

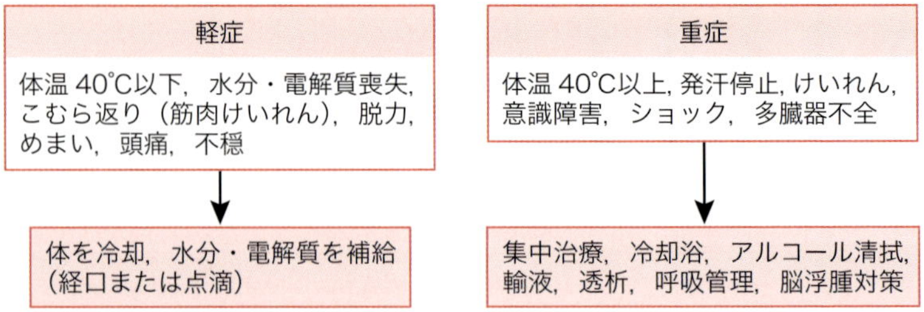

軽症	重症
体温 40℃以下,水分・電解質喪失,こむら返り(筋肉けいれん),脱力,めまい,頭痛,不穏	体温 40℃以上,発汗停止,けいれん,意識障害,ショック,多臓器不全
↓	↓
体を冷却,水分・電解質を補給(経口または点滴)	集中治療,冷却浴,アルコール清拭,輸液,透析,呼吸管理,脳浮腫対策

図7● 熱中症の症状と治療

＜文献＞
1)厚生労働省:平成18年人口動態統計
 http://www.mhlw.go.jp/toukei/saikin/hw/jinkou/suikei06/index.html
2)神薗淳司:頭部損傷.「カラー版 現場で役立つ小児救急アトラス」(内山 聖,安次嶺 馨 編),pp.348-353,360,西村書店,2009
3)「メルクマニュアル 第18版 日本語版」(Mark H. Beers 著,福島雅典 監),pp.P2841-2866,日経BP,2006

第2章　症候・事故

秘傳 ひ　被虐待児症候群

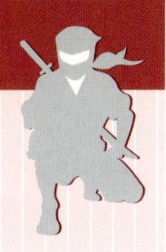

1 分類

- 虐待は以下の4つに分類される
  - ・身体的虐待（physical abuse）
  - ・養育の拒否・放棄・怠慢（neglect）
  - ・心理的虐待（emotional abuse）
  - ・性的虐待（sexual abuse）
- 身体的虐待は，多発性外傷または新旧の外傷の混在が特徴である．
- 養育の拒否では，栄養障害，発育障害，不潔などの症状が見られる（図1）．
- 心理的虐待は傷つける言葉，差別扱い，無視するなど．性的虐待は子どもを性の対象とする，性行為を見せる，ポルノ写真をとるなどがあるが，救急の現場では気づかれないことが多い．
- 被虐待児症候群が疑われた場合は，児童相談所へ通報する義務がある（➡ p.258 秘傳を：をわりに参照）．

2 背景

- 虐待の背景には虐待者側の問題と被虐待者側の事情が背景となっている場合がある（図2）．

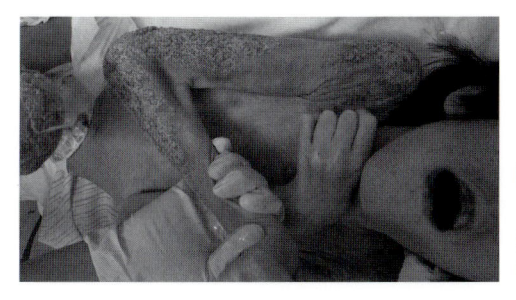

図1　被虐待児症候群養育拒否
極度の衰弱と不潔な皮膚
（カラーアトラス p.16，❶参照）

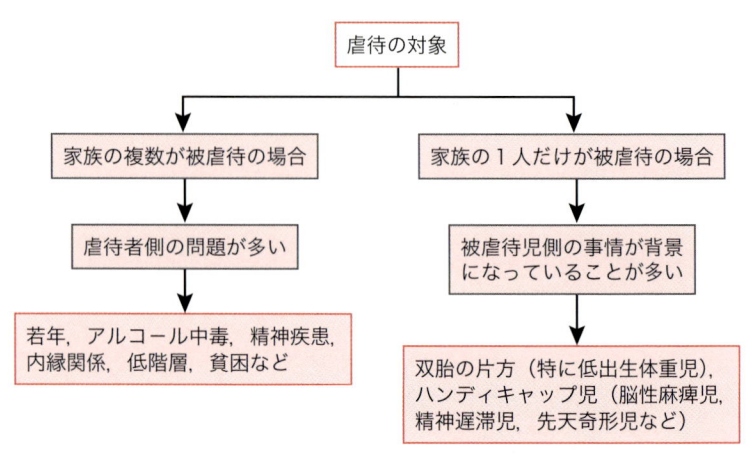

```
                    虐待の対象
                   ┌────┴────┐
          家族の複数が被虐待の場合    家族の1人だけが被虐待の場合
                   │                │
          虐待者側の問題が多い       被虐待児側の事情が背景
                   │                になっていることが多い
                   │                       │
      ┌────────────────────┐      ┌──────────────────────┐
      │若年，アルコール中毒，精神疾患，│      │双胎の片方（特に低出生体重児），│
      │内縁関係，低階層，貧困など      │      │ハンディキャップ児（脳性麻痺児，│
      └────────────────────┘      │精神遅滞児，先天奇形児など）    │
                                   └──────────────────────┘
```

図2● 虐待の背景

3 虐待を疑う特徴[1]

①物体（電気コード，ベルト，タバコなど）による外傷や特定の身体の部位（手掌，歯など）の外傷．
②保護者の説明と矛盾する外傷．
　例：「ポットの熱湯がかかった」という説明なのに，液体熱傷に特有な徴候である splash sign（飛び散った痕）や arrowhead sign（液体が低いほうに流れた矢じり型の痕）がなく，接触熱傷（contact burn）が疑われる．
③子どもの発達段階と矛盾する外傷．
　例：未歩行の乳児が大腿骨にらせん状骨折がある．
④コロコロと二転三転する説明．
⑤保護者が発生機序を説明しない，もしくは説明できない．
⑥患児本人や兄弟姉妹のせいにする．
⑦受傷後，受診するのが非常に遅い．

> **極意 硬膜下血腫に注意**
>
> 　生後3カ月以降の硬膜下血腫の約半数は身体的虐待が原因．揺さぶられ症候群では網膜出血が特徴．不自然な外傷（体の中など）・火傷（四肢のタバコ痕など）があり，おとなしく，行儀のよい子は身体的虐待を，無表情，発育不全，皮膚の不潔はネグレクトを疑う．

4 入院適応

- 全例入院

> **いっぷく　被虐待児の法医剖検例調査（2000～2006年）の結果**
>
> 狭義の虐待死は「保護者が監護する児童（18歳未満）に対し，くり返される身体的暴行あるいは（かつ）ネグレクトの結果，死に至ったケース」．
>
> 広義の虐待死は「狭義の虐待死に加え，嬰児殺，無理心中，その他の殺人（絞頸・溺水・高所から落とす・鈍器で刺すなど死亡する可能性の高い暴力行為で構成されるもの）などを含める」．
>
> 狭義の虐待113例（29％），嬰児殺54例（14％），無理心中73例（19％），その他の殺人86例（22％）．
>
> 2歳未満が約6割を占めています．身体的暴行96例中61例が頭部外傷，ネグレクト（41例）は熱中症，窒息，全身衰弱が3大死因です．ネグレクト例の加害者の4分の3は実母，身体的暴力例の加害者は実母が3分の1，実父・継父が各5分の1でした[1]．

＜文献＞
1) 山田不二子：第一次医療としての児童虐待への対応（下）．月間保団連，3(990)：54-57，2009

第2章　症候・事故

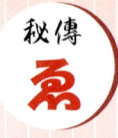

SIDS（乳幼児突然死症候群）

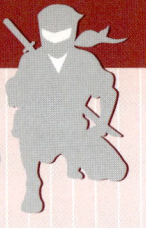

1 定　義

主として睡眠中に発症し，死亡状況調査および解剖検査によってもその原因が同定されない，原則として1歳未満の児（生後2カ月から6カ月に多い）に突然の死をもたらす症候群．

2 診　断

SIDSの診断は剖検および死亡状況調査（「問診・チェックリスト」を活用する，図1）に基づいて行う．やむをえず解剖がなされない場合および死亡状況調査が実施されない場合は，死亡診断書（死亡検案書）の死因分類は「12. 不詳」とする（➡ p.258 秘傳を：をわりに参照）．診断フローチャートを図2に示す．

3 解　剖

原因不明の乳幼児の突然死と診断されたら，警察に届け出る．検視後法医学解剖あるいは病理解剖を行う．

4 鑑別診断

SIDS以外に突然の死をもたらす疾患（RSウイルス感染症，百日咳，QT延長症候群など）および窒息や虐待などの外因死との鑑別が必要．

> **極意　保育施設でのSIDSの対応は慎重に**
>
> 保育施設での突然死は，訴訟にもなるので対応は慎重に（窒息などの外因死の診断は特に慎重に）．

カルテ保存用紙および法医・病理連絡用紙
医療機関名（　　　　　　　　　　　）
担　当　医（　　　　　　　　　　　）　　記入日　　年　　月　　日

第2章　SIDS（乳幼児突然死症候群）

発症年月日時	年　月　日　時　分	異常発生数日前の様子	
死亡日時	年　月　日　時　分	風邪症状	①なし　②あり（　　　　　　）
氏名（イニシャル）	ID-No.	発熱	①なし　②あり（max　　　℃）
年齢	歳　　カ月	鼻閉	①なし　②あり（　　　　　　）
異常発見時の状況（死亡状況調査）		その他（　　　　　　　　　　　　　）	
		出生体重	gr　在胎週数　週
		分娩中の異常	①なし　②あり（　　　　）
		第何子	子（同胞　　　人）
		栄養方法（　カ月まで）	①母乳　②混合　③ミルク
		普段の睡眠中の着衣	①薄着　②普通　③厚着
発見場所	①自宅　②保育所　③病院　④その他（　　　）	発育発達の遅れ	①なし　②あり（　　　　　）
		主な既往歴	
最初の発見者	①母　②父　③保育士　④その他（　　　）		
異常発見時の時刻	時　分（24時間法）	これまでに無呼吸やチアノーゼ発作の既往	①なし　②あり（　　　　　）
最終生存確認時刻	時　分（24時間法）		
異常発生時は睡眠中？	①はい　②いいえ	母親の年齢	歳／父親の年齢　歳
発見時の添い寝	①なし　②あり	母親の仕事	①なし　②あり（　　　　　）
異常発見時の体位	①仰向け　②うつ伏せ　③その他（	母親の喫煙	①なし　②あり（　　本/日）
		母親の育児ストレス	①なし　②あり
普段の就寝時体位	①仰向け　②うつ伏せ　③その他（	父親の喫煙	①なし　②あり（　　本/日）
普段の寝具	①赤ちゃん用　②大人用	父親の職業	①なし　②あり（公務員、会社員、自営業、その他）
寝具の柔らかさ	①硬い　②普通　③柔らかい	同胞のSIDSまたはSIDS疑い、ALTE（突発性危急事態）の有無	①なし　②あり（　　　　　）
死亡時の部屋の暖房	①なし　②あり		
異常発見から病院到着までの時間	分	養育環境・態度の印象	①正常　②違和感有り　③異常
		父母・家族の印象	①正常　②違和感有り　③異常
病院までの搬入手段	①救急車　②自家用車　③その他（	主な臨床検査データ	
病院搬入時の状態		1. 血液・尿・髄液・その他　異常所見；	
呼吸停止	①なし　②あり（	2. 単純X線　①なし　②頭部　胸部　腹部　その他（　　）	
心停止	①なし　②あり（	3. 骨折の有無　①なし　②あり（　　　　　　　）	
外表の外傷	①なし　②あり（	4. CTの有無　①なし　②頭部　胸部　腹部　その他（　　）	
鼻出血の有無	①なし　②あり（左・右）	異常の有無：あり（　　　　　　　　）なし	
窒息させた物	①なし　②あり（	5. 生検（肝、　　　　　　　　　　　　　　　）	
その他の特記事項	（	6. 保存検体（血液濾紙、血清、尿、髄液、小皮膚片、毛根付毛髪5～6本、爪）	
病院到着から心拍再開までの時間	分	臨床診断（疑い）	
		検視の結果	①司法解剖　②行政解剖　③承諾解剖　④病理解剖　⑤解剖なし
挿管時気管内ミルク	①なし　②あり（多量・微量）	死亡診断書（検案書）	①不詳死　②検案（司法/行政解剖）
気管内の血液	①なし　②あり（多量・微量）		
胃内チューブ吸引物	①なし　②あり（	関係機関連絡の有無	①なし　②あり（児相、保福、その他）
主な治療	①蘇生術（　　　時間）②気管挿管③レスピレーター管理④その他	その他特記事項	

図1　乳幼児突然死症例　問診・チェックリスト
（文献1より引用）

A）心肺停止後の対応

```
           乳幼児の心肺停止
       ／        │        ＼
     搬入       現場      病院内発生
   蘇生・死亡確認  死亡確認   蘇生・死亡確認
```

B）診断

```
              死因究明
            ／        ＼
   原因不明の乳幼児の突然死*¹      病死
            ↓
   異状死の疑いとして警察に届出・検視
   （乳幼児突然死問診チェックリスト添付）
       異状死↓        ↓病死*²
          法医解剖      病理解剖
                死体検案書/死亡診断書
              ↓
          SIDS または他の死因
```

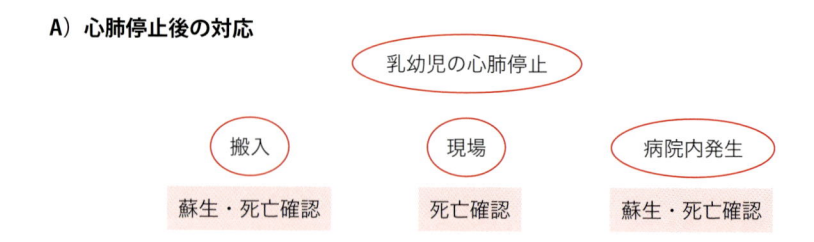

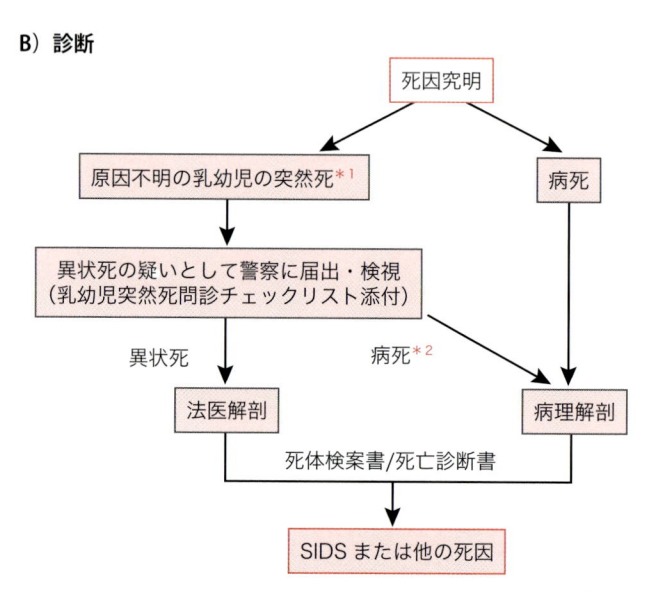

図2● SIDS（乳幼児突然死症候群）診断フローチャート

＊1　急死を説明し得る基礎疾患が存在する場合や，明らかな外因死を除く
＊2　解剖がなされない場合は診断が不可能であり，死因は「12. 不詳」とする
（文献1を参考に作製）

> **いっぷく　　うつぶせ寝は禁忌**
>
> 　SIDSの危険因子として，うつぶせ寝，人工栄養哺育，保護者などの習慣的喫煙が疑われています．また延髄におけるセロトニンとその合成酵素の減少の報告があります．

＜文献＞
1）厚生労働省SIDS研究班（平成19年6月）
　　http://www.mhlw.go.jp/bunya/kodomo/boshi-hoken06/index.html

第2章 症候・事故

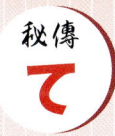

秘傳 て　天災・テロリズム

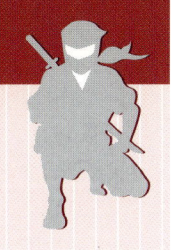

I. 天災

a. トリアージ

1 トリアージ実施上の注意

- 1人あたり1分前後で判断する．
- くり返し実施する．
- トリアージ実施責任者はヘルメット，腕章などにより身分を明らかにする．
- トリアージエリア内には，傷病者以外の者（必要外の家族や報道関係者）を入れてはならない．
- トリアージの結果について，ほかの医療者は私見をはさまない．

> **極意** ★ START：simple triage and rapid treatment を心がける
>
> ①迅速（治療を行わない，軽症者を切り離す），②簡便（器具を用いない），③適切（重症患者を見逃さない）の3点が原則

2 トリアージ区分

- 4つに区分される．
- START方式（図1）によりトリアージ区分を行う．図2にそれぞれの対応を示す．

3 トリアージタグの特徴

- 3枚つづりで，診療録としても利用する（縦23.2 cm×横11.0 cm）．
- 原則として右手首関節部に付ける（負傷している場合は，左手首関節部，右足関節部，左足関節部あるいは首の順，衣服や靴には付けない）．
- 医療救急活動の各場面（トリアージ，応急処置，傷病者の収容先，治療）で一貫して使用する．

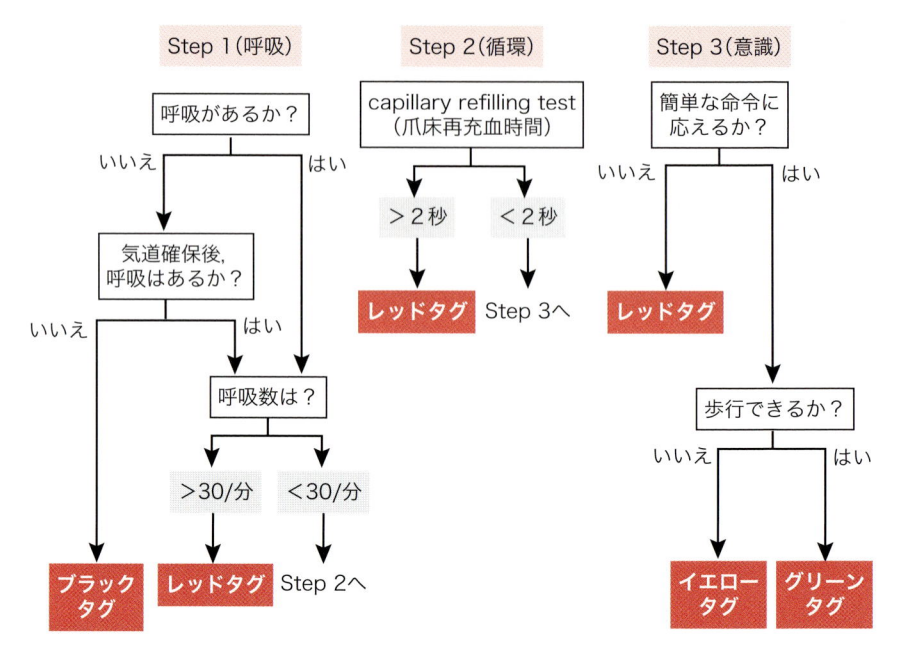

図1 ● START方式によるトリアージ

Step 1（呼吸）

- 呼吸があるか？
  - いいえ → 気道確保後、呼吸はあるか？
    - いいえ → **ブラックタグ**
    - はい → 呼吸数は？
      - ＞30/分 → **レッドタグ**
      - ＜30/分 → Step 2へ
  - はい → 呼吸数は？
      - ＞30/分 → **レッドタグ**
      - ＜30/分 → Step 2へ

Step 2（循環）

- capillary refilling test（爪床再充血時間）
  - ＞2秒 → **レッドタグ**
  - ＜2秒 → Step 3へ

Step 3（意識）

- 簡単な命令に応えるか？
  - いいえ → **レッドタグ**
  - はい → 歩行できるか？
    - いいえ → **イエロータグ**
    - はい → **グリーンタグ**

（文献1より引用）

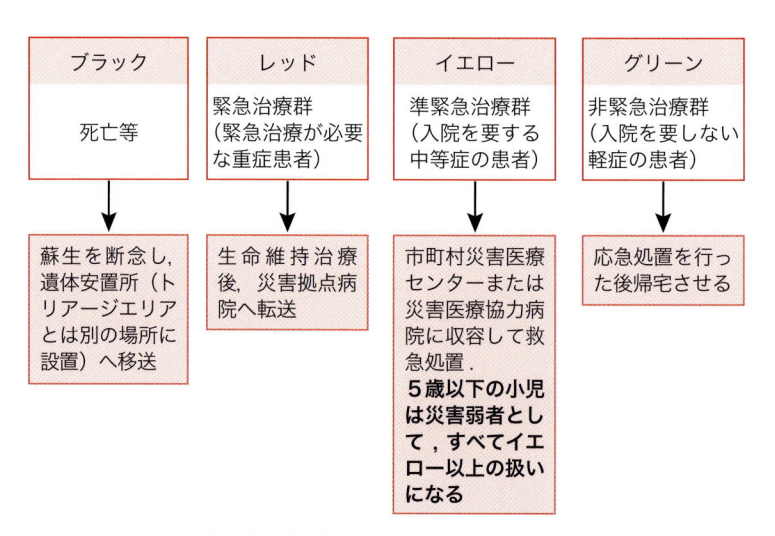

図2 ● トリアージ区分と対応

ブラック	レッド	イエロー	グリーン
死亡等	緊急治療群（緊急治療が必要な重症患者）	準緊急治療群（入院を要する中等症の患者）	非緊急治療群（入院を要しない軽症患者）
蘇生を断念し、遺体安置所（トリアージエリアとは別の場所に設置）へ移送	生命維持治療後、災害拠点病院へ転送	市町村災害医療センターまたは災害医療協力病院に収容して救急処置．**5歳以下の小児は災害弱者として、すべてイエロー以上の扱いになる**	応急処置を行った後帰宅させる

4 入院適応

- 緊急治療群(レッドタグ),準緊急治療群(イエロータグ),5歳以下の小児.

> **極意** PTSD,伝染性疾患への対応
>
> 小児災害ではPTSD,伝染性疾患(インフルエンザウイルス,ノロウイルス,RSウイルスなど集団での感染力が強い疾患)への予想と対応が重要.

b. 外傷

1 小児外傷スコア

- 小児外傷スコアと評価方法を**表1**に示す.

> **極意** トリアージで診察時にすべきABCDE
>
> A:airway,B:breathing,C:circulation,D:dysfunction of CNS,E:exposure and environment
>
> 話しかけながら息づかい(A)と意識(D)をみて,脱衣(E)しながら胸郭の動き(B),皮膚と脈を触れ,外出血の有無(C)を観察する.

表1 ● 小児外傷スコア

スコア	プラス2	プラス1	マイナス1
体 重	＞20 kg	10〜20 kg	＜10 kg
気 道	正常	エアウェイ,酸素投与	挿管,気管切開など侵襲的方法
血 圧	橈骨動脈触知	頸動脈または大腿動脈触知	触知せず
	＞90 mmHg	50〜90 mmHg	＜50 mmHg
意識レベル	完全に覚醒	意識鈍麻や消失	昏睡
開放創	認めず	軽症	重傷または刺傷
骨 折	認めず	非開放性単骨折	開放性または多発骨折

評価の方法
　スコアの合計点数
　　0点以下:救命不可能
　　8点以下:重症

2 胸部・腹部の外傷

- 小児の肝臓・脾臓損傷は肋骨骨折がなくても起こり得る（肋骨は折れにくい）．
- 血胸・気胸では気道確保後，胸腔穿刺・ドレナージを施行．（⇒ p.46 秘傳ぬ：抜く参照）

3 整形外科的外傷・骨折

- 腫脹が予想されれば，ギプスではなく副木をあてる（末梢神経・循環のチェック）．
- 軟部組織や筋肉の広範な損傷は，急性腎不全の危険がある（緊急を要するDICには100単位/kgのヘパリン静注）．（⇒ p.93 秘傳ふ：不慮の事故参照）

4 熱傷

- 小児では泣き叫ぶために，煙や化学物質ガスを吸い込み，気道熱傷を起こしやすい．
- 熱傷面積の計算方法（5の法則）
  頭：15％，躯幹後面：20％，躯幹前面および会陰：20％，上肢：10％，下肢：15％
- 熱傷小児への補液量：3 mL × 熱傷面積（％）× 体重（kg）
  （乳酸加リンゲル液を8時間で半量，残りを16時間で維持量を加えて静注）
  （⇒ p.93 秘傳ふ：不慮の事故参照）

5 外傷時の破傷風予防指針

- 3種混合ワクチンの接種回数に応じて，トキソイド・グロブリンを接種（表2）

表2 ● 外傷時の破傷風予防指針

3種混合ワクチン（DPT）回数	清潔，小さな外傷		左記以外	
	トキソイド	グロブリン	トキソイド	グロブリン
3回未満または不明	＋	－	＋	＋
3回以上	－	－	－	－

グロブリン（TIG）：250単位
トキソイド：7歳未満DPTワクチン，7歳以上DTトキソイドまたは破傷風トキソイド

c. 出血性低循環血液量性ショック

症状：虚弱，疲労，口渇，眩暈，精神症状（恐怖による行動と誤診され，見逃されやすい）

診断：血圧低下，冷たくじっとりとした皮膚，弱い脈，末梢血管充満不全など

※血圧の判定

　　血圧：著明な血圧低下．6歳以下　収縮期血圧　60 mmHg 以下
　　　　　　　　　　　　　　6歳以上　収縮期血圧　70 mmHg 以下
　　注：血圧計のカフは小児の上腕の 1/2〜3/4 を使用する
　　　　正常血圧　収縮期血圧（mmHg）＝ 80 ＋ 2 ×年齢（歳）
　　　　　　　　　拡張期血圧（mmHg）＝収縮期血圧× 2/3

治療：

① 止血と循環確保

　ショックパンツを使用（圧迫による止血．末梢血管抵抗の増加で血液を中心循環に戻す）．なければ弾力包帯，空気副子など

② 輸液と輸血

　ショック時は 10〜20 mL/kg の生理食塩液か乳酸加リンゲル液の急速静注（15〜30分，新生児では60分）を改善までくり返す（重症ショックの場合は 5％アルブミンでも可）

　（緊急の場合は経骨髄注入が推奨される）

　※体重の目安…1歳 10 kg，3歳 15 kg，5歳 20 kg，8歳 25 kg，10歳 30 kg

（➡ p.69 秘傳そ：蘇生参照）

極意 ショックの5徴 (5P)

1．蒼白 (pallor)，2．虚脱 (prostration)，3．冷汗 (perspiration)，4．脈拍触れず (pulselessness)，5．呼吸不全 (pulmonary insufficiency)．1つでもあれば，ショックを疑う．

---

d. DIC（播種性血管内凝固）

原因：重症感染症，ショック，悪性腫瘍など

症状：出血症状，多臓器不全

診断：小児の DIC 診断基準（表3）を参照

表3 ● DIC 診断基準

		血小板（×10⁹/L）		
		<100	100〜150	≧150
Dダイマー ng/mL	200≦〜<500	DICの疑いが強い	DICが否定できない	
	500≦〜<1,000	DIC	DICの疑いが強い	DICが否定できない
	1,000≦	DIC	DIC	DICの疑いが強い

治療：

①抗凝固療法
- 重症例
  - アンチトロンビン（AT-3）1回40〜60単位/kg，1日1回，5日間静注．
  - ガベキサートメシル酸塩（FOY®）2.0 mg/kg/時間（またはFUT® 0.1〜0.2 mg/kg/時間）で持続点滴静注．
  - あるいはトロンボモデュリンアルファ（リコモジュリン®）1回380単位/kg 30分で点滴静注，1日1回，3〜6日間．
- 中等症例
  - アンチトロンビン（AT-3）1回40〜60単位/kg，1日1回，3〜5日間静注．
  - トロンボモデュリンアルファ（リコモジュリン®）1回380単位/kg 30分で点滴静注，1日1回，3〜6日間．
  - ヘパリン5〜15単位/kg/時間で持続点滴静注
- 軽症例
  - ガベキサートメシル酸塩（FOY®）2.0 mg/kg/時間（またはFUT® 0.1〜0.2 mg/kg/時間）で持続点滴静注．

②補充療法[2]
  - 血小板濃厚液輸血（血小板数を20,000/μL以上に維持）
  - 新鮮凍結血漿1回10〜15 mL/kg，12〜24時間ごとに輸注（フィブリノゲンを100 mg/dL以上に維持）

> **極意** フィブリノゲン値に注意
> 重症感染症で，肝機能障害，血清タンパク低下がないのにフィブリノゲンが正常のときはDICが疑われる．

いっぷく

記録を残す

　ブラック（蘇生断念）でも，カードに「何か記録を残しておいてほしい」と遺族の方がアンケートで要望しています．

災害医療支援チーム（DMAT：disaster medical assistance team）

　医師，看護師，調整員（運転手含む）からなる派遣チームの準備，アクションカードの作成，後方支援（災害対策本部）の機能が災害支援の成功の鍵を握るとされます．自主出動が多い現状では，費用についての法的補償がありません．研修・訓練費用，資材の補償制度もありません．

渋滞学

　渋滞というと交通渋滞を考えがちですが，血液や神経細胞の渋滞に関係した疾患があります．また感染症の拡大を予防するのは良い渋滞といえます[3]．

e. 津波に伴う疾患

1 低体温症

発症機序：
- 低温水に漬かると，5〜15分間で生命にかかわる低体温症になる．
- 避難所などの寒い場所（気温が13〜16℃程度でも），特に乳幼児は注意が必要

症状：体・歯の震えではじまる．体温がさらに低下すると震えは止まり，緩慢でぎこちない動作，反応鈍麻，意識障害が出現．心拍数・呼吸数が低下し，心停止にいたる

診断：病歴，症状と直腸温で診断する

治療：
- 温酸素の吸入，温輸液の点滴静注．必要に応じて腹腔・胸腔カテーテルで温輸液の注入．血液透析や人工心肺装置が必要になることもある
- 低体温では不整脈が起こりやすいので注意が必要
- 心肺脳蘇生は長めに続ける（→ p.69 秘傳そ：蘇生参照）

予後：体温が低いほど，死亡のリスクは増大する．体温が31℃以下で死の危険がある．死亡例の大半は体温が28℃以下

2 津波肺（津波後呼吸器感染症）

発症機序：
- 初期は津波にのまれたことにより海水・土壌中の病原性微生物，船・燃料タンクから漏れた重油などの化学物質の誤嚥が原因となる．数日後，がれきやヘドロに含まれた化学物質やカビの誤吸入が原因となる
- 病原性微生物は，肺炎球菌，黄色ブドウ球菌，アエロモナス，バークホルデリア，クロモバクテリウム，フランシセラ，アスペルギルス，シュードアルセリアなど好気性・嫌気性菌，真菌などが関与する

症状： 咳，呼吸困難，嘔吐など

診断： 胸部X線で，肺炎および肺臓炎（肺実質陰影と間質陰影が混在），非心源性肺水腫，誤嚥，肺挫傷，裂傷，気胸，ARDSなど

治療：
- スルバクタム/アンピシリン（ユナシン®S），カルバペネム系薬〔（イミペネム・シラスタチン（チエナム®），メロペネム（メロペン®）〕などを考慮する（➡ p.52 秘傳や：薬剤参照）
- 重油，化学物質などは ➡ p.93 秘傳ふ：不慮の事故参照

予防： 避難現場ではマスクを着用，手洗い・うがいの励行．居住空間にほこりを持ち込まないよう注意が必要（靴を履き替える，上着を脱ぐなど）

極意 アスベストに注意

倒壊した建築物から飛散したアスベストによる塵肺，肺線維症，肺癌，悪性中皮腫などへの配慮も必要．

II. テロリズム

■ 想定される兵器

核兵器（N：nuclear weapon），生物兵器（B：biological weapon），化学兵器（C：chemical weapon）が想定されている．合わせてNBC兵器と呼ばれる．

f. 核兵器

1 核兵器の使用

- 放射能兵器（スーツケース型），原子力発電所への攻撃などが想定されている（サイバー攻撃を含む）．

2 放射性ヨウ素による甲状腺内部被曝の予防

1）投与対象と時期
- 放射性ヨウ素による100ミリシーベルト以上の被曝が予想されるとき．
- 妊婦は，50ミリシーベルト以上（日本産婦人科学会），100ミリシーベルト以上（緊急被曝医療研究センター）と判断が分かれる．
- 放射性ヨウ素被曝の24時間前から2時間後まで．90％以上の抑制効果あり．

2）投与回数と投与量
- 投与回数は，1回（効果は1日持続）．2日目の投与が必要な場合は，退避を優先する．
- 投与量は**表4**を参照．

3）副作用
- 一時的に甲状腺機能が低下することがある．乳幼児への投与は慎重にする．

4）投与禁忌および慎重投与
①投与禁忌
- ヨウ素過敏症，造影剤過敏症の既往，肺結核患児．
②慎重投与
- 乳幼児，甲状腺機能亢進症，甲状腺機能低下症，腎機能障害，先天性筋強直症，高カリウム血症の患児．

表4　安定ヨウ素剤予防投与量

対象年齢	ヨウ素量 (mg)	ヨウ化カリウム量 (mg)	投与量
新生児	12.5	16.3	安定ヨウ素剤シロップ1 mL
生後1カ月以上3歳未満	25	32.5	安定ヨウ素剤シロップ2 mL
3歳以上13歳未満	38	50	安定ヨウ素剤シロップ3 mLまたは丸薬1丸
13歳以上40歳未満	76	100	丸薬2丸または安定ヨウ素剤シロップ6 mL
40歳以上	予防内服不要		

注1：丸薬一丸はヨウ化カリウム50 mg，ヨウ素量として38 mg
注2：原子力安全委員会は7歳未満は散剤を推奨している
（文献4を参考に作製）

g. 生物兵器

- 生物兵器は，細菌，ウイルス，リケッチア，（細菌）毒素などを用いた兵器（表5）．
- 生物兵器は潜伏期間があるので，情報収集のうえ，迅速な対応が求められる．

表5 ● 生物兵器の種類，特徴，症状，対応

種類	病名	感染経路		潜伏期	ヒト・ヒト感染	症状
		自然流行	テロ行為			
細菌	炭疽病	動物から経皮経口空気感染	エアゾール，食物	1〜7日	なし	皮膚炭疽：瘙痒を伴う丘疹出現，破れて無痛性潰瘍になる．死亡率20％ 吸入炭疽（肺炭疽）：かぜ症状で発症．数日後，縦隔リンパ節の出血性壊死，肺水腫，呼吸困難，ショック．死亡率90〜100％ 腸炭疽：汚染された肉で感染．血性壊死．死亡率25〜75％
	ブルセラ症	皮膚の傷，水，動物から人へ	エアゾール，水，食物，昆虫	3〜21日，ときに数カ月	なし	➡ p.142 秘傳か：感染症参照
	コレラ	ハエ，排泄物，食物など	エアゾール（?），水，食物	1〜5日	低い（便を介すると高率）	➡ p.142 秘傳か：感染症参照
	ペスト	ノミ，ネズミ，空気感染	エアゾール，食物，昆虫	1〜10日	高率	リンパ節ペスト，敗血症ペスト，肺ペストに分類．生物テロでは肺ペスト．肺ペストは，発熱，頭痛，倦怠，血痰，咳．肺炎が2〜4日間で悪化しショック
	野兎病	ウサギからダニ，ハエ，食物へ	エアゾール，水，食物，昆虫	1〜10日	なし	粘膜・皮膚から感染．侵入した部位で潰瘍形成．悪寒，発熱，頭痛．肺炎，敗血症，髄膜炎など合併
	馬鼻疽	動物，排泄物，空気伝染	エアゾール，水，食物，媒介物	1〜5日	低い	皮膚・吸入感染．無症状から敗血症（死亡率90％）例まである
毒素	リシン	ヒマの実の摂取	エアゾール，水，食物	18〜24時間	なし	吸入4〜8時間後に，発熱，咳，呼吸困難，関節痛など出現．気道壊死，肺浮腫で死亡．経口摂取では激しい胃腸症状，ショックから死亡
	ボツリヌス	食物	エアゾール，食物	2時間〜14日	なし	➡ p.203 秘傳お：嘔吐・下痢・腹痛参照

診断	治療・予防	死亡率	ひとこと極意
胸部X線写真で縦隔の拡大	ペニシリン抗菌薬の早期投与が有効	処置あり5〜20%,無処置20〜100%	炭疽とは「炭のかさぶた」の意味．皮膚炭疽で黒い痂蓋（かさぶた）ができるため
		処置あり2%以下,無処置2〜5%	あらゆる臓器に感染を起こす．特異的な症状はない
		処置あり5〜30%,無処置10〜80%	便中にコレラ菌が排泄され，10日間は感染源となる
PCR法	発病から24時間以内にストレプトマイシン，テトラサイクリン，ゲンタマイシン，クロラムフェニコール	処置あり10%以下,無処置30〜90%	処置不十分ではほとんど致死．消毒には次亜塩素酸ナトリウム溶液が有効
リンパ節生検	ストレプトマイシン，クロラムフェニコール，ドキシサイクリン（予防投薬も可能）．予防接種	処置あり1%以下,無処置5〜8%	結核・ペストに類似．加熱，次亜塩素酸ナトリウムで不活化．塩素殺菌で，飲用可能
胸部X線で，粟粒病変，多発性膿瘍，硬化像，空洞形成．肺結核に類似	スルファメトキサゾール・トリメトプリム（SMX/TMP）．予防投薬も可能	10〜90%	次亜塩素酸ナトリウムで不活化
毒素測定	呼吸管理，肺水腫の治療．胃洗浄	最低致死量は0.03 mg/kg	ヒマシ油の生成過程で生じる毒素
		60〜70%	最も強い毒力

＜次ページに続く＞

<表5の続き>

種類	病名	感染経路 自然流行	感染経路 テロ行為	潜伏期	ヒト・ヒト感染	症状
ウィルス	天然痘	接触，媒介物，空気感染など	エアゾール，水，媒介物	6〜22日	非常に高い	前駆期：高熱，頭痛，四肢痛，腰痛 発疹期：全身に紅斑→丘疹→水疱→膿疱→結痂→落屑と規則正しく移行（水痘と違う） 回復期：再び高熱となり，結痂するまで続く．痂皮形成後に解熱
ウィルス	日本脳炎	蚊，鳥類，ブタから人へ	エアゾール，昆虫	7〜21日	なし	髄膜脳炎型．高熱，けいれん，意識障害，麻痺
ウィルス	ベネズエラ馬脳炎	蚊，鳥類から人へ	エアゾール，昆虫	1〜2日	低い	高熱，悪寒，頭痛，筋肉痛が1〜3日続く．1〜2週間で回復．エアゾールの場合は嗅神経経由で感染し，小児4％，成人1％で脳炎を起こす
ウィルス	黄熱病	蚊	エアゾール，昆虫	5〜10日	なし	頭痛，眩暈，高熱，Faget徴候（高熱でも50回前後/分の徐脈）．3徴候は，黄疸，出血（鼻出血，歯肉出血，下血），蛋白尿
リケッチア	発疹チフス	ノミ，シラミから人へ 空気感染	エアゾール，水，媒介物，昆虫	5〜15日	なし	高熱，頭痛，悪寒，脱力感，嘔吐，四肢痛．発疹は発熱後2〜5病日で出現，数日後に暗紫色の点状出血斑となる．重症例の10〜40％で神経症状（興奮，幻覚，意識障害）
リケッチア	ロッキー山紅斑熱	ダニ	エアゾール，昆虫による	2〜14日	なし	潜伏期間が短いほど重度．頭痛，悪寒，筋肉痛，高熱持続（15〜20日間）．発熱1〜6日目に，点状出血が融合し潰瘍化．脳炎を合併
リケッチア	エボラ出血熱	ダニ	エアゾール	4〜21日	中等度	➡ p.142 秘傳か：感染症参照
リケッチア	Q熱	動物，ダニから空気感染	エアゾール，水	14〜26日	稀	➡ p.142 秘傳か：感染症参照

（文献5を参考に作製）

診　断	治療・予防	死亡率	ひとこと極意
ウイルス分離，抗原検出．PCR法	対症療法	免疫あり6〜10％ 無免疫25〜40％	大量吸入では免疫も無効．痂皮が脱落するまでは隔離が必要
ウイルス抗体価，脳からウイルス分離，PCR法	対症療法，けいれん，脳浮腫対策．予防接種	35〜60％	子どもや老人が罹患しやすい
ウイルス分離	対症療法．解熱鎮痛薬，抗てんかん薬	1％以下．脳炎発症例では，小児35％，成人10％	インフルエンザ類似症状
ウイルス分離．PCR法	対症療法．予防接種	30〜40％	野口英世が研究を始めるが，感染し死亡．南アフリカのマックス・タイラーが予防接種を開発
病原体分離，PCR法，Weil-Felix反応	テトラサイクリン系抗菌薬，クロラムフェニコール	処置あり5％以下，無処置10〜40％	リケッチアは，室温で2週間以上，ときに300日間も感染力を有する
病原体分離．PCR法		処置あり1％以下，無処置10〜90％	最も強烈なものの1つ
		50〜90％	最初の報告は，1976年6月スーダンのエボラ川付近で，感染者284人，死者151人
		処置あり1％以下，無処置1〜4％	海外では予防接種が開発されている

第2章　て　天災・テロリズム

小児救急秘伝の書　123

h. 化学兵器

- 化学物質は6種類に分類される（**表6**）．
- テロ行為から患者発生までの時間が短い．

表6 化学兵器の種類，特徴，症状，対応

種類		名称	常温(20℃)での状態	臭い	作用の速さ	持続時間
神経剤	G剤	タブン	無色液体．揮発性高い	わずかに果物臭	きわめて迅速	持続
		サリン		無臭		一過性
		ソマン		無臭		
	V剤	VX	琥珀色液体	無臭	きわめて迅速	持続
びらん剤		マスタード（イペリット）	無色液体	無臭	数時間〜数日間，比較的緩慢	持続
		ルイサイト			刺激は敏速，効果は緩除	
窒素剤		ホスゲン	無色気体	リンゴ腐臭	24時間	一過性
		塩素	緑黄色気体	さらし粉臭		
シアン化物（血液剤）		青酸（シアン化水素）	無色液体	苦いアーモンド臭	きわめて迅速	一過性
		塩化シアン				
無(能)力化剤		3-キヌクリジニルベンジラート	無色固体	無臭	きわめて迅速	数時間〜数日
		リゼルグ酸ジエチルアミド（LSD）	無色固体	無臭		
催涙剤		カプサイシン（トウガラシエキス）	黄褐色固体	コショウ様刺激臭	迅速	数分〜十数分

（文献5，6を参考に作製）

症　状	対　応	ひとこと極意
アセチルコリンエステラーゼと結合．縮瞳，神経麻痺，呼吸麻痺，致死	PAM（プラリドキシム：アセチルコリンエステラーゼの活性），アトロピン，抗てんかん薬	有機リン化合物（→ p.93 秘傳ふ：不慮の事故も参照）．Gは第2次世界大戦時ドイツの化学兵器（German gas），Vは毒（Venom）の頭文字
無痛のため，曝露に気づきにくい．肺水腫，気道粘膜壊死．骨髄幹細胞障害	防毒マスク（ゴムを透過するので防護服は注意）	抗がん剤ナイトロジェンマスタードも同種
目・皮膚の疼痛．失明の危険．皮膚に0.5 mL付着でショック，2 mL付着で致死	BAL（ジメルカプロール）	ヒ素の一種
水と反応して塩酸を生成．粘膜・皮膚の刺激．肺水腫から致死	肺水腫の対応（呼吸管理）．目の洗浄，肺炎など感染症への予防措置，抗てんかん薬	低濃度でも3日程度の経過観察が必要
		家庭用漂白剤・除菌剤としても利用
低濃度では息苦しさ，悪心，頭痛など非特異的症状．呼吸器粘膜障害．青酸は致死量吸入で15分以内に死亡	亜硝酸アミル吸入，補助呼吸チオ硫酸ナトリウム（リリー社製シアン化物キット）使用	チトクロームオキシダーゼと結合し，酸素利用を阻害
副交感神経遮断薬．抗コリン作動性物質．瞳孔散大，幻覚	副交感神経興奮薬（コリン作動薬）	ベトナム戦争で使用された
中枢神経覚醒剤．幻覚	フェノチアジン系抗精神病薬．抗不安薬	フラッシュバックを起こす
流涙，くしゃみ，嘔吐	ゴーグル，防毒マスク	護身用スプレーとしても使われる

i. テロ災害に対する医療機関としての対応

- 汚染エリアと非汚染エリアの区別を明確にし（場所，医療スタッフ），汚染エリアの隔離を確実に行う．
- 原因物質などの情報の収集，施設内の情報伝達，治療方針の決定を平時から決めておく．
- 保健所・衛生局・衛生研究所・行政・警察などとの連携．

> **いっぷく**
>
> **除染と除染車**
>
> 　除染は放射能物質，有害物質からの汚染を解除・予防する行為．除染車は陸上自衛隊化学科および航空自衛隊に配備される．ハードルーフを装着した73式大型トラックに2500Lの水槽，除染剤，散布ノズル，加温装置を搭載．阪神大震災（防疫消毒作業），地下鉄サリン事件，東北関東大震災で出動した．
>
> **防毒マスク**
>
> 　防毒マスクの最初の考案者は，15世紀のレオナルド・ダ・ヴィンチとされています．

＜文献＞
1）大井雅彦：START式トリアージ．
 http://ops.umin.ac.jp/ops/tech/ops16toriage/ooi.html
2）白幡　聡：播種性血管内凝固．「小児救急アトラス」（内山聖　安次嶺馨 編），西村書店，pp.244-246，2009
3）西成活裕：「渋滞学」，新潮社，2006
4）原子力安全委員会：『原子力施設等の防災対策について』の一部改訂について，別紙付属資料12「周辺住民等に対する安定ヨウ素剤予防服用にかかわる防護対策について」，pp.104-105，平成22年8月
 http://www.nsc.go.Jp/info/20100823.pdf
5）横浜市衛生研究所ホームページ
 http://www.city.yokohama.jp/me/kenkou/eiken/idsc/hazard/bcw1.html
6）http://maneuver.s16.xrea.com/weapon/bcweapon.html

第3章
疾患各論

秘傳 あ	アナフィラキシー	128
秘傳 き	気管支喘息	131
秘傳 え	MCLS（川崎病）	134
秘傳 い	インフルエンザ・新型インフルエンザ	136
秘傳 ま	麻　疹	140
秘傳 か	感染症	142
秘傳 ね	熱性けいれん	158
秘傳 す	髄膜炎	161
秘傳 の	脳炎・脳症	166
秘傳 め	眼の疾患	175
秘傳 み	耳・鼻の疾患	181
秘傳 く	クループ	187
秘傳 こ	喉頭蓋炎	188
秘傳 は	肺　炎	190
秘傳 さ	細気管支炎	198
秘傳 し	循環器疾患	199
秘傳 お	嘔吐・下痢・腹痛	203
秘傳 ち	腸重積症	209
秘傳 に	尿路系疾患	211
秘傳 ほ	発　疹	216
秘傳 せ	整形外科疾患	222
秘傳 へ	ベビー〜新生児に特有の疾患〜	227
秘傳 よ	夜の疾患	234
秘傳 う	運動誘発性疾患	239

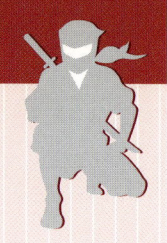

アナフィラキシー

第3章 疾患各論　1. アレルギー・免疫疾患

1 原因

- 主な原因を**表1**に示す．

表1 ● アナフィラキシーの原因

薬物	抗菌薬（ペニシリンが最多），アスピリン，NSAIDs，造影剤，筋弛緩剤，血液製剤，局所麻酔薬など
自然毒	ハチ，アリ，ヘビ毒など
食物	鶏卵，牛乳，小麦，ソバ，甲殻類（エビ，カニ），魚介類，ピーナッツなど
物理的刺激	運動（単独または特定の食物摂種と関連），寒冷，日光など
ラテックス	手袋，医療材料，歯科関連器材，風船，接着剤など

> **極意** ラテックスアレルギーはフルーツにも注意
>
> ラテックスアレルギーの児はフルーツ（特にバナナ，キウィ，アボガド）にもアナフィラキシーを起こしやすい．

2 症状

- アナフィラキシーでは以下のような症状がみられる（**表2**）．

表2 ● アナフィラキシーの症状

皮膚症状	紅潮，瘙痒感，蕁麻疹，血管浮腫
呼吸器症状	喉頭浮腫，喘息による気道閉塞症状
循環器症状	失神，眩暈，胸痛，不整脈，低血圧，ショック
消化器症状	腹痛，嘔吐，下痢
神経症状	活動性変化，不安，頭痛，死の恐怖感，意識障害

3 診　断

- 緊急を要することが多いので，治療を同時進行しながら，問診，症状から原因を探る．
- 食物，薬物，ハチ毒，ラテックスの頻度が高い．
- 全身状態（呼吸・循環）・重症度の把握のためにバイタルサイン，血液検査（血算，生化学，凝固検査，血液ガス）を施行．
- 特異的IgE抗体，プリックテストで原因を検索．

4 治　療

1）アドレナリンの投与

① 10倍希釈アドレナリン

- アドレナリン（ボスミン® 1 mg/1 mL）1 mL＋生理食塩液 9 mLで10倍に調製し，筋肉注射．
- 1回1 mL/kg（0.01 mg/kg）（最大0.3 mg）
- 大腿外側広筋中央1/3（または露出のしやすさから上腕三角筋部）に注射
- 注射後10〜15分して改善が認められないときは追加投与可能

② エピペン

- アドレナリン自己注射（エピペン®注射液0.3 mg，0.15 mg）が承認されている（2003年にハチ毒に対して承認，2005年3月食物や薬品によるアナフィラキシーにも適応．所定の講習を受け，登録した医師のみ処方可能）．（➡ p.258 秘傳を：をわりに参照）

2）呼吸器症状に対する処置

- 喘鳴があれば，気管支喘息に準じた吸入療法（➡ p.131 秘傳き：気管支喘息参照）．
- 低酸素状態の疑いがあれば，高濃度酸素投与．必要に応じて気道確保．
- 嗄声，舌浮腫，咽頭・喉頭浮腫，気管支攣縮，ショックが疑われる場合は，気管挿管を考慮する．

3）重症化，遷延化，遅発遅延反応予防

- 水溶性プレドニン（ソル・メドロール®）1回1〜2 mg/kgを6時間ごと
- またはヒドロコルチゾン1回5〜7 mg/kgを4時間ごと

4）原因物質の除去

- 抗菌薬など経静脈的に投与された場合は直ちに中止し，輸液ルートを新しくする．
- 貼付薬の場合はすぐにはがす（禁忌薬剤などを記載した Medic Alert 型のブレスレット，ペンダントを身につけていないか確認）．
- 食物や経口的に摂取された場合は，胃洗浄も考慮．
- 虫刺症では虫体を刺入部位から直ちに除去する（ハチによっては毒液囊をつけた針を残すことがあり，除去する際に毒液を搾り出さないように注意）．
- 予防接種施行の場合も，アナフィラキシー発生に備えておく．

5 入院適応

- 呼吸器・循環器・消化器・神経症状があれば入院．

第3章 疾患各論　1. アレルギー・免疫疾患

秘傳 き　気管支喘息

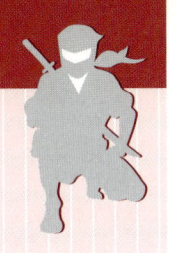

原因：気管支平滑筋の収縮，気道粘液浮腫，気道分泌物増加による気道狭窄．アレルゲン，ウイルス感染，大気汚染，運動，気象，ストレスなどが誘引となる

症状：
- 年長児では呼気性喘鳴を伴う呼吸困難
- 乳児では重度の咳，機嫌が悪い，嘔吐，泣き叫ぶ，眠れないなどが重症発作症状として重要

診断：
- 小・中・大発作と呼吸不全の4段階に分類される（**表1**）
- 呼吸状態は喘鳴の程度，陥没呼吸・起座呼吸・チアノーゼの有無，呼吸数などで判断する
- 生活状態すなわち，動作，会話，食欲，睡眠の程度も参考になる

急性発作の重症度と治療：表1，2を参照
入院適応：中発作以上は入院

表1 ● 喘息重症度分類と治療

	症　状	SpO₂（学童以上）	治　療
小発作	軽い喘鳴 軽い陥没呼吸伴うことあり	96%以上	β_2刺激薬の吸入
中発作	明らかな喘鳴・呼気延長と陥没呼吸．呼吸困難	92〜95%	β_2刺激薬の吸入反復 アミノフィリンの静注または点滴静注* ステロイド静注
大発作	著明な喘鳴，呼吸困難 起座呼吸 ときにチアノーゼ	91%以下	酸素吸入下でβ_2刺激薬の吸入 アミノフィリンの点滴静注・輸液 アシドーシスの補正 ステロイド静注 イソプロテレノール持続吸入考慮
呼吸不全	著明な呼吸困難，チアノーゼ，呼吸音減弱，尿便失禁，意識障害（興奮，意識低下，疼痛に対する反応の減弱）	91%以下（酸素投与下）	上記治療継続 ステロイド増量 イソプロテレノール持続吸入 気管挿管・人工呼吸考慮

＊2歳未満は大発作以上で，入院のうえで使用
（文献1，p.30–31を参考に作製）

表2 ● 年齢別喘息治療

	2歳未満	2〜5歳	6〜15歳
①酸素投与			
低酸素血症（SpO₂ 93%以下）があるときは酸素投与（マスク，経鼻，酸素テントなど）			
②吸入療法（β₂刺激薬の吸入）			
プロカテロール塩酸塩水和物（メプチン®）またはサルブタモール硫酸塩（ベネトリン®）	0.1〜0.3 mL（大発作以上で使用）	0.1〜0.3 mL	0.2〜0.4 mL
	通常クロモグリク酸ナトリウム（インタール® 1A）または生理食塩液2 mLと併用		
	30分毎2回吸入しても発作が改善しないとき，または中発作以上のときは，以下③〜⑥の療法を併用.		
③アミノフィリン静注（初期静注量）			
来院前のテオフィリン使用がない場合	4〜5 mg/kg		
来院前のテオフィリン使用がある場合	3〜4 mg/kg		
	200 mL ソリタ®-T1 または100 mL生理食塩液に希釈して1〜2時間で点滴する（ネオフィリン®は1A 10 mLで250 mg）		
④アミノフィリンの持続点滴			
来院前のテオフィリン使用がない場合	0.8 mg/kg/時		
来院前のテオフィリン使用がある場合	0.6 mg/kg/時		
	ネオフィリン®の副作用に注意：嘔吐，不機嫌，傾眠傾向．けいれんの既往のある児には禁忌		
⑤ステロイド静注（遅発効果を期待）			
ヒドロコルチゾンコハク酸エステルナトリウム（サクシゾン®）	5 mg/kg	5〜7 mg/kg	
	6〜8時間毎	6時間毎	
プレドニゾロンコハク酸エステルナトリウム（水溶性プレドニン）	0.5〜1 mg/kg	初回1〜1.5 mg/kg	
	6〜12時間毎	0.5 mg/kg 6時間毎	
メチルプレドニゾロンコハク酸エステルナトリウム（ソル・メドロール®）	0.5〜1 mg/kg	1〜1.5 mg/kg	
	6〜12時間毎	4〜6時間毎	
⑥イソプロテレノール持続吸入			
アスプール®（0.5%），またはプロタノール®L	蒸留水 500 mL にアスプール®（0.5%）2〜5 mL（またはプロタノール®L 10〜25 mL）を混入して，インスピロンネブライザーで酸素5〜10 L/分をフェイスマスク（酸素濃度50〜70%）または酸素テント内で持続吸入		

（文献1, p.23, 43を参考に作製）

> **極意 β刺激薬禁忌**
>
> ファロー四徴症，QT延長症候群はβ刺激薬禁忌

> **いっぷく　病態の変遷〜慢性炎症性疾患〜**
>
> 　気管支喘息の病態は，可塑性の気道の狭窄という理解から，気道の慢性炎症性疾患であると解明されてきました．治療も非発作時のコントローラーと発作時のレリーバーという概念が生まれています．気道炎症を評価する方法として，呼気中一酸化窒素（exhaled nitric oxide：eNO）が注目されています．喘息の診断，治療効果判定，再発予測に期待されています．

＜文献＞
1）「日本小児気管支喘息治療・管理ハンドブック2009」（日本小児アレルギー学会），pp.23, 30-31, 43, 協和企画, 2009

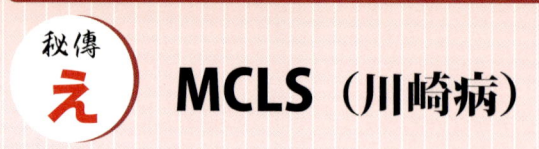

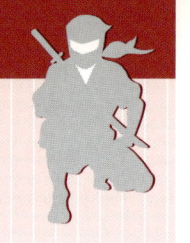

第3章 疾患各論　1. アレルギー・免疫疾患

秘傳 え

MCLS（川崎病）

疫学：5歳未満（約80％），特に2歳未満（約50％）での発症が多い．男児に多い

症状および診断基準：

- 以下6項目のうち5項目以上または4項目と心エコーで冠動脈瘤（拡大を含む）が確認されれば，川崎病と診断する
  ①5日以上続く発熱
  ②四肢末端の変化
  　急性期：手足の硬性浮腫，掌足または指趾先端の紅斑（図A）
  　回復期：指先からの膜様落屑
  ③不定形発疹（図B）
  ④両側眼球結膜の充血（図C）
  ⑤口唇，口腔所見：口唇の紅潮，苺舌，口腔咽頭粘膜のびまん性発赤
  ⑥急性期における非化膿性頸部リンパ節炎

治療：
　①血栓予防
- 疑ったらアスピリンを，1回10 mg/kg，1日3回（解熱後は1回10 mg/kg，1日1回）内服．
- 肝機能障害があるときは，フルルビプロフェン（フロベン®）1回1.3〜1.7 mg/kg，1日3回内服．

　②冠動脈瘤予防
- γ-グロブリン，1日2 g/kg，1日，または1日1 g/kg，2日点滴静注．

入院適応：診断（疑い例含む）されれば入院

予後：
- 急性期（発症4週間以内）の冠動脈瘤・冠動脈拡大は約15％
- 後遺症（冠動脈瘤，心筋梗塞，不整脈など）は約5％

A）四肢末端の変化：急性期　B）不定形発疹

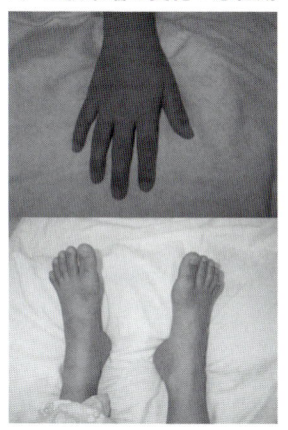

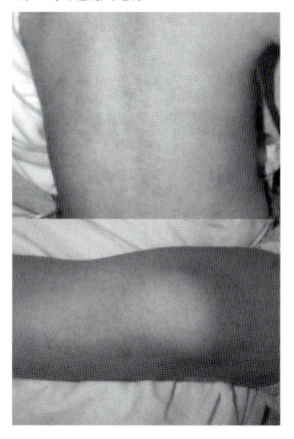

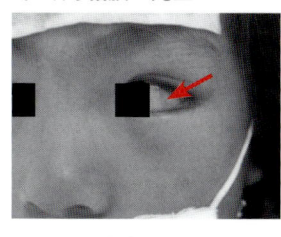

C）眼球結膜の充血　D）BCG部位の発赤

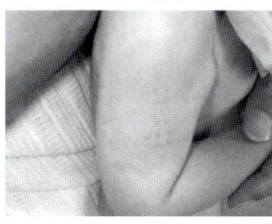

図　川崎病
A）手足の硬性浮腫，掌足・指趾先端の紅斑が認められる
B）不定形発疹が体幹，下肢に認められる
C）眼球結膜の充血が認められる
D）川崎病の子どもの約半数にBCG接種部位の発赤がみられる
（カラーアトラスp.16，17，❷-1，2参照）

極意　疑ったら，腕も診る

BCG部位の発赤も診断に役立つ（約50％，図D）．また，疑ったら心エコー検査を行う．家族の方には冠動脈瘤がなければ順調な経過をとることを伝える．最近は不全型が増えている．2000年以降急増している．

いっぷく　原因はいまだ不明

1967年川崎富作氏により新しい疾患概念として報告されました．疾患の本態は腫瘍壊死因子α（TNF-α）などが増加する高サイトカイン血症で，全身の血管炎（特に冠動脈）をはじめ多くの合併症をもつ特異な疾患です．原因はいまだ明らかとなっていません．

第3章 疾患各論　2. 感染症

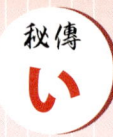

秘傳 い　インフルエンザ・新型インフルエンザ

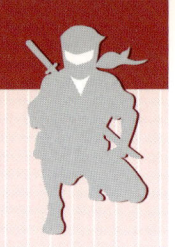

a. インフルエンザ

病態：
- A, B, Cの3つの型がある
- ウイルス表面に抗原HA (hemagglutinin：血球凝集素) と抗原NA (neuraminidase：ノイラミニダーゼ) がある
- HAの抗原性が変化（抗原変異）して，反復感染する

症状：
- 突然の高熱，咽頭痛，頭痛，関節痛，倦怠感など
- 熱性けいれん，熱せん妄の合併頻度が高い
- 発熱が持続するタイプ（A：H1N1），二峰性の発熱をしめすタイプ（A：H3N2），胃腸炎を伴うタイプ（B）が毎年流行している

診断：
- インフルエンザ迅速診断（鼻汁・咽頭）
- 臨床症状だけで診断するのは困難（流行状況などを考慮して診断する）
- 白血球の減少，CRP陰性も参考になる

治療：
- 対症療法（解熱鎮痛薬，鎮咳去痰薬，抗ヒスタミン薬など．➡ p.52 秘傳や：薬剤参照）．安静が第一
- 病初期のリン酸オセルタミビル（タミフル®），ザナミビル（リレンザ®）は発熱など主要症状を1〜1.5日短縮させる（耐性ウイルスが増加している．使用は極力控えたい．タミフル®は10歳代は原則使用禁止）

入院適応：高熱で脱水症状，熱性けいれん合併，脳炎・脳症が否定できないとき
合併症：急性脳炎・脳症（➡ p.166 秘傳の：脳炎・脳症参照）

極意　解熱薬に注意

インフルエンザワクチンは，重症化・死亡の予防には効果がある．二峰性の発熱があるので，いったん解熱しても再度発熱の可能性があることを伝える．解熱薬はアセトアミノフェンのみ．

b. 新型インフルエンザ

1 新型インフルエンザ感染時の対応（基礎疾患のない場合）

- 新型インフルエンザに感染した疑いのある患者は図に示す流れで受診するよう推奨されている．

2 治　療

- １〜５歳の患児，基礎疾患のある児は年齢に関係なく全例抗インフルエンザ薬投与を推奨（早期の抗ウイルス薬投与が，重症化・死亡の防止，入院の減少，入院日数短縮になる．以上日本小児科学会の見解）．
- １歳未満児（新生児も含む）へのリン酸オセルタミビル（タミフル®）投与（１回２ mg/kg，１日２回，５日間投与）を推奨（WHO，日本小児科学会は親の承諾があれば推奨）．
- ザナミビル（リレンザ®）は１回２ブリスター（10 mg），１日２回（５歳以上適応，吸入可能年齢），５日間．
- ラニナミビル（イナビル®）吸入粉末剤20 mgは１回１吸入（10歳以上40 mg，10歳未満20 mg）のみで有効．
- ペラミビル（ラピアクタ®）は15歳以上が対象．１回（300 mg）点滴注射で効果あり（最大600 mgまで）．
- 解熱後２日以上自宅安静．

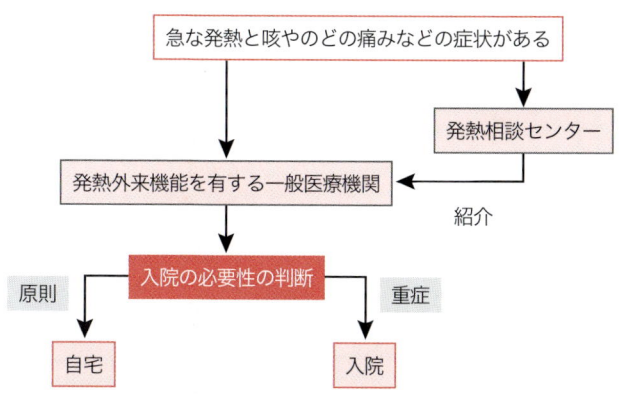

図 ● 発熱患者の受診の流れ
（文献１を参考に作製）

3 新型インフルエンザワクチン優先者（小児関係）

- 1歳～就学前，1歳未満児の両親，（小学校低学年）．
- 肺炎球菌ワクチン（1回接種で5年有効）併用で肺炎の死亡率が低下する．

4 予防投与

- 母体が分娩後から産院退院までに新型インフルエンザを発症した場合，母子分離し，原則母乳栄養（搾母乳）を行う（母子接触は母体のインフルエンザ発症後7日以降に行う）．
- 新生児へのタミフル® の予防投与を推奨（1回2 mg/kg，1日1回，10日間投与）．
- タミフル® カプセルは13歳以上で認可（37.5 kg以上の7～12歳への投与が承認された）．
- タミフル® ドライシロップは1～12歳への予防投与が承認された．

5 重症肺炎・ARDS

- 新型インフルエンザウイルスは重症肺炎を発症することがある．
- 急性肺損傷（ALI）/急性呼吸窮迫症候群（ARDS）の診断基準
  - ①急性発症の呼吸障害
  - ②高度な酸素化障害
    - PaO_2/FiO_2 ≦ 300 Torr → ALI
    - ≦ 200 Torr → ARDS
  - ③胸部X線写真上　両側びまん性陰影（肺水腫）
  - ④左心不全を除外
- ALI/ARDSと診断した場合は，3次医療機関（小児集中治療専門病院）への転送を考慮（詳細は文献2参照）．

6 入院適応

- 重症肺炎，ARDS，多臓器不全，二次感染症肺炎，発熱で脱水症状，熱性けいれん合併，脳炎・脳症が否定できないとき．

極意

インフルエンザA型（H1N1）2009終息．次の候補は？

　WHOは2010年8月インフルエンザA型（H1N1）2009インフルエンザの終息を宣言した．2009年6月以来，1年2カ月ぶり．今後数年間は警戒が必要と指摘している．

　インフルエンザウイルス表面の抗原HA（血球凝集素）は9種類，抗原NA（ノイラミニダーゼ）は16種類ある．理論上は$9 \times 16 = 144$種類のタイプが感染可能だが，人類の歴史上大流行を起こしているのは，H1N1〔スペインカゼ，ソ連型，インフルエンザA型（H1N1）2009〕，H3N2（香港型），H2N2（アジアカゼ）の3種類のみ（抗原循環説と呼ばれる）．次の新型インフルエンザの候補はH2N2と考えられている．

インフルエンザA型（H1N1）2009の特徴

　インフルエンザA型（H1N1）2009（新型インフルエンザ）の特徴，特に季節性インフルエンザとの違いは①スペイン風邪免疫が有効，②発熱の数日前から咽頭痛や咳嗽などの前駆症状がある，③感染力は強いが，致死率は低い（日本では患者100,000人あたり1人未満），④重症例の40％が健康小児と健康成人（特に妊娠女性），⑤肺での増殖が強く，重症肺炎・ARDSを発症しやすい，⑥死亡原因の3分の2はARDSと多臓器不全，3分の1は細菌による二次感染，⑦原因菌は肺炎球菌，黄色ブドウ球菌に加え，A群溶連菌などこれまで原因菌として少ない細菌が含まれる，⑧迅速診断の感度が季節性インフルエンザに比べて低いなどである．

　インフルエンザは8つの遺伝子で構成されている．今回の豚インフルエンザ遺伝子は，スペインかぜ由来3本，北米由来2本，香港2本，豚1本からなっている．

＜文献＞
1）厚生労働省：医療の確保，検疫，学校，保育施設等の臨時休業の要請等に関する運用指針（改訂版）
　http://www.mhlw.go.jp/kinkyu/kenkou/influenza/2009/06/0619-01.html
2）植田育也　ほか：小児インフルエンザ重症肺炎・ARDSの診療戦略．日児誌，113（10）：1501-1508，2009

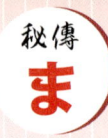

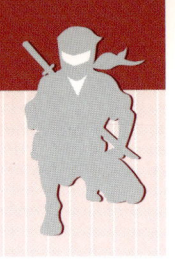

麻疹

症状：
① 前駆期：上気道炎症状（38～39℃の高熱，咳嗽，鼻汁，全身倦怠感，不機嫌），結膜炎症状（眼球結膜充血，眼脂）
② 発疹期：発熱3日目頃口腔粘膜にコプリック斑出現し解熱傾向（図A）．12～24時間後再発熱（40℃前後）．高熱と前後して全身に発疹が出現（図B, C）．発疹は融合傾向
③ 回復期：発疹は4～5日で解熱傾向と平行して色素沈着し，落屑する

診断：症状，流行状況，麻疹ウイルスIgM抗体

治療：
- 対症療法（解熱鎮痛薬，鎮咳去痰薬，抗ヒスタミン薬など ➡ p.52 秘傳や：薬剤参照）
- 細菌性中耳炎・肺炎の合併例では抗菌薬投与（➡ p.52 秘傳や：薬剤参照）重症例ではγ-グロブリン・ビタミンA補充療法

入院適応：重度脱水，肺炎の合併，脳炎（の疑い），重症麻疹

極意

コプリック斑は探さないと見つからない

麻疹を疑ったらコプリック斑を探す．発赤した頬粘膜に小さな白いつぶつぶがみられる．鵞口瘡やミルクかすと間違わないように．1歳を過ぎたら早めにワクチン接種を勧める．

麻疹ウイルス遺伝子検査も必要

麻疹ウイルスIgM抗体は，伝染性紅斑，突発性発疹，デング熱，エンテロウイルス感染症でも擬陽性に出る．麻疹ウイルスIgM抗体価が8.0以下の場合は，麻疹は否定的．8.0以上の場合は，可能な限り麻疹ウイルス遺伝子検査（保険適応外．保健所に相談すれば，無料で実施可能）を行うよう課長通告が出された（厚生労働省2010年11月）．

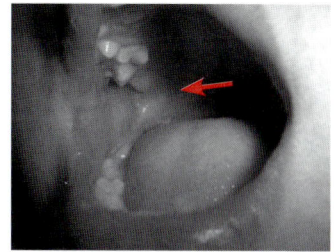

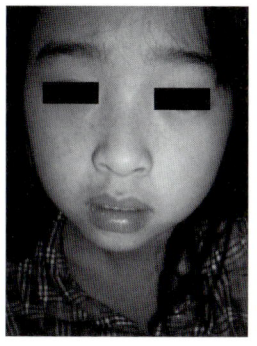

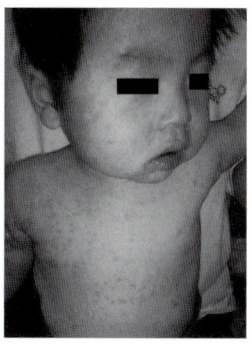

図● 麻疹

A）頬粘膜に約1mm径の白色小斑点（コプリック斑）を認める
B）発熱4日目．紅色扁平の発疹が耳介後部・頸部・前胸部・顔面の順に出現する
C）発熱5日目．斑状丘疹が全身に広がる．一部融合傾向が認められる
（カラーアトラスp.17, ❸参照）

合併症：

- 麻疹ウイルスによる合併症：①クループ，②肺炎（間質性），③重症型〔内攻（急性心肺不全）〕，重症出血性麻疹（black measles），④脳炎（➡ p.166 秘傳の：脳炎・脳症参照），⑤亜急性硬化性全脳炎（SSPE）
- 二次感染症による合併症：①細菌性（肺炎，中耳炎，結膜炎，頸部リンパ節炎など），②カンジダ症（鵞口瘡，陰部・殿部）

予防および軽症化： 接触後3日以内にγ-グロブリン1回，15〜50 mg/kg筋注，または接触後直ちに麻疹ワクチンを接種

☕いっぷく　麻疹輸出国

2000年に麻疹排除を宣言した米国やカナダに日本人が麻疹を持ち込み，「麻疹輸出国」と指摘されました．'07年には各地の大学で麻疹の流行が確認されました．'06年4月から麻疹風疹混合ワクチンとして1歳と小学校入学前年の2回接種に改定になりました．'08年4月から5年間中学1年生と高校3年生に期間限定で予防接種の対象が拡大されましたが，接種率は5割程度にとどまっています．厚労省は'07年8月「麻疹排除計画」を策定．'12年までに「はしかをなくす」（麻疹患者の発生を100万人1人未満にする）目標を掲げています．'08年1月から麻疹患者の発生は，すべての医療機関が最寄りの保健所に届け出ることが義務づけられました（➡ p.258 秘傳を：をわりに参照）．'08年11,015人，'09年741人，'10年457人の届出がありました．

第3章 疾患各論　2. 感染症

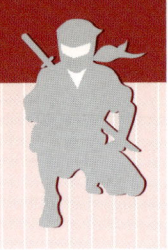

秘傳 か　感染症

- ウイルス感染症 ……………… 142
- 細菌感染症 …………………… 148
- その他の感染症 ……………… 151
- ペット感染症 ………………… 152
- 海外渡航者感染症 …………… 154

a. ウイルス感染症

- ウイルス感染症は，水疱性発疹疾患（表1），非水疱性発疹疾患（表2），非発疹疾患（表3）に分けるとわかりやすい．
- ヒトヘルペスウイルス（単純ヘルペスウイルス，水痘・帯状疱疹ウイルス，突発性発疹（HHV-6, 7），EBウイルス，サイトメガロウイルス）は，①不顕性感染（臨床症状が出ない）がある，②潜伏感染する（再活性化される）という共通の特徴をもっている．

極意　水疱は部位に注意

口腔内に水疱を見たら，手足・全身も確認．手足にあれば手足口病，全身にあれば水痘，口腔内のみならヘルパンギーナ，口唇周囲にもあれば（再発性）単純ヘルペス．水疱の形態，色だけでは鑑別困難．帯状疱疹は小児でも稀でない．エコーウイルス71では無菌性髄膜炎，小脳失調，脳炎など注意．

いっぷく　分類が変わりました

血清型に基づく従来の分類から，分子系統解析による分類に変わりました．手足口病やヘルパンギーナの原因となるウイルスの多く（コクサッキーウイルスA，エンテロウイルスなど）はヒトエンテロウイルスA（human enterovirus-A：HEV-A）に属します．

表1 ● 水疱性発疹疾患

疾　患	症　状	診　断	治　療	ひとこと極意
単純ヘルペスウイルス（図1, 2）	1型　初感染でヘルペス歯肉口内炎（持続する高熱，歯肉の発赤腫脹，口腔内・口唇周囲の水疱）と性器ヘルペス（重症）．合併症：脳炎（→ p.166 秘伝の：脳炎・脳症参照），カポジ水痘様発疹症．（→ p.216 秘伝ほ：発疹参照）三叉神経節に潜伏感染 2型　陰部の水疱，膣炎，尿道炎，発熱，リンパ節腫脹．合併症：無菌性髄膜炎（→ p.161 秘伝す：髄膜炎参照）．腰・仙髄神経節に潜伏	ウイルス抗体価ウイルス分離ウイルスDNA	アシクロビル内服（アストリック®）1回10～20 mg/kg，1日3～4回）．重症例ではアシクロビル注射1回5 mg/kg×1日3回（8時間ごと）	90％以上の小児は，不顕性感染（無症状）で終わる
水痘（図3, 4）	全身（粘膜面）に小水疱（丘疹→水疱→膿疱→結痂が数日内に出現）発熱は個人差あり．合併症：急性小脳失調症	症状，流行状況	発疹にはフェノール・亜鉛華リニメント（カチリ）塗布．重症例には，アシクロビル内服（アストリック®）1回20 mg/kg，1日4回，5日間	帯状疱疹は，水痘を発症したのち，知覚神経節に潜伏した水痘・帯状疱疹ウイルスの再活性化で起こる（図4）
手足口病（図5）	水疱と丘疹が手掌，足底，殿部などに出現．長い水疱が特徴（米粒様）口腔内は舌，頬粘膜，軟口蓋，歯肉に出現．発熱は個人差あり．合併症：心筋炎（→ p.199 秘伝し：循環器疾患参照）	流行状況，エンテロウイルス（コクサッキーウイルスA16，エコーウイルス71など）分離	対症療法（解熱鎮痛薬，口腔内にはアフタッチ®，ヘルペス液など）	エンテロウイルス71は無菌性髄膜炎，急性脳炎を合併する
ヘルパンギーナ（図6）	水疱が口腔内（特に軟口蓋周囲）に出現．発熱が3日程度持続．通常胃腸症状を伴う．合併症：無菌性髄膜炎（→ p.161 秘伝す：髄膜炎参照），心筋炎（→ p.199 秘伝し：循環器疾患参照）	流行状況，エンテロウイルス（コクサッキーウイルスA，Bなど）分離．病初期は水疱が著明でなく，溶連菌感染症と鑑別困難．	水分を主体に刺激にならない食事を摂取する	6～7月が流行のピーク．西日本から東日本へと流行が推移する．大半は4歳以下で，1歳代がもっとも多い

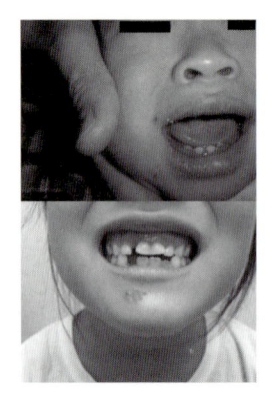

図1　ヘルペス歯肉口内炎
ヘルペスウイルスの初感染．歯肉の発赤腫脹，口腔内・口周囲の水疱が認められる
（カラーアトラスp.18，❹参照）

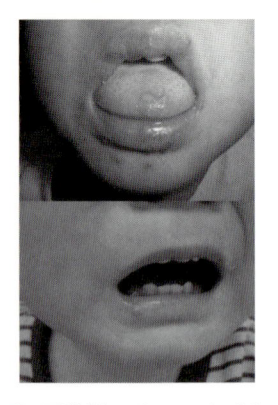

図2　再発性ヘルペスウイルス感染症
舌・口唇・口周囲の水疱
（カラーアトラスp.18，❺参照）

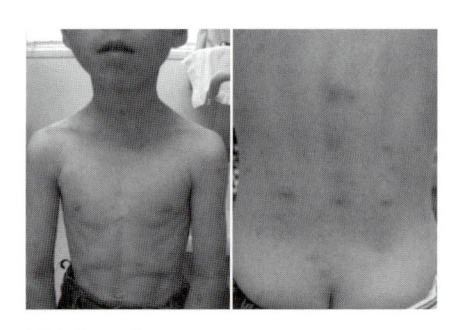

図3　水痘
丘疹・水疱・膿疱が全身に認められる
（カラーアトラスp.18，❻参照）

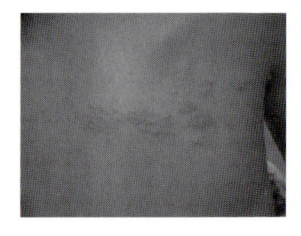

図4　帯状疱疹
神経にそって丘疹・水疱が認められる
（カラーアトラスp.18，❼参照）

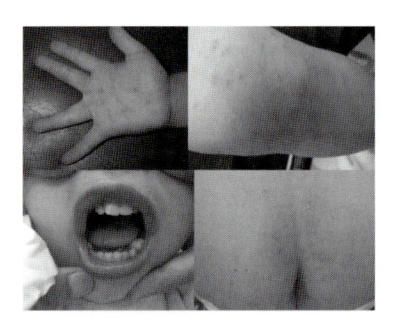

図5　手足口病
水疱・丘疹が手掌，下肢，臀部，舌に認められる．米粒様水疱が特徴（手掌参照）
（カラーアトラスp.19，❽参照）

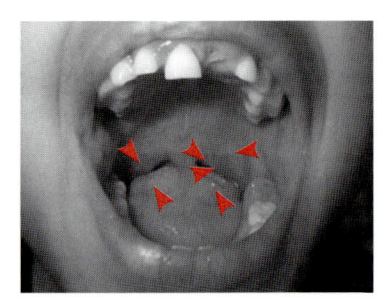

図6　ヘルパンギーナ
軟口蓋・舌に水疱が認められる（▶）
（カラーアトラスp.19，❾参照）

表2 ● 非水疱性発疹疾患

疾患	症状	診断	治療	ひとこと極意
突発性発疹	39〜40℃の高熱が3日間続き，解熱の前後に発疹が胸腹部から全身に広がる．全身状態は良く，下痢を伴い，大泉門が膨隆．合併症：急性脳炎・脳症（➡ p.166 秘傳の：脳炎・脳症参照）．HHV-7でも類似の症状を起こす（発熱は約2日間）	臨床症状，ヒトヘルペスウイルス-6（HHV-6），HHV-7分離，遺伝子診断	対症療法（解熱鎮痛薬）．抗菌薬投与は薬疹との鑑別を困難にする	髄液中に持続感染し，熱性けいれんを反復する
麻疹	➡ p.140 秘傳ま：麻疹参照			
風疹	紅色小発疹（顔面，耳後部，頸部，躯幹，四肢の順に出現し，3日前後でこの順に消失），頸部リンパ節腫脹（発疹出現数日前から腫脹し，3〜6日で消失），発熱3日間（発疹前後，40〜60％は無熱）．合併症：脳炎（4,000〜6,000例に1例，➡ p.166 秘傳の：脳炎・脳症参照），血小板減少性紫斑病（3,000例に1例．➡ p.216 秘傳ほ：発疹参照）．関節炎（成人女性に多い），妊婦の感染に注意	症状，風疹抗体価8未満（陰性），流行状況	対症療法（解熱鎮痛薬）	妊娠初期の風疹感染が原因で自然流産したり，人工妊娠中絶したケースが1968〜2002年の35年間で38,000件あったと推計されている
伝染性紅斑（リンゴ病）（図7）	両頰の淡紅色斑丘疹，3〜4日で融合．四肢近位部（時に体幹）の紅斑．紅斑出現5〜7日前に38℃前後の発熱，頭痛，関節痛が出現するが，通常気づかれない．合併症：関節痛，関節炎，一過性出血斑，胎児水腫	症状流行状況ヒトパルボウイルスB19 IgM抗体価（妊婦以外は保険適応外）基準値0.80未満（陰性）	対症療法（解熱鎮痛薬）	関節リウマチに進展する例もある．思春期の女性ではSLEと要鑑別．発疹は消失後も，日光などの皮膚刺激で再出現
EBウイルス（図8）	伝染性単核球症（IM）：持続する高熱，扁桃発赤・膿，頸部リンパ節腫脹，肝機能障害，発疹反復性耳下腺炎，ウイルス感染を契機とした血球貪食症候群（VAHS．後述），悪性リンパ腫，慢性疲労症候群などさまざまな病像を呈する	ウイルス抗体価〔VCAIgM 0.5未満（陰性），EBNA 10未満（陰性）〕EBNA陰性でかつVCAIgM陽性で初感染の診断	対症療法（解熱鎮痛薬）VAHSでは抗ウイルス薬，ステロイド薬，VP-16など	発熱持続，リンパ節腫脹，発疹，肝機能障害例では要鑑別
サイトメガロウイルス（CMV）	周産期CMV感染症：産道または母乳から感染	ウイルス抗体価IgM基準値0.80未満（陰性）	無治療．通常1年以内に肝機能正常化	通常は無症状．乳幼児期に不顕性感染（無症状）を起こす
	後天性CMV感染症：大半は不顕性感染．ときに伝染性単核球症様症状		対症療法（解熱鎮痛薬）	原因不明の肝機能障害をみたら，特に乳児ではCMVをチェック

表3 非発疹疾患

疾患	症状	診断	治療	ひとこと極意
流行性耳下腺炎（ムンプス）	4つの唾液腺の腫脹，疼痛．発熱は個人差あり． 合併症：髄膜炎（数千人に1人，3〜5日後から発症，→ p.161 秘傳す：髄膜炎参照），難聴（片側性），睾丸炎（思春期以降，不妊は稀）	唾液腺の腫脹，流行状況	対症療法（解熱鎮痛薬，湿布薬）	頬粘膜唾液腺開口部の発赤も診断に重要（特にリンパ節腫張と鑑別困難時）
アデノウイルス	咽頭炎ときにインフルエンザ様症状		対症療法（解熱鎮痛薬）	細菌感染症に似ている．ウイルス感染だが，白血球・CRPが上昇するため細菌感染と誤診することあり（→ p.42 秘傳れ：例外参照）
	咽頭結膜熱（プール熱）：主に3型により高熱，扁桃腺腫脹，眼球結膜充血（→ p.175 秘傳め：眼の疾患参照）	迅速診断		
	扁桃腺炎：高熱，扁桃腺腫脹・白苔（→ p.39 秘傳る：類似疾患参照）（図9）	迅速診断，年長児では溶連菌，EBウイルス感染症と鑑別困難		
	呼吸器疾患（気管支炎，肺炎，クループなど）：3, 7, 21型は重症	迅速診断 胸部X線 血液検査	重症例ではγ-グロブリン，ステロイド静注	
	流行性角結膜炎（流角）：主に8型（学校保健法第三種伝染病．→ p.175 秘傳め：眼の疾患参照）	迅速診断	点眼薬，隔離	
	乳幼児下痢症：主に40, 41型．（合併症：腸重積症，→ p.203 秘傳お：嘔吐・下痢・腹痛参照，p.209 秘傳ち：腸重積症参照）	迅速診断	対症療法（整腸剤）	
	出血性膀胱炎：11, 21型．肉眼的血尿（→ p.211 秘傳に：尿路系疾患参照）	尿細菌培養陰性	自然治癒	
	髄膜炎，脳炎：7型は重症（→ p.161 秘傳す：髄膜炎参照）	髄液検査	支持療法	
RSウイルス（RSV）	上気道炎	迅速診断（3歳未満で，入院児のみ保険適用）	対症療法（解熱鎮痛薬，鎮咳去痰薬，抗ヒスタミン薬など）．重症では酸素テント，人工換気．RSウイルスモノクローナル抗体が予防効果（保険適応外）	1歳までに7割，2歳までに全乳幼児が感染（→ p.187 秘傳く：クループ，p.198 秘傳さ：細気管支炎，p.108 秘傳ゑ：SIDS参照）ヒトメタニューモウイルス（HMPV）がRSウイルスに類似した症状を呈する（→ p.39 秘傳る：類似疾患参照）
	クループ（→ p.187 秘傳く：クループ参照）			
	細気管支炎（→ p.198 秘傳さ：細気管支炎参照）			
	無熱性肺炎：3カ月以下では多呼吸，喘鳴，呼吸困難			
	乳幼児突然死症候群（SIDS）：無呼吸，徐脈，心停止			
	RAD（反応性気道疾患）：回復期以降にも喘鳴をくり返す			
	院内感染：入院中に再発熱，鼻汁，咳嗽を認めたときはRSVをチェック			

<次ページへ続く>

＜表3の続き＞

疾　患	症　状	診　断	治　療	ひとこと極意
HIV（エイズ）	無症状から免疫不全，日和見感染．重篤な急性熱性疾患，インフルエンザ様症状，伝染性単核球症様症状，無菌性髄膜炎の症例は要鑑別	妊婦HIVスクリーニング検査，HIV抗体，HIV-RNA検査	帝王切開，抗ウイルス薬	日本では2006年現在HIV陽性妊婦287例中42例の児が感染．世界の15歳以下の子どもの感染者は210万人．2007年死亡者200万人中150万人がアフリカ人

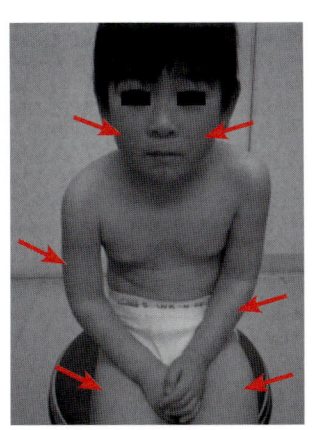

図7 ● 伝染性紅斑（リンゴ病）
両頬の紅色斑丘疹．上腕から前腕，大腿の淡紅斑
（カラーアトラス p.19，❿参照）

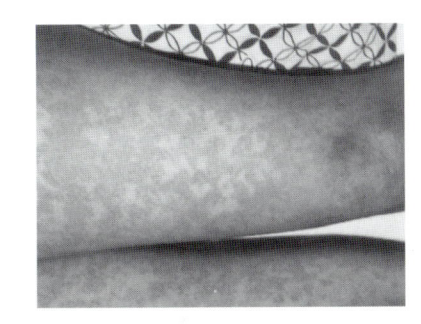

図8 ● EBウイルス
不定形の発疹が多発する
（カラーアトラス p.19，⓫参照）

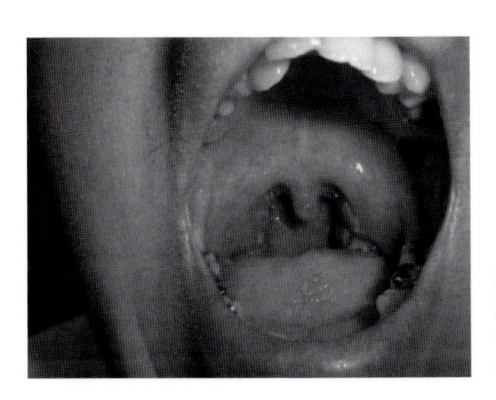

図9 ● アデノウイルス感染症
扁桃腺の腫張，白苔，咽頭・軟口蓋の発赤が認められる
（カラーアトラス p.20，⓬参照）

小児救急秘伝の書

■ ウイルス感染を契機とした血球貪食症候群（VAHS）

原因：EBウイルスなどの感染後，過剰免疫による血球，組織の破壊
症状：発熱，発疹，肝脾腫，リンパ節腫脹，出血傾向，黄疸
検査：
- 血液検査…汎血球減少（Hb 9 g/dL以下，好中球1,000/μL以下，血小板10万/μL以下）
- 高フェリチン血症（通常1,000 ng/dL以上）および高LDH血症（通常1,000 IU/L以上）
- 骨髄検査　血球の貪食像，組織球の増殖像

治療：抗ウイルス薬，副腎皮質ステロイド薬，VP-16，γ-グロブリン，シクロスポリン，血漿交換など

極意　重症度はさまざま

自然に治癒する症例から，早期に死亡する重症例まである．低年齢，EBウイルス感染の場合は重症になりやすい．

---

b. 細菌感染症

- グラム陽性菌と陰性菌に大別される．細菌の直接作用だけでなく，毒素，免疫学的機序による症状（A群溶連菌の急性糸球体腎炎，リウマチ熱）など多彩な症状を起こす．
- 疾患別の詳細を**表4**に示す．

いっぷく

細菌感染症の逆襲

最近は新規の抗菌薬の開発が遅れており，細菌感染症が耐性化して猛威を振るっています（➡ **p.61 秘傳た：耐性菌参照**）．

名前の由来

Escherichia coli の "Escherichia" は発見者のTheodor Escherichから，"coli" はcolonから命名されました．

表4 細菌感染症

疾患	症状	診断	治療	ひとこと極意
A群β溶血性連鎖球菌	咽頭扁桃炎：発熱，咽頭発赤（出血斑様），苺舌，発疹（非定型）．合併症：急性糸球体腎炎（➡ p.211 秘傳に：尿路系疾患参照），リウマチ熱	迅速診断．年長児ではアデノウイルス，EBウイルス感染症と鑑別困難	ペニシリン系抗菌薬10日内服．セフェム系5日間[1]．兄弟姉妹にペニシリン系抗菌薬1週間予防内服	学童期はアデノウイルスと鑑別困難（➡ p.39 秘傳る：類似疾患参照）．迅速診断必要
	レンサ球菌性毒素性ショック症候群*（劇症型溶血性レンサ球菌感染症）	症状，血液培養	支持療法	2006年8月～2007年7月まで193例の発生と稀ではない．敗血症55%，肺炎22%，化膿性髄膜炎15%で，基礎疾患をもつ児は16%
	伝染性膿痂疹	➡ p.216 秘傳ほ：発疹参照		急性糸球体腎炎を発症することもあるので経過観察を要する
	肛門溶連菌性皮膚炎（PSD）：肛門周囲の境界明瞭な紅斑	皮膚所見，皮膚培養	抗菌薬内服，抗菌薬軟膏	皮膚カンジダ症との鑑別に注意．皮膚カンジダ症に特徴的な中心治癒傾向がない
黄色ブドウ球菌	肺炎	➡ p.190 秘傳は：肺炎参照．人工呼吸器関連肺炎（VAP）は予後不良．（➡ p.61 秘傳た：耐性菌参照）		毒素性ショック症候群（TSS）は，TSST-1（TSS toxin 1）毒素による症候群．発疹，嘔吐，下痢，ショック，DIC，多臓器不全をきたす致命的疾患
	食中毒	➡ p.203 秘傳お：嘔吐・下痢・腹痛参照		
	ブドウ球菌性熱傷様皮膚症候群（SSSS）	➡ p.216 秘傳ほ：発疹参照		
	伝染性膿痂疹	➡ p.216 秘傳ほ：発疹参照		
肺炎球菌	肺炎	➡ p.190 秘傳は：肺炎参照		ワクチンによって予防できる病気（VPD）の1つ
	中耳炎	➡ p.181 秘傳み：耳・鼻の疾患参照		
	髄膜炎	➡ p.161 秘傳す：髄膜炎参照		
インフルエンザ菌	肺炎	➡ p.190 秘傳は：肺炎参照		非莢膜株（nontypable）は上気道に常在し，肺炎，中耳炎，気管支炎，副鼻腔炎などを起こす．莢膜株はa～fの6種類に分類される．b型は強い組織侵襲性を有し，敗血症，髄膜炎，急性喉頭蓋炎，結膜炎，関節炎などを起こす．b型以外の莢膜株の感染は稀（➡ p.61 秘傳た：耐性菌参照）
	中耳炎	➡ p.181 秘傳み：耳・鼻の疾患参照		
	髄膜炎	➡ p.161 秘傳す：髄膜炎参照		

<次ページへ続く>

<表4の続き>

疾　患	症　状	診　断	治　療	ひとこと極意
モラキセラ・カタラーリス菌	肺炎	➡ p.190 秘傳は：肺炎参照		化膿性角結膜炎の原因にもなる（➡ p.175 秘傳め：眼の疾患参照）
	中耳炎	➡ p.181 秘傳み：耳・鼻の疾患参照		
大腸菌	尿路感染症	➡ p.211 秘傳に：尿路系疾患参照		尿路感染症の70％は大腸菌
	亀頭包皮炎：亀頭部の発赤腫脹・膿	視診	抗菌薬軟膏	包茎にはステロイド軟膏有効
	外陰膣炎：外陰部の発赤	外陰部の視診，下着の汚れ	抗菌薬軟膏	ギョウ虫にも注意．特に女児ではギョウ虫が陰部にいることもあるので視診が重要
	肛門周囲膿瘍：腫脹，発赤，疼痛	視診・触診	抗菌薬内服・軟膏，切開排膿	大腸菌は染色体DNAと別に環状DNA（プラスミド）をもつ．遺伝子工学で医薬品製造にも利用されている
	新生児敗血症・髄膜炎	➡ p.227 秘傳へ：ベビー，秘傳な：何となくおかしい参照		
	胃腸炎	➡ p.203 秘傳お：嘔吐・下痢・腹痛参照		
	溶血性尿毒症症候群（HUS）	➡ p.211 秘傳に：尿路系疾患参照		
百日咳菌	14日以上の咳嗽，かつ以下の症状1つ以上．①発作性の咳き込み，②吸気性笛声（whoop），③咳き込み後の嘔吐（CDC1997，WHO2000）	白血球15,000/μL以上，リンパ球70％以上．血清診断，百日咳菌分離，遺伝子診断	マクロライド系抗菌薬内服（血液所見の回復まで）．兄弟姉妹にマクロライド系抗菌薬1週間予防内服	長引く咳では常に念頭におく．特に予防接種例では診断困難（➡ p.42 秘傳れ：例外参照）
結核菌	肺炎	ツベルクリン反応，QFT-2G（➡ p.161 秘傳す：髄膜炎，p.190 秘傳は：肺炎参照）	リファンピシン（RFP），イソニアジド（INH）	乳幼児ではツ反の感度が高い．中学生以上ではQFT-2Gが有効
	髄膜炎			
	頸部リンパ節炎：無痛性腫脹	リンパ節生検		

＊レンサ球菌性毒素性ショック症候群：高熱，低血圧，軟部組織壊死，壊死性筋膜炎，ARDS，敗血症性ショックへと急速に進行する．死亡率は高い（20〜60％）．

c. その他の感染症

- 学童ではマイコプラズマ肺炎，クラミジア・ニューモニア肺炎を考える．ギョウ虫・回虫，毛シラミは増加している．

表5 その他の感染症

疾患	症状	診断	治療	ひとこと極意
マイコプラズマ	肺炎	→ p.190 秘傳は：肺炎参照		中枢神経症状に注意．→ p.166 秘傳の：脳炎・脳症参照
クラミジア（ヒトに感染するのは3種類）	クラミジア・トラコマティス肺炎	→ p.190 秘傳は：肺炎参照		無熱肺炎，眼脂があるときには疑う
	クラミドフィラ・ニューモニア肺炎	→ p.190 秘傳は：肺炎参照		マイコプラズマ肺炎に酷似．臨床的には区別できない（→ p.39 秘傳る：類似疾患参照）
	クラミドフィラ・シッタシー肺炎（オウム病）	→ p.190 秘傳は：肺炎参照		ペット感染に注意．ペット（トリ）の飼育歴を確認
真菌（カンジダ）	鵞口瘡：口腔内に白苔	乳かすのように簡単にはがれない	抗真菌薬，症状改善後2〜3週間は継続．ステロイド軟膏は症状を悪化させる	乳児では発症しやすい．カゼなどで免疫が低下すると，常在菌が発症する
	皮膚炎：股などに輪状の発赤・落屑を伴う	皮膚真菌検査．ムツキ疹（オムツかぶれ）はオムツの接触する部位にできやすい		口腔内も診る．鵞口瘡を合併しやすい
ギョウ虫・回虫	通常無症状（ときに夜間の）臀部の瘙痒感，女児では尿路感染症，外陰腟炎様の症状を示す	虫体・虫卵の確認	ピランテルパモ酸塩（コンバントリン®）1週間間隔で2回内服（家族全員同時に治療すること），その1週後虫卵検査	手洗いしっかり，タオルの扱いに注意
毛シラミ	強い瘙痒感	虫体・虫卵の確認	フェノトリン（スミスリン®パウダー）（薬局で購入）	髪の毛を切る，タオル・衣類・寝具の扱いに注意

d. ペット感染症

- 2009年度のイヌの飼育世帯率は18.3％，ネコの飼育世帯率は11.2％．犬猫飼育頭数合計は22,343,000頭，外猫は2,848,000頭と推定されており（一般社団法人ペットフード協会集計），ペット感染症は身近なものとなっている．

表6● ペット感染症

病　名	感染源動物	感染経路	症　状	治　療	ひとこと極意
ネコひっかき病（バルトネラ菌）	ネコ，イヌ	ひっかき傷，咬傷，ノミの刺傷	発熱，リンパ節腫脹（膿汁吸引），網脈絡膜炎，脳炎	抗菌薬	70％が1才未満の子ネコから感染
オウム病	インコ，文鳥	乾燥糞の吸入，えさの口移し	発熱，咳嗽，急性肺炎	マクロライド系抗菌薬	口移しでえさを与えない　死体は手でさわらず，カゴは熱湯消毒する
トキソプラズマ症	ネコ	原虫の経口感染	流産，死産，リンパ節炎，網脈絡膜炎	ピリメタミン　スルファジアジン　ロイコボリン	豚肉はよく加熱　豚肉にはスポロシスト（トキソプラズマの発育段階の1つ）が存在する
イヌ，ネコ回虫症	イヌ，ネコ	糞中の虫卵の経口感染	発熱，肝腫脹，視力低下	駆虫剤．眼移行ではアルベニダゾール（エスカゾール®），ジエチルカルバマジン（スパトニン®）＋ステロイド	公園などの砂場からの感染が最も多い
皮膚糸状菌症（白癬）	イヌ，ネコ	直接接触	頭部白癬（くらくも），体幹白癬（ゼニタムシ），足白癬（水虫）	抗真菌薬	子ネコ，子イヌは糸状菌に感染しやすい
カンピロバクター腸炎	イヌ，ネコ，小鳥	糞中の細菌が経口感染	食中毒，胃腸炎　➡ p.203 秘傳お：嘔吐・下痢・腹痛参照	ホスホマイシン	ヒト→動物→ヒトの感染をくり返す人畜共通感染症を再帰性共通感染症と呼ぶ．ほかには麻疹（サル），ムンプス（イヌ，ネコ），結核（イヌ，ネコ，サル，ウシ）など
サルモネラ腸炎	イヌ，ネコ，爬虫類（カメ）			ホスホマイシン，重症例では，ABPC点滴静注	生卵（卵黄）とカメに注意

<次ページへ続く>

<表6の続き>

病名	感染源動物	感染経路	症状	治療	ひとこと極意
クリプトコッカス（ネオフォルマンス）症（酵母菌の一種）	ハト，小鳥	乾燥糞の吸入	髄膜脳炎，肺炎	抗真菌薬	免疫抑制児は注意．公園，駅などハトの多い場所は避ける
Q熱（リケッチア）	ネコ	乾燥糞の空気感染	①急性型（発熱，頭痛，関節痛，肺炎，心内膜炎，肝炎），②慢性型（慢性疲労症候群）	テトラサイクリン2〜3週間内服	テロリズムに使われる（→ p.111 秘伝て：天災・テロリズム参照）
イヌブルセラ症	イヌ，家畜	死体，流産時の汚物，尿	発熱，発汗，頭痛，倦怠感	抗菌薬（リファンピシン，ドキシサイクリン6週間投与）	長期投与が必要．細胞内寄生菌のため抗菌薬の効果が得にくい
パスツレラ症	ネコ，イヌ	ひっかき傷，咬傷，空気感染，えさの口移し	肺炎，リンパ節腫脹，骨髄炎，髄膜炎，敗血症	抗菌薬	濃厚接触を避ける．寝室へ入れない．爪を短くしておく
咬創	イヌ（Pasteurella canis），ネコ（Pasteurella multocadia）	咬傷から腱鞘・筋膜腔へ，さらに骨関節腔内，腱鞘から前腕筋膜腔へ	患部の発赤・腫脹・疼痛，関節の伸展・屈曲障害，筋・腱の癒着による瘢痕性運動障害	早期の切開・排膿・ドレナージ	イヌ・ネコによる咬創は見た目より深い．重症化すると訴訟になるので注意

（文献2を参考に作製）

極意 ペットからの感染は約30種類

感染症のうち動物から感染するもの（いわゆる人畜共通感染症）は約60％．日本では動物からヒトに感染する病気が約50種類ほどあり，そのなかでペットからのものが約30種類ある．

いっぷく Q熱の名前の由来

原因不明でQuestionのQから命名されました．

e. 海外渡航者感染症

- 2010年度の出国日本人は16,637,224人，訪日外国人は8,611,175人（日本政府観光局資料）．疾患も国際化してきている．

表7 海外渡航者感染症

疾　患	感染国	感染経路	症　状
高病原性鳥インフルエンザ	タイ，ベトナム，インドネシア，カンボジア，中国，トルコ，イラク，アゼルバイジャン，エジプト，ジブチ，ナイジェリア，ラオス	鳥農場，市場．弱った鳥や死鳥と接触	全身炎症反応（SIRS）と急性肺損傷（ALI）および急性呼吸窮迫症候群（ARDS）．重症例ではサイトカインストームによる多臓器障害（MOF）（→ p.136 秘傳い：インフルエンザ参照）
デング熱	東南アジア，アフリカ，中南米	ネッタイシマカ，ヒトスジシマカが媒介．日中，都市部にも出現	突然の発熱，激しい頭痛，関節痛，筋肉痛など通常は軽症．出血傾向（デング出血熱）・ショック症状（デングショック症候群）など重症例もある
マラリア	東南アジア，アフリカ，南米	ハマダラカが媒介．森林地帯を中心に夜間出現	悪寒，発熱，顔面紅潮，呼吸切迫，結膜充血，嘔吐，頭痛，筋肉痛　重症熱帯熱マラリアは脳症，腎不全，ARDS/肺水腫，ショックなどの合併症がある

治　療	ひとこと極意
ノイラミニダーゼ阻害薬．肺炎，呼吸不全，多臓器不全には，呼吸管理を含む支持療法．ARDSにはステロイドパルス療法，γ-グロブリン療法（効果に関するエビデンスはない）	可能性のある患者の対応 (1) 患者にサージカルマスクを着用， (2) 患者を隔離， (3) スタッフは，N95マスク・ゴーグル（またはフェイスシールド）・ガウン・手袋を着用，(4) 季節性ヒトインフルエンザワクチンを接種していないスタッフは患者に接しない
デング熱は対症療法（解熱鎮痛薬）．デング出血熱は補液による循環血液量の補充．デングショック症候群は，5％グルコース生理食塩液またはリンゲル乳酸液を10〜20 mL/kgで急速静注（重症の場合は，デキストランあるいは5％アルブミンを点滴静注）．輸血も考慮	アスピリンは，出血傾向の増悪，Reye症候群発症の可能性があるので禁忌．日本でもシマカの生息が確認された
成人量（小児の処方量は p.52 秘や：薬剤 表1 を参照）： ①スルファドキシン・ピリメタミン（ファンシダール®）錠，1回3錠，1回内服， ②メフロキン塩酸塩（メファキン®）275 mg錠，15 mg/kgを1回内服 ③硫酸キニーネ（Qualaquin）1回0.5〜0.6 g，1日3回，5〜7日間＋テトラサイクリン1回0.25 g，1日4回，7日間併用， 　塩酸キニーネ（エビス®，ホエイ®）1回0.5 g，1日3回内服 ④アトバコンノプログアニル合剤（マラロン®）錠，1錠，1日1回，3日間， ⑤アーテスネート（プラスモトリウム®）200 mg錠，1回1錠，1日2回，2〜5日後1回1錠，1日1回， ⑥アーテメーター／ルメファントリン合剤（リアメット®）錠1回4錠，初回，8，24，36，48，60時間後，計6回内服． 重症熱帯熱マラリアでは ①グルコン酸キニーネ（キニマックス®）注： 　体重（kg）÷15（mL）を5％ブドウ糖液500 mLに希釈し4時間で点滴静注．8〜12時間毎くり返す， ②アーテスネート（プラスモトリム®）200 mg坐剤，第1病日に1回1本，1日2回，2〜5病日は1回1本，1日1回を直腸内挿入．電解質補正，酸素吸入，血液透析，交換輸血などの支持療法も必要	全世界で毎年5億人が感染し，100万人以上が死亡（胎児死亡の6割，母体死亡の1割の原因．アフリカの子どもは30秒に1人死亡）． WHOのガイドラインでは，脳症に対するデキサメサゾン・マンニトール，DIC様出血傾向に対するヘパリンの投与は禁忌とされている

＜次ページへ続く＞

<表7の続き>

疾　患	感染国	感染経路	症　状
ウエストナイル熱	北米，アフリカ，ヨーロッパ，中東，中央アジア	アカイエカが媒介．夏から秋に流行	突然の発熱，頭痛，背部痛，筋肉痛，食欲不振，意識障害，けいれんなど
エボラ出血熱	アフリカ（コンゴ）	感染源となるのは血液，分泌物，排泄物（尿，吐血，下血など）．唾液飛沫	重症インフルエンザ様．高熱，眼結膜炎，咽頭痛，筋肉痛，頭痛．次いで胸・腹部痛および出血（吐血，下血．死亡者の90％以上は消化管出血）
狂犬病	全世界（特にアジア）	イヌ，ネコ，野生動物	発熱，頭痛，全身倦怠，嘔吐で始まり，噛傷部位の異常感覚，筋肉の緊張，幻覚，けいれん，嚥下困難（別名恐水病）．犬吠様うなり声，大量の流涎，昏睡，呼吸麻痺で死亡
コレラ	アフリカ，中東	コレラ菌に汚染された水・氷・食品などを摂取	現在流行しているエルトールコレラは，症状は軽く，軟便から水様便，嘔吐．腹痛，発熱は稀．クラシカルコレラでは米のとぎ汁様の水様便
ハンタウイルス感染症	ヨーロッパ（腎症候性出血熱），北米，南米（肺症候群）	ハタネズミ（ブナの森に生息）	腎症候性出血熱（突然の発熱，背部痛，腹痛，頭痛，蛋白尿・血尿，乏尿または多尿，血清クレアチニン上昇，血小板減少）．肺症候群（発熱，感冒様症状，呼吸困難，呼吸不全）

（文献3を参考に作製）

日本に来るとよく熱を出します

東南アジアは感染症（かぜ症候群）が少なく，子どもの発熱ではまずデング熱を疑います．「日本に来るとよく熱を出します」とは東南アジア出身の母親の言．

コレラの名前の由来

ヒポクラテスの四体液説（血液，粘液，黄色胆汁，黒色胆汁）の黄色胆汁を意味するcholeに由来する．黄色胆汁は「火」に対応し，熱帯地方の風土病と考えられており，また米のとぎ汁様の下痢が胆汁の異常だと考えられたことからこの名がつきました．

治　療	ひとこと極意
特効薬はない．対症療法（解熱鎮痛薬，抗てんかん薬など）のみ	米国では2006年までに1,000人が死亡．日本では2005年に米国渡航者の症例が確認された
特効薬はない．対症療法（解熱鎮痛薬，出血対応）のみ	テロリズムに使われる（⇒ p.111 秘傳て：天災・テロリズム参照）
特効薬はないが，本病は潜伏期間が長いので，咬傷後，傷口を十分洗浄し，ワクチンを接種することで発病を防ぐことが可能．0，3，7，14，30，(90)日の接種が推奨されている．WHOは初回接種時に人狂犬病免疫グロブリン20 IU/kgの併用を勧めているが，現在国内では入手できない	日本では1950年狂犬病予防法制定．1953年から2006年まで発症なし．2006年11月京都と神奈川で発生
重症では乳酸リンゲル液を点滴静注．軽症ならば，スポーツ飲料を1日1～2L飲用．抗菌薬は，ニューキノロン系薬，テトラサイクリン系薬を使用．小児ではエリスロマイシンを推奨（WHO）	テロリズムに使われる（⇒ p.111 秘傳て：天災・テロリズム参照）
対症療法（腎不全・出血対応，呼吸管理など）のみ．腎症候性出血熱に対するワクチンは韓国と中国で市販されている（日本にはない）	日本では腎症候性出血熱の発生が1960年代にドブネズミを感染源として119例（2例死亡）が，1970～80年代には実験用ラットを感染源として21施設で合計126例（1例死亡）が報告されている．1984年以降発生の報告はない

極意　トラベルワクチンは多くが未認可

黄熱〔コレラ（経口生），腸チフス（経口生），注射用腸チフス（不活）〕，髄膜炎菌，コレラ（経口不活），ダニ脳炎，A型B型肝炎混合などトラベル用ワクチンは未認可（狂犬病，注射用不活化コレラは認可）．
※生：生ワクチン，不活：不活化ワクチン

＜文献＞
1）「小児呼吸器感染症診療ガイドライン2007」（上原すゞ子，砂川慶介 監），協和企画，2007
2）「子どもにうつる動物の病気」（神山恒夫，高山直秀 編著），p56，真興交易（株）医書出版部，2005
3）「メルクマニュアル 第18版 日本語版」（Mark. H. Beers 著，福島雅典 監），pp.1578-1579，1683-1687，日経BP，2006
4）高松　勇：小児結核の診断－小児におけるQuant：FERON®-TB Second Generation（QFT-2G）検査の有用性の検討－．日本小児呼吸器疾患学会雑誌，18（2）：148-152，2007

第3章 疾患各論　3. 神経疾患

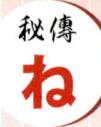

秘傳 ね　熱性けいれん

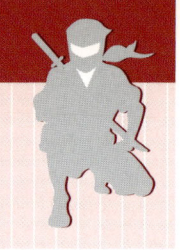

1 定義

- 頭蓋内感染症などの明確な原因がなく，発熱に伴い生ずる発作性症状で，生後3カ月から5歳の乳児もしくは幼児にみられる．
- 日本は7％，欧米では2〜5％．日本人は世界で最も高頻度．
- これ以外の月齢・年齢の児のけいれんは，発熱があっても他のけいれん性疾患（急性脳炎・脳症，髄膜炎など）を念頭におくこと．

2 治療

1）ジアゼパム坐剤（ダイアップ®坐剤）

- ダイアップ®坐剤使用量：8 kg → 4 mg，13 kg → 6 mg．
  またはジアゼパム散剤（セルシン®散剤）：0.3 mg/kg/回（下痢など坐剤使用不能時）．いずれも受診時および8時間後の2回使用で36時間の予防効果がある．
- 副作用：眠気，ふらつき，脱力（いずれも一過性）．

2）解熱薬使用法

- 一般には38.5 ℃以上で使うが，けいれん児は37.5 ℃以上で使用．
- アセトアミノフェン坐剤（アルピニー®坐剤）
  7 kg → 50 mg 1本，8.5 kg → 100 mg 1本，17 kg → 200 mg 1本．
- 頓用内服（下痢など坐剤使用不能時）
  アセトアミノフェン（アニルーメ®細粒）1回0.05 g（10 mg）/kg 8時間ごと解熱まで使用．

> **極意　同時に使わない**
>
> ダイアップ®坐剤がアルピニー®坐剤に吸収されるためダイアップ®坐剤とアルピニー®坐剤は間隔を30分以上あけて使う．

3 帰宅時の対応

- 帰宅させる場合も，ダイアップ®坐剤を処方し，8時間後に使用するよう伝える．また翌日小児科外来へ受診するよう案内する．

> **極意★ 心配ないことを伝える**
> 保護者の方はかなり動揺しているので，短時間のけいれん（15分未満），家族歴・精神発達遅滞がなければ65％の児は再発しないと伝える．

4 再　発

1）再発の頻度

- 2回以上の再発は35％（1歳未満発症では55％，1歳以上発症では30％），3回以上の再発は10％の割合．

> **極意★ 発作回数と脳波異常**
> 熱性けいれんの再発回数は，てんかん発症とは無関係．また脳波異常とてんかん発症も無関係．

2）再発の危険因子とてんかん発症率

- ①熱性けいれん発症前の精神運動発達遅滞，②てんかんの家族歴，③長時間（30分以上）のけいれん．以上3つの危険因子を有する症例のてんかん発症率は10％，3つに該当しない症例のてんかん発症率は1％．

3）再発予防基準

- 2回以上くり返す児は，小学校入学まで，症例によっては10歳頃まで発熱時に予防する．

5 入院適応

- 長時間のけいれん，短時間に2回以上くり返す，脳炎・脳症が否定できないとき．

> **いっぷく　熱性けいれんの反復**
>
> 　HHV-6は，突発性発疹後脳内に持続感染し，熱性けいれんの反復に関係していると考えられています．最近では疲労との関係も注目されています．

コラム 医は仁術　忍者のおしえ

その一　忍術を悪用するな
その二　プライドは捨てろ
その三　秘密をもらすな
その四　忍者だと気づかれるな

どうです，医者にもそのまま通じそうですね．

第3章 疾患各論　3．神経疾患

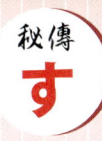

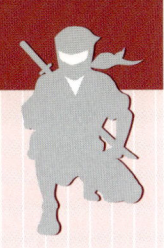

秘傳　す　髄膜炎

- 無菌性（ウイルス性）髄膜炎 ………………………… 162
- 化膿性（細菌性）髄膜炎 …… 162
- 結核性髄膜炎 …………………… 164

I．鑑別診断

髄膜炎は，無菌性髄膜炎，細菌性髄膜炎，結核性髄膜炎に大別される．鑑別は必ずしも容易ではない．ヘルペス脳炎，急性散在性脳脊髄炎は無菌性髄膜炎に類似しているので注意が必要．**図1**に順じて，鑑別診断を進める．

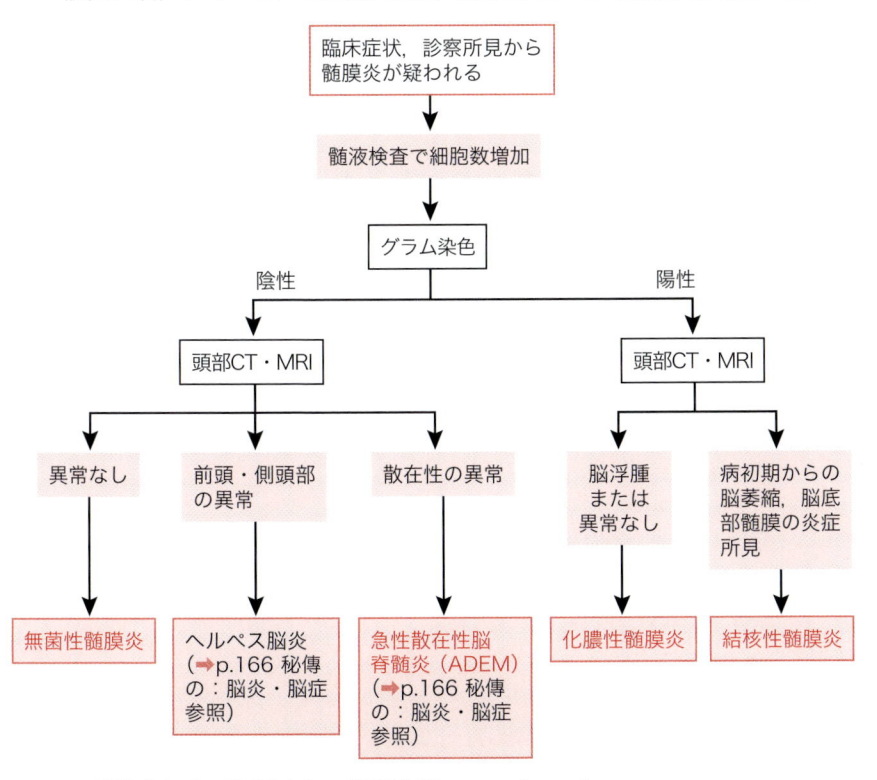

```
臨床症状，診察所見から髄膜炎が疑われる
          ↓
髄液検査で細胞数増加
          ↓
      グラム染色
     ／        ＼
   陰性         陽性
   ↓            ↓
頭部CT・MRI    頭部CT・MRI
 ／  │  ＼      ／    ＼
異常なし / 前頭・側頭部の異常 / 散在性の異常    脳浮腫または異常なし / 病初期からの脳萎縮，脳底部髄膜の炎症所見
  ↓         ↓              ↓                ↓                  ↓
無菌性髄膜炎  ヘルペス脳炎    急性散在性脳    化膿性髄膜炎        結核性髄膜炎
            （→p.166秘傳   脊髄炎（ADEM）
             の：脳炎・脳症  （→p.166秘傳
             参照）          の：脳炎・脳症
                           参照）
```

図1 髄膜炎および類似疾患の鑑別診断フローチャート

II. 各論

a. 無菌性（ウイルス性）髄膜炎

原因：ムンプス，エンテロウイルス（コクサッキーウイルス A，B，エコーウイルスなど）

症状：発熱，頭痛，嘔吐，けいれん．発熱持続のみのこともある

所見：髄膜刺激徴候は出ないことがある

診断：症状，流行状況から疑い，髄液検査で細胞数の増加を確認．髄液中ヘルペスウイルスDNA，画像診断（MRI）などでヘルペス脳炎，ADEMを否定する

治療：対症療法．髄液検査（減圧）だけで症状が改善する

入院適応：基本的に全例入院

> **極意** ヘルペス脳炎，ADEMを見逃さない
>
> 無菌性髄膜炎はエンテロウイルスが流行する6～8月に集中しやすい（85％）ので流行状況を確認しておく．ヘルパンギーナ，手足口病，流行性耳下腺炎で発熱が続くときは，髄膜刺激症状がなくても無菌性髄膜炎を念頭におく．無菌性髄膜炎と鑑別を要する疾患に，ヘルペス脳炎，急性散在性脳脊髄炎（ADEM）がある．病初期の脳波，髄液中ヘルペスウイルス抗体価，画像診断（MRI）などが必要．

b. 化膿性（細菌性）髄膜炎

疫学：2歳未満の発症が多い

起炎菌：
- 3カ月未満…大腸菌，B群溶血性連鎖球菌（GBS），黄色ブドウ球菌，リステリア（→ p.227 秘伝へ：ベビー参照）
- 3カ月以降…インフルエンザ菌（b型），肺炎球菌，髄膜炎菌

症状：発熱，意識障害，けいれん（重積），ショック，not doing well（→ p.91 秘伝な：何となくおかしい参照）

所見：髄膜刺激徴候，大泉門膨隆，意識障害，出血性発疹など

診断：
- 症状・所見から疑われれば，積極的に髄液検査を施行
- 髄液細胞数の増加があれば診断確定
- 頭部画像診断での脳浮腫の存在も参考になる（図2参照）

A）急性期　　　B）回復期

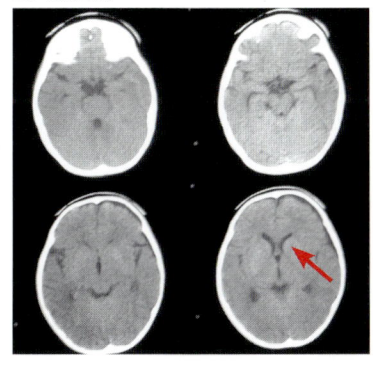

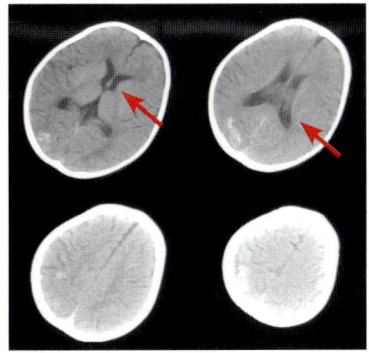

図2● インフルエンザ菌髄膜炎の頭部CT画像
A：脳室が狭く，脳浮腫を認める（→），B：脳萎縮（相対的に脳室拡大）を認める（後遺症）（→）

- 髄液・血液培養，髄液塗抹（グラム染色），細菌抗原検査（ラテックス凝集反応），細菌遺伝子検査で原因菌の同定をする

合併症：
- 急性期…SIADH（抗利尿ホルモン分泌異常症候群），脳膿瘍，DIC
- 回復期…硬膜下膿瘍，硬膜下水腫

治療：
- 起炎菌確定前
  - セフトリアキソンナトリウム（CTR，ロセフィン®）
    1回60〜100 mg/kg，1日2回
    またはセフォタキシムナトリウム（CTX，クラフォラン®）
    1回50〜75 mg/kg，1日4回
              ＋
  - パニペネム/ベタミプロン（PAPM/BP，カルベニン®）
    1回30〜40 mg/kg，1日4回
    またはメロペネム（MEPM，メロペン®）
    1回30〜40 mg/kg，1日4回
- 起炎菌確定後…感受性を考慮して，髄液移行の良い薬剤を選択
  - デキサメタゾン〔（デキサメサゾン®，デカドロン®），インフルエンザ菌による難聴予防〕1回0.15 mg/kg，1日4回，2日間

入院適応：全例入院
後遺症：難聴，精神発達遅滞，運動障害，てんかん，水頭症

極意

嘔吐（髄膜刺激症状）がポイント

発熱，嘔吐（髄膜刺激症状）があり下痢がないときは化膿性髄膜炎も考慮する．けいれんはないこともある．乳幼児では症状も所見（髄膜刺激徴候）も評価しづらいので，疑わしければ髄液検査をする．

partially treated に注意

抗菌薬を内服していると，臨床症状・所見が出にくくなり，診断に苦慮することがある．内服歴を確認すること．

名前は似ているが重症度は全く違う

同じ髄膜炎でも，無菌性髄膜炎は予後良好，化膿性髄膜炎は死亡例・後遺症を残す可能性があることを家族にしっかり伝える．

劇症型に注意

劇症型（電撃型）の場合には，突然の頭痛，高熱，けいれん，意識障害，出血斑，DIC，ショックから死に至る（髄膜炎菌では両側副腎の広範な出血性壊死と複数臓器の血栓症を認め Waterhouse-Friderichsen 症候群と呼ばれる）．また髄膜炎菌性髄膜炎は流行する（飛沫感染）ので，流行性髄膜炎とも呼ばれる．

いっぷく　予防が第一

インフルエンザ菌と肺炎球菌で毎年約千人が化膿性髄膜炎に罹患しています．インフルエンザ菌ワクチンは2008年から，肺炎球菌ワクチンは2010年から任意接種が開始されました．しかし，両ワクチン接種後に，乳幼児が死亡するケースが相次いでおり（2011年3月現在7例の報告），厚生労働省は2011年3月4日，両ワクチンの接種を一時見合わせることを決定しましたが，その後死亡との因果関係は認められず，2011年4月1日から再開されました．

---

c. 結核性髄膜炎[1]

症状：

第Ⅰ期…発熱，易刺激性，性格変化などの非特異的症状

第Ⅱ期…傾眠傾向，項部硬直，脳神経麻痺，嘔吐，けいれん

第Ⅲ期…昏睡，呼吸・循環異常

第Ⅰ期が1〜3週間続く，水頭症（脳萎縮，約80％に合併），脳底部の

炎症（20〜30％に合併）が特徴．粟粒結核など他の部位の結核感染巣の存在も参考になる．

所見：髄膜刺激徴候，大泉門膨隆，意識障害，外眼筋麻痺，複視（脳底部髄膜炎を起こしやすい）

診断：
- 化膿性髄膜炎では，髄液でのリンパ球優位の増加，トリプトファン反応陽性の確認，結核菌の確認をする（ただしZiehl-Neelsen法陽性率25％，培養感度不良）
- ツベルクリン反応・QFT-2Gで結核菌の感染確認をする
- MRIで脳底部髄膜の炎症所見，胸部X線で肺結核の確認も参考になる

治療：
- 以下の①＋②＋③＋（④または⑤）の4剤併用を2カ月間，その後①＋②の2剤併用を10カ月間使用
- 成人量（小児投与量はp.52 秘傳や：薬剤 表1を参照）
  ① イソニアジド（INH，イスコチン®），1回150〜250 mg，1日2回，朝夕食後内服
  ② リファンピシン（RFP，リファジン®），1回450〜600 mg，1日1回，朝食前空腹時内服
  ③ ピラミナジド（PZA，ピラマイド®），1回0.3〜0.5 g，1日3回，朝昼夕食後内服
  ④ エタンブトール（EB，エサンブトール®），1回0.4〜0.5 g，1日2回，朝夕食後内服（聴力障害のため5歳以下は禁忌）
  ⑤ ストレプトマイシン硫酸塩（SM，硫酸ストレプトマイシン®），1回1 g，1日1回筋注

入院適応：全例入院

極意　脳萎縮に注意

病初期からの脳萎縮（通常の化膿性髄膜炎，急性脳炎・脳症では脳浮腫になる），MRIで脳底部髄膜の炎症所見があれば必ず疑う．診断・治療が遅れると予後はきわめて悪いので，早期診断，早期治療につきる．

＜文献＞
1）日本神経感染症学会治療指針作成委員会：細菌性髄膜炎の診療ガイドライン．神経治療，24（1）：3-64，2007
http://www.neuroinfection.jp/pdf/guideline101.pdf

脳炎・脳症

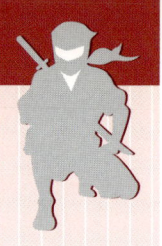

第3章 疾患各論　3. 神経疾患

- インフルエンザ脳症 …… 169
- 急性小脳失調症 …… 172
- Guillain-Barré 症候群 …… 172
- 急性散在性脳脊髄炎（ADEM） …… 173
- 顔面神経麻痺 …… 174

Ⅰ. 総論

1 原因・症状・所見

原因：
- インフルエンザ，突発性発疹症（HHV-6,7），ロタウイルス，マイコプラズマなど
- 麻疹，風疹，ムンプス，などに随伴して起こることがある（二次性脳炎）

症状：発熱，意識障害，けいれん（けいれん重積）

所見：神経学的（意識障害，肢位，瞳孔，腱反射），呼吸障害の有無

2 診断

- 症状・所見から疑う
- 脳波でびまん性高振幅徐波の存在（図1参照）を確認
- ヘルペス脳炎では前頭部・側頭部に周期性限局性放電がみられる
- 頭部画像診断で脳浮腫・限局性病変の存在があれば確定
- 血液検査で多臓器不全の有無を確認
- アンモニア，乳酸，ピルビン酸，インフルエンザ迅速診断，ウイルス抗体価で原因ウイルスをチェック

> **極意　脳炎と脳症の違い**
>
> 脳炎か脳症かは病理学的診断（脳組織の炎症細胞の有無）なので，臨床的には，髄液所見で細胞数の増加（炎症所見）があれば急性脳炎，髄液所見がほぼ正常なら急性脳症と診断する

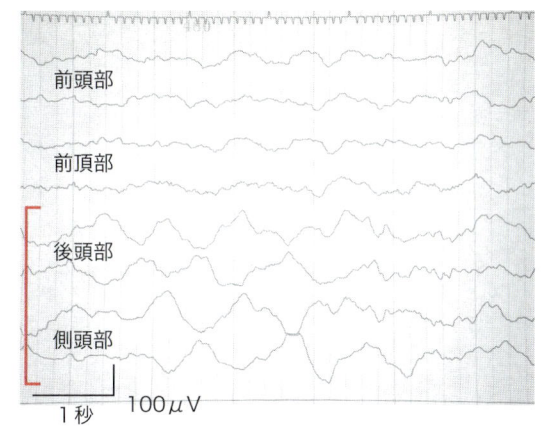

図1 ● 麻疹脳炎
意識障害，けいれんで受診．急性期脳波で1Hzの高振幅徐波（後頭部，側頭部優位）が連続する（高度脳機能低下を示唆する）

3 治　療

1）脳浮腫対策

①輸　液
- 通常輸液量の60～70％に絞る
- 血清浸透圧300～310 mOsm/L，血糖100～150 ng/dLを指標にする
  - グリセオール（10%）　1回0.5～1.0g（5～10 mL）/kg 8時間ごと（1回1時間で）点滴静注
  - デキサメタゾン　1回0.15 mg/kg　1日4回

②過換気
- 頭を高い位置に保ち，PEEPはかけない（PaO_2 100 Torr，$PaCO_2$ 20～25 Torr程度に保つ）．

2）けいれん対策
- フェノバルビタールを投与．急性期の脳圧を下げるのにも効果がある．以下のいずれかを投与．
  - フェノバルビタール（フェノバール®，100 mg/1 mL）：
    1回10 mg/kg　1日1～2回 筋注
  - フェノバルビタールナトリウム（ノーベルバール®，250 mg）：
    1回15～20 mg/kg　1日1回静脈内投与（10分以上で緩徐に投与）
  - リドカイン塩酸塩（キシロカイン®，リドカイン静注用ほか）　1回1～5 mg/kg緩徐に静注，1～2 mg/kg/時で持続

3）抗ウイルス薬

- アシクロビル（ゾビラックス®），1回10〜15 mg/kg，1日3回．ヘルペス脳炎では，14〜21日間点滴，その他はヘルペス脳炎が否定されるまで使用．

> **極意　無菌性髄膜炎と誤診しやすい**
>
> ヘルペス脳炎は予後不良で，早期診断すれば治療法もあるので見落としてはいけない疾患．CT異常（図2参照）が出るのは1週間後なので，CT検査のみでは，手遅れになる（MRIは診断価値がある）．脳波は早期から特徴的な異常が出るので有効．

> **いっぷく　脳炎・脳症の患者数**
>
> 小児の脳炎・脳症は年間約1,000例発症すると推定されています．ウイルス別ではインフルエンザ脳症が約25％，ヒトヘルペスウイルス（HHV）-6,7型脳症11％，ロタウイルス脳症4％，ムンプスウイルス脳炎とマイコプラズマ脳炎・脳症各3％の順になっています．急性散在性脳脊髄炎（ADEM）が約15％を占めています[1]．

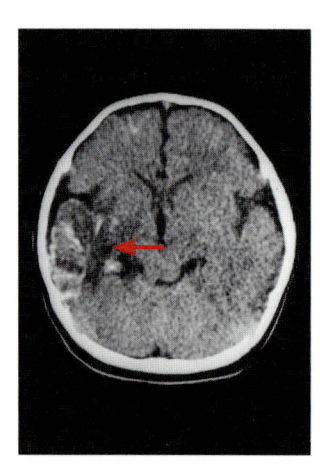

図2　単純ヘルペス脳炎
発症1週間後の頭部CT．右側頭部が融解している（→）

II. 各 論

a. インフルエンザ脳症

疫学：インフルエンザA（特に香港型H3N2）で主に6歳以下の小児に発症

分類：急性壊死性脳症，hemorrhagic shock and encephalopathy（出血性ショック脳症），けいれん重積型脳症，Reye症候群，先天代謝異常症関連脳症など（インフルエンザ脳症は単一疾患ではなく，症候群の集合体）

症状：
- 発熱，けいれん，意味不明な言動，急速に進行する意識障害
- インフルエンザの発熱から神経症状が出るまでの時間が数時間～1日と短い

意味不明な言動：
- 人を正しく認識できない
- 食べ物とそうでないものを区別できない（自分の手をハムだ，ポテトだといってかじりつく）
- アニメのキャラクターが見えるなど幻視，幻覚を訴える
- 咳をした後，枕に頭を打ち付けて，キャーキャー叫ぶ
- 理由もなくおびえる，急に怒りだす，泣き叫ぶ　など

けいれんの特徴：
- けいれんが止まったのに意識がはっきり戻らない
- ①けいれんが15～20分以上（乳幼児ではけいれん重積になる），②くり返す，③左右非対称
- けいれんの前後に異常な言動がみられる

検査：
- 脳波でびまん性高振幅徐波・平坦脳波
- 頭部MRI検査でT_1強調画像で低信号域，T_2強調・FLAIR画像・拡散強調画像で高信号域の病変
- 血液検査で血小板減少，AST・ALT上昇，CK上昇，血糖異常，凝固異常，BUN・クレアチニン上昇，高アンモニア血症，血尿・蛋白尿
- 髄液検査は正常範囲内

診断：インフルエンザ脳症診断フローチャート（**図3**）に準じて診断

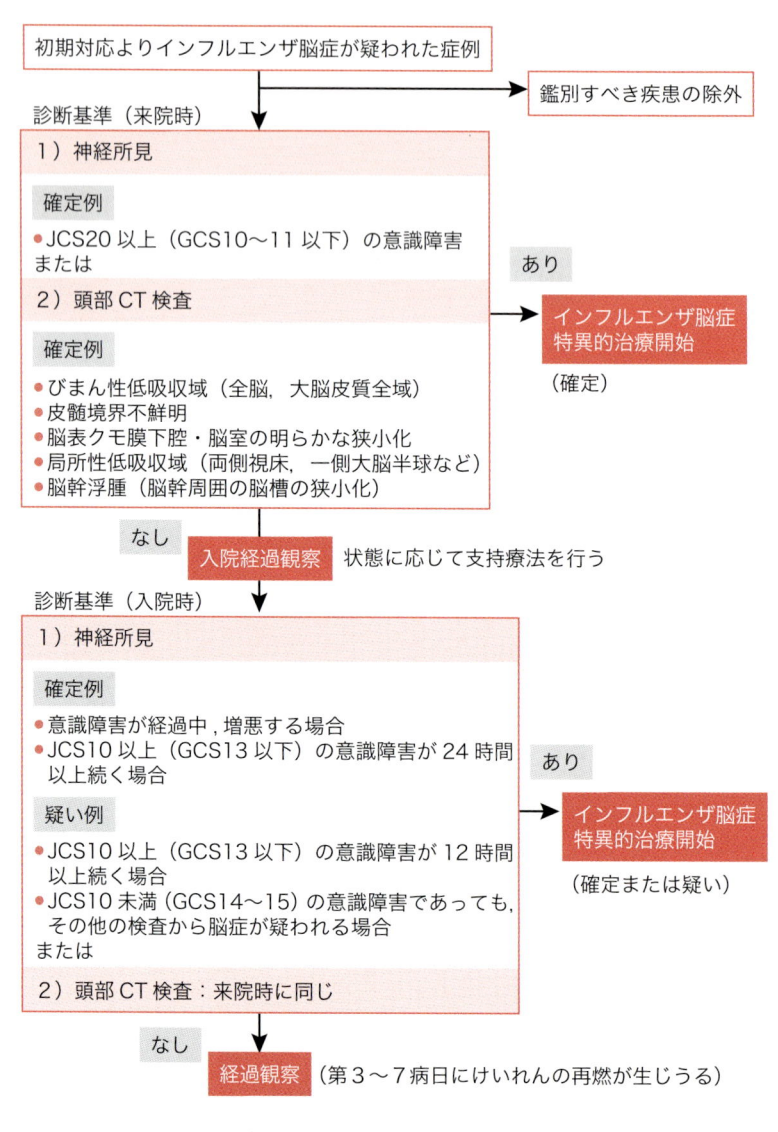

```
初期対応よりインフルエンザ脳症が疑われた症例
                    │              └──→ 鑑別すべき疾患の除外
診断基準（来院時）  │
┌───────────────────▼──────────────────┐
│ 1）神経所見                           │
│  ┌確定例┐                            │
│  •JCS20以上（GCS10～11以下）の意識障害 │
│  または                               │
│ 2）頭部CT検査                         │
│  ┌確定例┐                            │
│  •びまん性低吸収域（全脳，大脳皮質全域）│      あり      ┌──────────────┐
│  •皮髄境界不鮮明                       │ ─────────────→│インフルエンザ脳症│
│  •脳表クモ膜下腔・脳室の明らかな狭小化 │                │特異的治療開始    │
│  •局所性低吸収域（両側視床，一側大脳半球など）│            └──────────────┘
│  •脳幹浮腫（脳幹周囲の脳槽の狭小化）   │                  （確定）
└───────────────────┬──────────────────┘
                    │なし
                    ▼
            ┌入院経過観察┐ 状態に応じて支持療法を行う
診断基準（入院時）  │
┌───────────────────▼──────────────────┐
│ 1）神経所見                           │
│  ┌確定例┐                            │
│  •意識障害が経過中，増悪する場合       │
│  •JCS10以上（GCS13以下）の意識障害が24時間│
│   以上続く場合                         │
│  ┌疑い例┐                            │          あり    ┌──────────────┐
│  •JCS10以上（GCS13以下）の意識障害が12時間│ ─────────────→│インフルエンザ脳症│
│   以上続く場合                         │                │特異的治療開始    │
│  •JCS10未満（GCS14～15）の意識障害であっても，│           └──────────────┘
│   その他の検査から脳症が疑われる場合   │              （確定または疑い）
│  または                               │
│ 2）頭部CT検査：来院時に同じ            │
└───────────────────┬──────────────────┘
                    │なし
                    ▼
              ┌経過観察┐（第3～7病日にけいれんの再燃が生じうる）
```

図3● インフルエンザ脳症診断フローチャート

JCS：Japan Coma Scale
GCS：Glasgow Coma Scale（→ p.86 秘傳ゐ：意識障害を参照）

表 ● インフルエンザ脳症の治療

①脳浮腫対策	➡ p.166 Ⅰ.総論参照
②けいれん対策	
特異的治療	
③抗ウイルス療法	リン酸オセルタミビル（タミフル®），1回2 mg/kg，1日2回，5日間（意識障害時は，胃管や注腸で投与） またはペラミビル（ラピアクタ®），1回300 mg 点滴注射（15歳以上が対象）
④γ-グロブリン大量療法（抗炎症作用，血管内皮保護作用）	1 g/kg/10～15時間，持続点滴
⑤ステロイドパルス療法（脳浮腫改善作用，高サイトカイン血症の改善作用）	メチルプレドニゾロン（ソルメドロール®），30 mg/kg（最高1 g），2時間で持続点滴静注，連続3日間
特殊治療	
⑥シクロスポリン（CyA）療法（高サイトカイン血症の改善作用，アポトーシス抑制作用）	シクロスポリン1～2 mg/kg/日，持続点滴，7日間連続
⑦脳低体温療法	
⑧Antithrombin-Ⅲ大量投与	
⑨血漿交換療法など	

治療[1]：

- 表に示す①②の治療に加え③～⑦を行う
- ④～⑥の3つの治療法すべての導入により，インフルエンザ脳症の死亡率は30％から8％に減少している
- 後遺症（精神遅滞，てんかんなど）の発症率25％は変わっていない
- また，けいれん重積型脳症では高サイトカイン血症は起こらないため，特異的治療が無効の場合もある

入院対応：全例入院

いっぷく　病態の解明

インフルエンザ脳症の発症機序は，サイトカインストームと呼ばれています．インターロイキン（IL）-6，腫瘍壊死因子（TNF）αが関与しており，生体の過剰反応によるNuclear Factor（NF）κ-B活性化と細胞障害が惹起されると考えられます．また活性酸素（ROS），窒素酸化物（NOx）の関与も明らかにされています．

b. 急性小脳失調症

病因：水痘をはじめとした感染症発症1〜2週後に急激に発症
症状：失調性歩行，体幹失調，手足の失調，企図振戦，構音障害，眼振など
検査：血液，髄液検査はほぼ正常．画像診断でも異常を認めないことが多い
予後：1〜2カ月で自然軽快する
入院対応：全例入院

c. Guillain-Barré症候群

疫学：10万人対2.5人，5歳と13歳に発症のピーク（平均8.6±4.2歳）
病因：先行感染（25〜50%は*Campylobacter jejuni*）後，抗ガングリオシド抗体（抗GM1抗体および抗GD1b抗体）がランビエ絞輪とその周辺のGM1ガングリオシドに結合し，脱髄あるいは軸索障害により末梢神経障害を起こす

症状：
- 急速に進行する筋力低下（両下肢から上行性に進行），深部腱反射の消失は必発
- 運動障害が主体，手袋靴下型の異常知覚，触覚深部感覚の低下などの軽度の感覚障害を示す
- 顔面神経麻痺を伴うこともある
- 自律神経障害（頻脈・徐脈・血圧変動・不整脈）を認める

検査：
- 髄液の蛋白細胞解離（細胞数は増加せず，蛋白のみ増加．脱髄の所見，発症1週以降に明らかになる）
- 運動神経伝導速度の遅延，伝導ブロック

治療：
①血症交換療法（第一選択）
②大量γグロブリン静注療法．発症2週以内の早期治療が有効．再燃率がやや高い
③副腎皮質ホルモン．有効性は否定されている

入院対応：全例入院

> **極意** 突然歩かなくなる
>
> 幼児では，両下肢麻痺のため，突然歩かなくなるのも重要な主訴．

> **いっぷく** 脱髄は神経細胞のみ
>
> 脱髄は神経細胞に特有の病態です．神経細胞以外の細胞は，再生可能なので，脱髄という状態は起こりません．

d. 急性散在性脳脊髄炎（ADEM）

原因：感染症，予防接種後に発症する炎症性脱髄性疾患
症状：発熱，意識障害，病巣（大脳白質，視神経，基底核，視床，小脳，脳幹，脊髄）に基づく症状
診断：
- MRI．T_2強調画像で高信号域を認める（図4参照）
- 髄液中ミエリン塩基性蛋白質（MBP）の上昇を認める

治療：以下を併行
- メチルプレドニンパルス療法（30 mg/kg/日）1～3クール施行
- 免疫グロブリン大量療法（400 mg/kg/日，5日間）

予後：
- 比較的良好
- 運動麻痺，視力障害，感覚障害などの後遺症を残す例もある

入院対応：全例入院

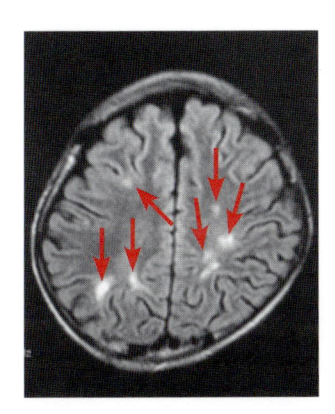

図4● 急性散在性脳脊髄炎（ADEM）
頭部MRI（T_2強調画像）
白質に病変（白色）が散在する（→）

> **極意** 多発性硬化症の類似に注意
>
> 稀に再燃・再発することがあり，多発性硬化症との鑑別が必要になることがある．

e. 顔面神経麻痺

原因：単純ヘルペスウイルス，水痘・帯状疱疹ウイルスなどウイルス感染によるものが多い
症状：閉眼不能・口角のゆがみ
治療：ステロイド，抗ウイルス薬（ゾビラックス®）など．必要に応じてリハビリテーション
予後：1～2カ月で回復
入院対応：全例入院

＜文献＞
1) 厚生労働省研究班：「インフルエンザ脳症ガイドライン改訂版2009」
http://www.mhlw.go.jp/kinkyu/kenkou/influenza/hourei/2009/09/dl/info0925-01.pdf

第3章 疾患各論　4. 眼科疾患

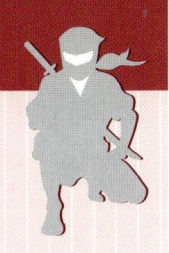

秘傳 め　眼の疾患

- 細菌性結膜炎 …………… 176
- ヘルペス眼瞼結膜炎 …… 176
- 流行性角結膜炎 ………… 176
- 咽頭結膜熱（プール熱）… 177
- 急性出血性結膜炎 ……… 177
- Stevens-Johnson症候群 … 177
- アレルギー性結膜炎 …… 178
- 淋菌性結膜炎 …………… 178
- クラミジア結膜炎 ……… 179
- 麦粒腫 …………………… 179
- 結膜異物 ………………… 180
- 角膜異物 ………………… 180

I．結膜炎の診断フローチャート

- 結膜炎の診断は以下のフローチャートに従って行う．
- 結膜炎の原因は，細菌，クラミジア，ウイルスによる感染症，アレルギーが多い．皮膚粘膜症候群，代謝疾患も念頭におく．

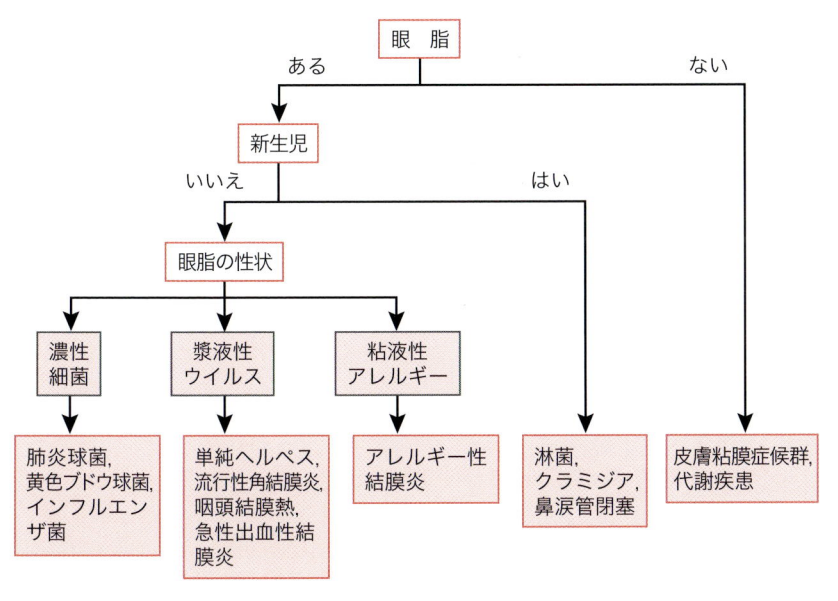

```
                        眼　脂
                   ある　  │  　ない
                    ┌─────┴─────┐
                 新生児              │
           いいえ │ はい             │
          ┌──────┤                  │
       眼脂の性状 │                  │
     ┌────┼────┐ │                  │
   濃性  漿液性 粘液性                │
   細菌  ウイルス アレルギー          │
    │     │      │     │            │
  肺炎球菌, 単純ヘルペス, アレルギー性 淋菌,    皮膚粘膜症候群,
  黄色ブドウ 流行性角結膜炎, 結膜炎    クラミジア, 代謝疾患
  球菌,     咽頭結膜熱,              鼻涙管閉塞
  インフルエンザ菌 急性出血性結膜炎
```

（文献1を参考に作製）

小児救急秘伝の書　175

Ⅱ. 結膜炎各論

a. 細菌性結膜炎

原因：黄色ブドウ球菌，肺炎球菌，インフルエンザ菌，淋菌など
症状：瘙痒感，結膜充血，結膜浮腫
全身症状：鼻咽頭炎，肺炎など
診断：膿培養で細菌の同定
治療：オフロキサシン（タリビット®）点眼液1回1滴，1日3回点眼
入院適応：なし

b. ヘルペス眼瞼結膜炎

原因：単純ヘルペスウイルスⅠ型の初感染および再感染，単純ヘルペスウイルスⅡ型の産道感染
症状：結膜充血
全身症状：発熱，歯肉口内炎，頸部リンパ節腫脹
診断：DNA診断，抗原検査簡易キットでヘルペスウイルスの確認
治療：アシクロビル（ゾビラックス®）眼軟膏，1回適量，1日5回塗布
入院適応：なし

> **極意　網脈絡膜炎に注意**
> 出生時の産道感染で網脈絡膜炎が起こる．特殊例として急性網膜壊死がある．アシクロビルの全身投与が必要．

c. 流行性角結膜炎

原因：アデノウイルス（主に8型，他に4，19，37型も）感染
症状：結膜発赤，眼脂
全身症状：発熱，頸部リンパ節腫脹を伴うことあり
診断：迅速診断でアデノウイルスの確認
治療：アズレンスルホン酸ナトリウム（アズレン）点眼液1回1滴，1日5回点眼．隔離
入院適応：なし

> **極意 ★ 家族への指導**
> ①目をこすったり，さわったりしないでください．
> ②よく手を洗いましょう，ペーパータオルを使いましょう．
> ③お風呂は最後に入り浴槽のお湯は捨ててください．
> ④衣類，枕カバー，シーツなどは別々に洗濯して，日光によく干してください．
> ⑤学校はしばらく休みましょう，プールもしばらくがまんしましょう（2～3週間）．

d. 咽頭結膜熱（プール熱）

（➡ p.142 秘傳か：感染症参照）

e. 急性出血性結膜炎

原因：エンテロウイルス70，コクサッキーウイルスA24変異株

症状：約1日の潜伏期間．流涙，結膜充血（出血），羞明，異物感，熱感，眼痛，視力低下

全身症状：発熱，頸部リンパ節腫脹を伴うことあり

診断：ウイルス抗体価，ウイルス分離でエンテロウイルス70，コクサッキーウイルスA24変異株の確認

治療：アズレンスルホン酸ナトリウム（アズレン®）点眼液1回1滴，1日5回点眼．出血は自然吸収される

入院適応：なし

> **いっぷく　アポロ病**
> 日本では，1971～72年に最初の流行が起こり，アポロ宇宙船が月面着陸をしたので，アポロ病という名がつけられました．病原ウイルスは1971年に同定され，エンテロウイルス70と命名されました．

f. Stevens-Johnson 症候群

（➡ p.216 秘傳ほ：発疹参照）

g. アレルギー性結膜炎

原因：通年性（ハウスダスト，ダニ），季節性（花粉）
症状：瘙痒感，結膜充血，結膜浮腫
全身症状：アレルギー性鼻炎を伴うことが多い
診断：症状，既往歴，家族歴から疑い，血液検査で原因アレルゲンを確定
治療：以下3点を併用
- クロモグリク酸ナトリウム（インタール®）点眼液，1回1滴，1日4回点眼
- ベタメタゾンジプロピオン酸（リンデロン®）点眼液，1回1〜2滴，1日3〜4回点眼
- デキサメタゾン（デカドロン®），1回0.05〜0.1 mg/kg，1日2回内服

入院適応：なし

h. 淋菌性結膜炎

原因：淋病の母親からの産道感染（成人では淋病の人との性行為）
症状：生後2〜4日に発症．結膜発赤，眼脂（濃いクリーム状），眼瞼腫脹
診断：母親の淋病，症状，淋菌の確認
治療：
- エリスロマイシン（エリスリット®）眼軟膏，1回適量，1日5回塗布
- セフトリアキソンナトリウム水和物（ロセフィン®），1回25〜50 mg/kg，1日1回，7日間点滴静注または筋注
- 両親も治療する

予防：出産時に予防点眼
- コリスチンメタンスルホン酸ナトリウム配合（エコリシン®），点眼液1回1〜2滴

入院適応：全例入院

極意 ☆ 失明の危険

急速に進行し，角膜穿孔から失明にいたる．

i. クラミジア結膜炎

原因：クラミジア・トラコマティス（D～K型）
症状：新生児に多い．眼瞼腫脹，結膜充血，偽膜形成
全身症状：乳児期初期では，無熱性肺炎を合併する（➡ p.190 秘傳は：肺炎参照）
診断：迅速診断，PCR法，眼脂培養でクラミジアを確認
治療：以下を併用

- エリスロマイシン（エリスリット®）眼軟膏またはオフロキサシン（タリビット®）眼軟膏，1回適量，1日5回塗布，8週間
- エリスロマイシン（エリスロシン® Wドライシロップまたはエリスロシン® ドライシロップ），1回12.5 mg/kg，1日4回，14日間内服
- 両親も治療する

入院適応：なし

III. その他の眼科疾患

j. 麦粒腫

原因：睫毛腺（外麦粒腫），meibom腺（内麦粒腫）の良性化膿性炎症
症状：異物感，結膜充血
全身症状：なし
診断：視診で眼瞼内面に腫隆の確認
治療：

- エリスロマイシン（エリスリット®）点眼液，1回1滴，1日4回点眼．またはロメフロキサシン塩酸塩（ロメフロン®）点眼液，1回1滴，1日3回点眼
- セフジニル（セフゾン®），1回0.03 g/kg，1日3回内服
- 切開排膿

入院適応：なし

> **いっぷく　サンショウ，目の毒，腹薬**
>
> ことわざに「サンショウ，目の毒，腹薬」といわれていますが，忍者は夜でもよく見えるように，サンショウの実の塩ゆでを毎日3粒食べていました．

k. 結膜異物

原因：砂，植物片
症状：異物感，流涙
全身症状：なし
診断：病歴と診察所見で異物の確認
治療：

- 生食洗浄（洗浄前にオキシブプロカイン塩酸塩（ベノキシール®）点眼液1回1～2滴で麻酔）
- オフロキサシン（タリビット®）眼軟膏，1回適量，1日3回塗布
- 眼帯処置
- 顕微鏡下での除去も必要（眼科へ紹介）

入院適応：なし

l. 角膜異物

原因：コンタクトレンズ，溶接（鉄粉）
症状：結膜充血，疼痛，流涙
全身症状：なし
診断：病歴と診察所見で異物の確認
治療：

- オフロキサシン（タリビット®）眼軟膏，1回適量，1日3回塗布
- 精製ヒアルロン酸ナトリウム（ヒアレイン®）点眼液，1回1滴，1日5～6回点眼
- 鎮痛薬頓用処方（➡ p.52 秘傳や：薬剤参照）
- 眼帯処置
- 顕微鏡下での除去も必要（眼科へ紹介）

入院適応：なし

＜文献＞
1）「カラー版 現場で役立つ小児救急アトラス」（内山 聖，安次嶺 馨 編），p.335，西村書店，2009

第3章 疾患各論　5. 耳鼻咽喉科疾患

秘傳 み

耳・鼻の疾患

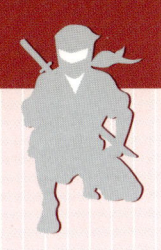

- 外耳道炎 ………………… 181
- 急性中耳炎 ……………… 182
- 外耳道異物 ……………… 184
- 副鼻腔炎 ………………… 184
- アレルギー性鼻炎 ……… 184
- 鼻出血 …………………… 185
- 扁桃・アデノイド肥大 … 186

Ⅰ. 耳疾患各論

■ 耳痛の原因

■ 耳痛の場合，以下の疾患を疑う（**表1**）

表1 ● 耳痛の原因となる疾患

耳 性	外耳疾患	外耳道炎，外耳道異物，耳介軟骨膜炎，耳性帯状疱疹
	中耳疾患	急性中耳炎，急性乳様突起炎，真珠腫性中耳炎
	外傷	耳介・外耳道の外傷，側頭骨骨折
非耳性	鼻疾患	急性副鼻腔炎
	咽頭疾患	急性扁桃腺炎，扁桃周囲膿瘍，咽後膿瘍，扁桃腺手術後
	喉頭疾患	急性喉頭蓋炎
	歯・口腔疾患	う歯，顎関節症，急性耳下腺炎
	咽頭部悪性腫瘍	咽頭がん，口腔がん，声門がん，上顎洞がん
神経性	脳神経	Hunt症候群，三叉神経痛

（文献1を参考に作製）

a. 外耳道炎

原因：耳かきなど

症状：かゆみ（耳かき→かゆみ→耳かきの悪循環），耳痛，不機嫌，耳介牽引で疼痛増強

診断：外耳道の発赤，耳癤（細菌感染し膿瘍化）になると鼓膜が見られない

小児救急秘伝の書　**181**

治療：
- 解熱鎮痛薬（➡ p.52 秘傳や：薬剤参照）
- ベタメタゾン吉草酸エステル（リンデロン®V）軟膏，1回適量，1日3回塗布

入院適応：なし

b. 急性中耳炎

原因：ウイルス性，細菌性
症状：耳痛，不機嫌，上気道炎症状
診断：中耳貯留液の存在（鼓膜の膨隆，可動不良，水面形成，耳漏），中耳の炎症（鼓膜の発赤，耳漏）
重症度：表2を参照
治療：
- 解熱鎮痛薬（➡ p.52 秘傳や：薬剤参照）
- 80％は無治療で自然軽快する
- 必要に応じてセフジトレン・ピボキシル（メイアクトMS®小児用細粒），1回0.03 g/kg，1日3回内服

入院適応：なし

極意　安易に抗菌薬を投与しない

特に集団保育の乳幼児ではペニシリン耐性肺炎球菌（PRSP）やβラクタマーゼ非産生インフルエンザ菌（BLNAR）など耐性菌（➡ p.61 秘傳た：耐性菌参照）が起炎菌のことが多いので，安易に抗菌薬を投与せず，耳鼻科専門医の受診を勧める．ウイルス性の中耳炎が多い．

いっぷく　耳鳴りで悩む

耳鳴りで悩んだスメタナの弦楽四重奏曲第1番「わが生涯から」第4楽章には，明るく，自信に満ちた青春時代の回想中，突然の耳鳴りの音が鳴り響き，一転暗い曲想に変わっていきます．

表2 ● 急性中耳炎の重症度評価

条　件			点　数
年齢条件		3歳未満	3
		3歳以上	0
臨床症状	耳　痛	なし	0
		痛みあり	1
		持続性高度	2
	発　熱	37℃未満	0
		37℃以上38℃未満	1
		38℃以上	2
	啼泣・不機嫌	なし	0
		あり	1
鼓膜所見	鼓膜発赤	なし	0
		鼓膜の一部	2
		鼓膜全体	4
	鼓膜膨隆	なし	0
		部分的な膨隆	4
		鼓膜全体	8
	耳　漏	なし	0
		鼓膜観察可	4
		鼓膜観察不可	8
	光　錐	正常	0
		減弱，鼓膜混濁	4
評価（合計点数）		0〜9点	軽症
		10〜15点	中等症
		16点以上	重症

（文献2を参考に作製）

いっぷく　耳垢で年齢判定

　ヒゲクジラの年齢は，耳垢で調べます．耳垢がちょうど年輪のようにたまっていくために，輪の数を数えると年齢がわかります．ハクジラは歯根の成長線から年齢を調べます．

第3章　5　み　耳・鼻の疾患

小児救急秘伝の書

c. 外耳道異物

原因：虫，固形物，耳かき棒の先など
症状：耳違和感，不機嫌
診断：病歴，耳鏡での確認
治療：除去（虫はオリーブ油点耳またはリドカイン噴霧後処置する）
入院適応：なし

> **極意 ★ 自分で入れる**
> 子どもは興味本位で自分で異物を入れることがある．

II．鼻疾患各論

d. 副鼻腔炎

原因：細菌性
症状：膿性鼻汁，発熱，頭痛，頬部痛，頬部発赤・腫脹
診断：X線，CT，エコーで診断．分泌物細菌検査で原因細菌を同定
治療：
- 解熱鎮痛薬（→ p.52 秘傳や：薬剤参照）
- セフカペンピボキシル塩酸塩（フロモックス®）細粒，1回 0.03 g/kg，1日3回内服
- 洗浄療法

入院適応：なし

> **極意 ★ 「口が匂う」は副鼻腔炎も考える**
> 口臭を気にして受診される児は，副鼻腔炎のことがある．

e. アレルギー性鼻炎

原因：通年性（ハウスダスト，ダニ），季節性（花粉）
症状：鼻汁，くしゃみ（通年性では副鼻腔炎を合併しやすい）

診断：既往歴・家族歴から疑い，症状・鼻汁好酸球で診断．アレルゲン検査で原因アレルゲンを確認

治療：
- 以下の①～③いずれか1つと，④，⑤いずれかを併用
  - ①メキタジン（ゼスラン®）シロップ，1回0.2 mL/kg，1日2回内服
  - ②ケトチフェンフマル酸塩（ザジテン®）シロップ，1回0.15 mL/kg，1日2回内服
  - ③エピナスチン塩酸塩（アレジオン®ドライシロップ），1回0.025～0.05g/kg，1日1回内服．
  - ④クロモグリク酸ナトリウム（インタール®）点鼻液，1回各鼻腔に1噴霧，1日2～6回
  - ⑤ケトチフェンフマル酸塩（ザジテン®）点鼻液1回各鼻腔に1噴霧，1日2～4回

入院適応：なし

f. 鼻出血

原因：鼻粘膜のかき傷（鼻をほじる），ケンカ，スポーツ，交通事故などKisselback部位（約80％），鼻中隔の棘（櫛）部の出血

診断：
- 内視鏡で出血部位の確認
- 鼻腔X線，CTで外傷，腫瘍の有無を確認
- 血液検査で貧血の程度，白血病など血液疾患の鑑別

治療：
- 出血側の鼻翼を指で圧迫
- 5,000倍エピネフリンと4％キシロカインを浸したコメガーゼを鼻腔後部にまで挿入し，数分待つ（止血作用と鼻腔粘膜の麻酔作用・収縮作用で出血部位を確認しやすくする）
- 鼻腔前半部の場合には，出血部位を電気凝固し，止血薬を含んだオキシセル綿を装着
- 出血部位が確認困難なときは抗菌薬を含んだ軟膏ガーゼで鼻腔全体を密閉・圧迫

入院適応：なし

> **極意　下を向かせる**
>
> 頭を上に向けると出血が後鼻孔から咽頭に流れ，胃部不快感，止血の確認困難になる．頭は下に向ける．

Ⅲ．咽喉疾患各論

g. 扁桃・アデノイド肥大

原因：口呼吸による咽頭粘膜の乾燥・温度低下による反復感染で増悪

症状：いびき，睡眠時無呼吸（➡ p.234 秘傳よ：夜の病気参照），中耳炎，副鼻腔炎の反復，慢性化，成長障害，学習障害，行動異常

診断：視診，X線，ファイバーで扁桃・アデノイド肥大を確認

治療：摘出術，口腔内装具

入院適応：摘出術を行った場合

> **極意　授業を怠けているという訴えにも注意**
>
> 睡眠不足で，授業中ボーっとしていることでこの疾患が気づかれることもある

> **いっぷく　みみ・はなは植物に似ている**
>
> 芽（目）が出て，葉（歯）が生えて，花（鼻）が咲き，実（耳）がなるで植物の成長過程が完結します．「33」「87」とも使いますね[3]

＜文献＞

1) 泰地秀信：耳の異常．日医雑誌，136（9）；CH-78, 2007
2) 「小児急性中耳炎診療ガイドライン 2009年度版」（日本耳科学会ほか 編）, pp.30-31, 金原出版, 2009
3) 中西　進：「ひらがなでよめばわかる日本語」, pp.16-17, 新潮文庫, 2008

第3章 疾患各論　5. 耳鼻咽喉科疾患

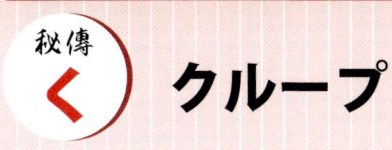

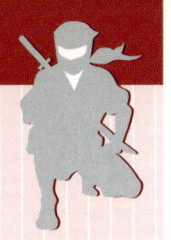

秘傳 く　クループ

疫学：乳幼児に好発．冬季が多い

病態：声帯を中心とした喉頭部の炎症

原因：アデノウイルス，インフルエンザウイルスA/B，RSウイルス（以上迅速診断可能），麻疹，パラインフルエンザウイルス3などのウイルス感染が原因

症状：吸気性喘鳴，犬吠様咳嗽（ケンケン），嗄声（→ p.39 秘傳る：類似疾患参照）

診断：
- 症状，流行状況から診断
- 頸部正面X線写真で声門部の狭窄像（wine bottle shape）

治療：アドレナリン（ボスミン®）の吸入
　例）2歳以下　ボスミン® 0.1 mL〔＋オルガドロン注（3.8mg/mL）0.15 mL〕
　　　2歳以上　ボスミン® 0.2 mL〔＋オルガドロン注（3.8mg/mL）0.2 mL〕

入院適応：
①吸入で咳嗽が軽減しない
②吸気性喘鳴が明らかにある
③吸気性呼吸困難がある
④チアノーゼがある
⑤ご家族の不安が強いとき

家庭での看護：安静と加湿を心がけ，症状悪化したときは早めに受診を伝える

極意　夜間は重症化しやすい

　はじめの3日間ぐらいが重症化しやすい（特に夜間が悪化しやすい）．生後2～3カ月までは入院治療がよい．
　国内ではボスミン1回1 mL，海外では最大1回5 mL吸入でも安全で有効性が高いことが報告されている．

第3章 疾患各論　5. 耳鼻咽喉科疾患

秘傳 こ

喉頭蓋炎

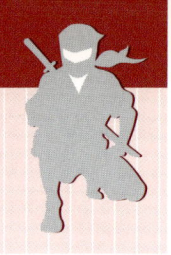

疫学：
- 頻度は低いが，小児救急で最も重要な疾患の1つ
- 適切な治療がなされなければ，窒息から死にいたる危険性がある
- 迅速な診断と治療で救命でき，予後良好

原因：ジフテリアによるものは稀，インフルエンザ菌が大半

症状：
- 発熱，チアノーゼ，意識障害，口呼吸，流涎，**首をまっすぐにする特有な体位**（気道を確保するため）
- 嗄声はない（声帯は侵されないため）

診断：
- 症状から喉頭蓋炎を疑えば，**不用意に咽頭所見をとることは慎む**
- **気道確保後，医師も同行して頸部側面X線でthumb-sign（喉頭蓋の肥大）を確認**
- クループとの鑑別のため頸部正面X線写真も参考となる
- 喉頭ファイバースコープで，喉頭蓋の発赤・腫張で確定診断（耳鼻科医師の協力を要請する）
- 血液検査で原因菌の同定を行う
  （➡ p.39 秘傳る：類似疾患参照）

治療：
- 著しい呼吸困難，著明なチアノーゼ，意識状態の低下，著明な不穏状態，SpO_2の改善がない場合は**気道確保（気管挿管，気管切開など）を躊躇しない**（小児外科，麻酔科医師にも協力を要請する）
- 呼吸管理
- セフォタキシムナトリウム（クラフォラン®），1回40～50 mg/kg，1日3～4回点滴静注
  およびデキサメタゾン（デカドロン®），1回0.5 mg/kg，1日6～8回静注

入院適応：全例入院

> **極意**
>
> **咽後膿瘍も鑑別対象**
>   頸部痛，斜頸があれば，咽後膿瘍も鑑別対象になる．
>
> **挿管チューブは細めを使う**
>   挿管のしやすさ，後遺症予防のため通常より1～2サイズ細めのチューブを使用する

> **いっぷく　チェリーレッド**
>   喉頭蓋炎では喉頭蓋が発赤肥厚して，チェリーが2つ並んだように見えます．

肺炎

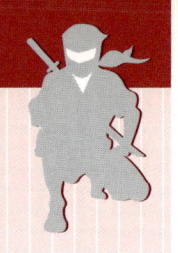

- 細菌性肺炎 ……………… 193
- マイコプラズマ肺炎 ……… 194
- クラミジア肺炎 …………… 195

I. 総論

1 原因

- 肺炎の原因微生物は，2歳未満ではウイルス性と細菌性が，6歳以上ではマイコプラズマ・ニューモニエが多い．
- 細菌性肺炎は肺炎球菌とインフルエンザ菌によるものが多い．
- 黄色ブドウ球菌は乳児期の膿胸を伴う重症肺炎の原因となる．
- マイコプラズマ・ニューモニエは，3歳以下の感染では，上気道炎や気管支炎の病型をとり，4歳以上で肺炎が多くなる．学童の肺炎の最も多い原因である．

2 診断

- 全身状態，肋骨下陥没の有無，呼吸数から肺炎の存在を疑う（**表1**）．

表1 ● 肺炎の年齢別診断

A）2カ月未満

肋骨下陥没	あり	なし	なし
呼吸数	−	≧60	＜60
分類	重症肺炎	重症肺炎	肺炎なし

B）2カ月〜12カ月未満

肋骨下陥没	あり	なし	なし
呼吸数	−	≧50	＜50
分類	重症肺炎	肺炎	肺炎なし

C）12カ月〜5歳未満

肋骨下陥没	あり	なし	なし
呼吸数	−	≧40	＜40
分類	重症肺炎	肺炎	肺炎なし

（文献1を参考に作製）

3 重症度診断

- 胸部X線で肺炎が認められれば，血液検査，全身状態，チアノーゼの有無，呼吸状態をもとに重症度判定を行う（**表2**）．

4 入院適応

1）入院基準

- 年齢と重症度をもとに入院適応を決める（**表3**）

表2 ● 小児市中肺炎の重症度

		軽症	中等症	重症
全身状態		良好		不良
チアノーゼ		なし		あり
呼吸数[*1]		正常		基準以上
努力呼吸[*2]		なし		あり
胸部X線陰影		一側肺の1/3以下		一側肺の2/3以上
胸水		なし		多量
SpO_2		＞96％		＜90％
CRP（mg/dL）		＜3.0		＞15
好中球数	乳児	4,000〜8,000		＜500または＞10,000
	幼児	2,500〜5,500		＜500または＞10,000
	学童	3,000〜5,000		＜500または＞10,000
判定項目		すべてを満たす	軽症・重症のいずれにも該当しない	いずれか1つを満たす

[*1] 年齢別呼吸数（回/分）新生児＜60，乳児＜50，幼児＜40，学童＜30
[*2] 呻吟，鼻翼呼吸，陥没呼吸
（文献2を参考に作製）

表3 ● 小児市中肺炎の年齢・重症度別管理基準

	3歳未満	3〜5歳	6歳以上
軽症	入院	外来	外来
中等症以上	入院	入院	入院

（文献2より引用）

2）その他の入院目安

- 入院基準を満たしていない場合でも，以下のいずれかに該当するときは入院とする
  ① 治療薬の内服ができないとき
  ② 経口抗菌薬で改善が認められないとき
  ③ 基礎疾患があるとき
  ④ 脱水が認められるとき
  ⑤ 軽症でも主治医が入院を必要と考えた場合

5 治療

- 5歳までは細菌性肺炎を考慮して，6歳以上ではマイコプラズマ肺炎，クラミジア肺炎を考慮した抗菌薬治療を行う（**表4**）．

表4 肺炎抗菌薬

	重症度	2カ月～5歳[1,2]	6歳以上
外来	軽症	AMPC±CVA or SBPTC po あるいは 広域経口セフェム po[3]	マクロライド po あるいは テトラサイクリン po[1]
入院	中等症～重症	ABPC±SBT or PIPC iv[1,4] あるいは 広域セフェム iv[1,3,4]	ABPC±SBT or PIPC iv[1,4] あるいは 広域セフェム iv[3] ± マクロライド po/div あるいは テトラサイクリン po/div[5]
	最重症	カルバペネム±マクロライド po/div[6]	

- [1]：肺炎マイコプラズマ，肺炎クラミジア感染症が強く疑われるとき，マクロライド系薬を併用
- [2]：原則1歳までは入院
- [3]：肺炎球菌，インフルエンザ菌に抗菌力が優れているもの　代表経口薬：CDTR-PI, CFPN-PI, CFTM-PI, 代表注射薬：CTRX, CTX
- [4]：トラコーマ・クラミジア感染が疑われるとき，マクロライド系薬を併用
- [5]：8歳までの小児には他剤が使用できないか無効の場合に限る
- [6]：レジオネラ症が否定できない場合はマクロライド系薬を併用する

AMPC：アモキシシリン，CVA：クラブラン酸，SBTPC：スルタミシリン，ABPC：アンピシリン，SBT：スルバクタム，PIPC：ピペラシリン，CDTR-PI：セフジトレン・ピボキシル，CFPN-PI：セフカペン・ピボキシル，CFTM-PI：セフテラム・ピボキシル，CTRX：セフトリアキソン，CTX：セフォタキシム，
（各抗菌薬の用量はp.52 秘傳や：薬剤参照）
po：経口，iv：静注，div：点滴静注
（文献2を参考に作製）

II. 各 論

a. 細菌性肺炎

原因：肺炎球菌，インフルエンザ菌，黄色ブドウ球菌，モラキセラ・カタラーリスなど

症状：発熱，咳嗽，喀痰

診断：症状から疑い，胸部X線で陰影があれば確定．必要に応じて胸部CT施行．喀痰検査で細菌同定（図1参照）

治療：原因菌不明のときおよび同定前はペニシリン系またはセフェム系を使用（➡ I. 総論 5 治療, p.52 秘傳や：薬剤, p.61 秘傳た：耐性菌参照）

入院適応：
① 内服抗菌薬が無効のとき
② 大葉性肺炎
③ 呼吸困難が強いとき
④ 全身状態が悪いとき

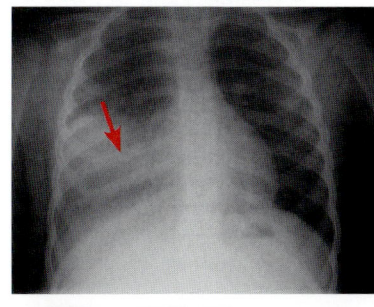

A) 胸部X線（肺炎球菌性肺炎）　B) 胸部CT（肺炎球菌性肺炎）

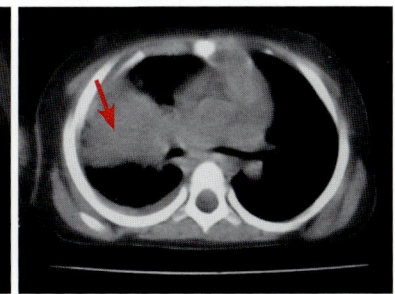

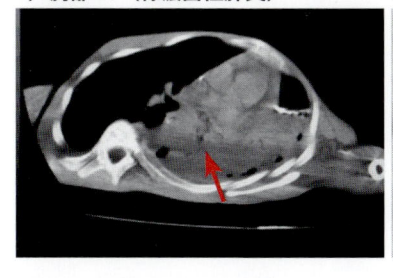

C) 胸部CT（緑膿菌性肺炎）　D) 胸腔穿刺（緑膿菌性肺炎）

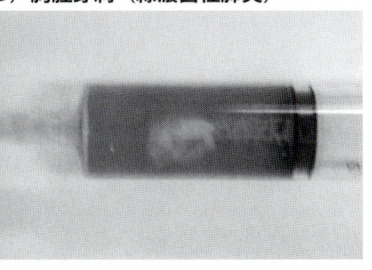

図1 ● 細菌性肺炎の診断
A) 肺炎球菌性肺炎．胸部X線で右肺に陰影を認める，B) 肺炎球菌性肺炎．胸部CTでも右肺に陰影を認める，C) 緑膿菌性肺炎．左肺背部に肺炎と膿を認める，D) 緑膿菌性肺炎．黄褐色の膿（胸腔穿刺）．（カラーアトラス p.20，⓭参照）

予後：黄色ブドウ球菌性肺炎では，大葉性肺炎（膿胸を合併）になりやすく重症になるので注意が必要

> **極意** アンピシリン（ABPC）は有効
>
> 細菌性肺炎101例のABPC有効率は86.1％．BLNARにおいても72.4％の有効性を示し，細菌性肺炎の初期治療薬としてABPCは依然として有効と考えられる[3]．

b. マイコプラズマ肺炎

原因：マイコプラズマ・ニューモニア
症状：高熱，咳嗽が強く，胸水が貯留しやすい
診断：症状から疑い，胸部X線で陰影があれば確定（図2参照）．必要に応じて胸部CT施行．血液検査でマイコプラズマIgM抗体の確認
治療：
- 第一選択薬：
 クラリスロマイシン®（クラリス®），1回3〜5 mg/kg，1日3回，10日間．
 またはアジスロマイシン水和物（ジスロマック®），1回10 mg/kg，1日1回，3日間
- マクロライド耐性マイコプラズマが疑われる場合：
 テトラサイクリン系薬（文献4を参照，➡ p.52 秘傳や：薬剤参照）

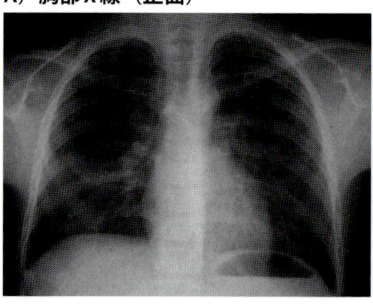

A）胸部X線（正面）　　**B）胸部X線（側面）**

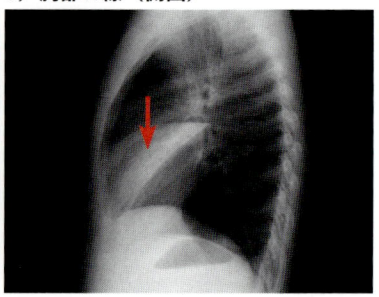

図2● マイコプラズマ肺炎の診断
正面（A）では陰影がはっきりしないが，側面（B）では明瞭な陰影を認める

入院適応：
- ① 内服抗菌薬が無効のとき
- ② 胸水貯留
- ③ 呼吸困難が強いとき
- ④ 全身状態が悪いとき

> **マクロライド耐性マイコプラズマ**
>
> マイコプラズマの15％がマクロライド耐性です．発熱期間は長い（耐性菌9.2日，感受性菌5.5日）が，予後は変わりません[4]．
>
> **歩く肺炎，走る肺炎**
>
> マイコプラズマ肺炎は「歩く肺炎」と呼ばれています．入院を必要とせず，歩いて通院治療できるからです．
>
> マイコプラズマ・ニューモニアの仲間のマイコプラズマ・モービレは滑走装置をもち，ヒトに例えると，1秒間に10m移動します．滑走の仕組みが解明されると，マイコプラズマ肺炎の特効薬や，ヒト体内の目的部位に薬剤を運ぶ機器の開発につながると期待されています．

c. クラミジア肺炎

- ヒトに感染するのは以下の3種類

1）*Chlamydia trachomatis* 肺炎

原因：母親の産道を経由して新生児・乳児（1〜3カ月）に肺炎を起こす
症状：多呼吸，咳嗽，結膜炎の合併，**通常無熱**

2）*Chlamydophila pneumoniae* 肺炎

疫学：すべての年齢の児に感染を起こす
原因：感染者からの飛沫感染
症状：発熱，咳嗽

3）*Chlamydophila psittaci* 肺炎（オウム病）

原因：鳥や家畜の排泄物・分泌物の吸入で感染
症状：発熱，咳嗽

4）クラミジア肺炎（上記3種類）の診断・治療・入院適応

診断：
- 症状から疑い，胸部X線で陰影があれば確定．血液検査でクラミジアIgM抗体の確認，PCR法
- 眼脂検査（迅速診断，培養）

治療：
- 第一選択薬：
  クラリスロマイシン（クラリス®），1回3〜5 mg/kg，1日3回，10日間
  またはアジスロマイシン水和物（ジスロマップ®），1回10 mg/kg，1日1回3日間
- 結膜炎にはマクロライド系眼軟膏（➡ p.175 秘傳め：眼の疾患参照）

入院適応：
① *Chlamydia trachomatis* 肺炎
② 内服抗菌薬が無効のとき
③ 呼吸困難が強いとき
④ 全身状態が悪いとき

極意　熱・咳4日注意
- *Chlamydophila pneumoniae* 肺炎は臨床的にはマイコプラズマ肺炎と鑑別困難．
- ミノサイクリン（ミノマイシン®）は8歳以上に使用．
- クラックルズがない，全身状態が悪くなくても発熱・咳が4日以上続く児には，胸部X線・血液検査を考慮．

Ⅲ．肺炎と鑑別を要する疾患〜悪性リンパ腫〜

分類：
- ホジキンリンパ腫　　約10％
- 非ホジキンリンパ腫　約80〜90％

進行度： Ann Arbor分類
- Ⅰ期＝1つのリンパ節・リンパ領域に限局
- Ⅱ期＝横隔膜同側の2カ所以上のリンパ節領域

- Ⅲ期＝横隔膜両側のリンパ節領域
- Ⅳ期＝リンパ節以外の臓器，骨髄，血液中への浸潤

症状：リンパ系組織の腫張，発熱，体重減少，盗汗，易疲労感

診断：
- 病理検査：リンパ節生検
- 血液検査：血算，CRP，肝機能，腎機能，血糖，ウイルス抗体価（B型肝炎，C型肝炎，HTLV-I，HIV，EBウイルス），可溶性インターロイキン-2（IL-2）受容体
- 画像診断：X線，CT，MRI，PET（図3）

治療：非ホジキンリンパ腫の治療
- 化学療法：CHOP療法，R-CHOP療法1クール2〜4週間，4〜8クール（シクロホスファミド，ドキソルビシン，ビンクリスチン，プレドニン，リツキシマブ）
- 放射線療法：1週間に5回，4〜6週間
- 造血幹細胞移植：自家末梢血幹細胞移植・同種骨髄移植・同種末梢血幹細胞移植・臍帯血移植

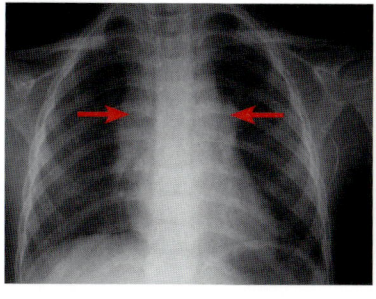

A）胸部X線　　B）胸部CT

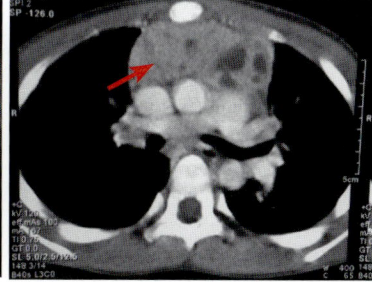

図3　悪性リンパ腫の診断
A）胸部X線で縦隔の拡張を認める
B）胸部CTで縦隔腫瘍を認める

＜文献＞
1) WHO：acute respiratory infection in children
http://www.who.int/fch/depts/cah/resp_infections/en/
2) 尾内一信：抗菌薬の使い方．小児感染免疫，9（3）：269，2007
3) 武田紳江：細菌．日本小児呼吸器疾患学会雑誌，19（1）：48-52，2008
4) 「小児呼吸器感染症診療ガイドライン2007」（金原すゞ子，砂川慶介 監），協和企画，2007

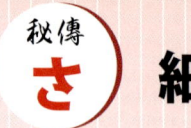

細気管支炎

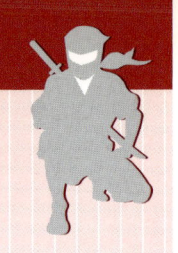

疫学：6カ月未満の乳児に多い．冬期に多い

症状：呼気性喘鳴，陥没呼吸，鼻翼呼吸，チアノーゼなどの症状（喘息との鑑別が困難，細気管支炎は鼻汁が多い）

診断：
- 症状と鼻汁RS迅速診断（3歳未満で，入院児のみ保険適応）で確定
- 血液ガス分析，血算，CRP，胸部X線で重症度・肺炎の合併の有無を診断

治療：
- 気管支喘息に準ずる（➡ p.131 秘傳き：気管支喘息参照，アミノフィリンは使用しない）．
- 細菌性肺炎の合併があれば抗菌薬使用（➡ p.190 秘傳は：肺炎参照）

入院適応：呼吸障害が強い，3カ月未満の乳児，哺乳不良，不眠，内服不能

極意 ★ 乳児に注意

乳児では重症になりやすく酸素投与，気管挿管が必要になることがある．生後3カ月までは入院治療がよい．

第3章 疾患各論　7. 循環器疾患

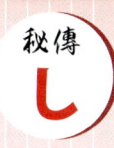

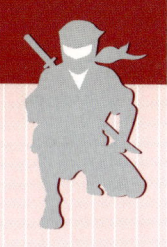

循環器疾患

- 心筋炎 …………… 199
- 起立性調節障害（OD）…… 200
- 心臓震盪 …………… 200
- 不整脈 ……………… 200

a. 心筋炎

原因：コクサッキーウイルスA，B（特にB_2，B_3，B_6），エコーウイルス，インフルエンザA，B，川崎病，膠原病

症状：
- 劇症型，急性型，慢性型（拡張型心筋症の病像）の3型
- かぜ症状，胃腸症状の先行
- 年長児：熱，咳嗽，咽頭痛，動悸，胸痛，けいれん
- 乳幼児：哺乳低下，嘔吐，不機嫌
- 重症化すると，心不全，不整脈，心外膜刺激症状（心タンポナーデ）

診断
- 軽症例では診断困難
- 疑い例では白血球，CRP，血沈で炎症所見を確認
- AST，CK，CK-MB，LDH，ミオシン軽鎖-I，トロポニンTの上昇で確定
- 胸部X線で心拡大，肺うっ血，心電図で伝導障害，心エコーで心膜貯留液，左室内腔拡大，壁運動低下などの重症度評価をする

治療：安静，γ-グロブリン大量，心不全治療（利尿，強心薬），不整脈治療，心臓ペーシング

入院適応：疑い例も含め入院

> **極意　診断のポイント**
> 年長児は胸痛，乳幼児は頻脈，多呼吸，末梢循環不全（ショック）に注意．

b. 起立性調節障害（OD）

疫学：思春期前後にみられる
症状：立ちくらみ，めまいなどの自律神経失調症
診断：診断基準を参考に診断する
治療例（12歳）：

- メチル硫酸アメジニウム（リズミック®）1錠10 mg，1回5 mg（粉砕して），1日2回，朝夕食後
- またはメシル酸ジヒドロエルブタミン（ジヒデルゴット® 1錠1 mg），1回1錠，1日2回，朝夕食後

入院適応：入院の必要はない

> **いっぷく　ODの部分症状 NMS**
> 欧米では神経調節性失神（NMS）が疾患単位として確立されています．日本ではNMSはODの部分症状と捉えられてきました．

c. 心臓震盪

疫学：子どものスポーツ中（野球，ソフトボール，サッカーなど）に起き，突然死の原因となる
原因：前胸部（心臓の真上）にボールや体がぶつかって，不整脈を起こす．
診断：病歴と不整脈・心肺停止から診断
治療：AEDが唯一の治療法（➡ p.69 秘傳そ：蘇生参照）
入院適応：全例入院

> **極意　予防が第一**
> 前胸部に心臓震盪予防用のプロテクターを装着して予防する．

d. 不整脈

1 徐　脈

分類：洞不全症候群（SSS），房室ブロック，QT延長症候群

症状：心拍出量低下（失神発作，眩暈，けいれん，胸部不快感，易疲労性，運動能低下），ショック症状

診断：
- 症状から疑えば，心電図を施行
- 心室心拍数の減少で確定
- SSSではP波（心房心拍数）も減少
- 房室ブロックではP波は正常か増加

治療：
- アトロピン硫酸塩1回0.02 mg/kgで再投与可
- アドレナリン（一次性の房室ブロック以外が原因の場合に適応．1回0.01 mg/kg 3〜5分ごとに反復投与）
- 重症例では心肺蘇生を平行し，心臓ペーシングを行う（永久ペースメーカーも必要）

入院適応：全例入院

2 頻 脈

- 上室頻拍は狭いQRS幅を，心室頻拍は広いQRS幅を呈するが，小児の上室頻拍は脚ブロックを合併し広いQRS幅を呈することがあるので注意を要する．治療は図小児の頻拍への対応アルゴリズムを参考にして行う．

極意

ATPは喘息に注意
　ATP（アデホス®など）は喘息誘発作用あり．既往歴・家族歴の確認が重要．

ATPは診断にも有効
　ATPで房室伝導を抑制すると，心房頻拍では一時的にQRSが消失し，P波を確認しやすくなる．またQRS波に変化がなければ，心室頻拍の可能性が高い．

```
                    ┌─────────────────┐
                    │ 気道・呼吸・循環の評価，│
                    │ 酸素投与，心電図モニタ │
                    └────────┬────────┘
                             │
     狭いQRS幅              ◇              広いQRS幅
     (≦0.08秒)         QRS幅の評価          (≧0.08秒)
         ┌───────────────┴───────────────┐
         │                               │
 ┌───────┴───────┐                       │
 │ 病歴，心拍数，P波の有無 │                │
 └──┬─────────┬──┘                       │
    │         │                          │
 ┌──┴──┐  ┌───┴──┐              ┌────────┴────────┐
 │洞性頻拍*1│ │上室頻拍*2│              │ 心室頻拍の可能性 │
 └──┬──┘  └───┬──┘              └────────┬────────┘
    │         │                          │
 ┌──┴──┐  ┌───┴────┐                     │
 │原因の解除│ │迷走神経刺激*3│              │
 └─────┘  └───┬────┘                     │
              │                          │
     ┌────────┴─────────┐       ┌────────┴─────────┐
     │ATP 0.1 mg/kg 急速静注*4│    │ 同期電気ショック*4  │
     │または同期電気ショック*4 │    │ 0.5〜1.0 J/kg     │
     │0.5〜1.0 J/kg（無効の場合 2.0 J/kg│ │（遅らせない範囲内で│
     │に上げる）              │    │ ATP 投与可）      │
     └────────┬─────────┘       └────────┬─────────┘
              └──────────┬───────────────┘
                         │
           ┌─────────────┴──────────────────┐
           │ 小児循環器医など専門医に相談して        │
           │ プロカインアミド or アミオダロン or ニフェカラント投与*5 │
           └────────────────────────────────┘
```

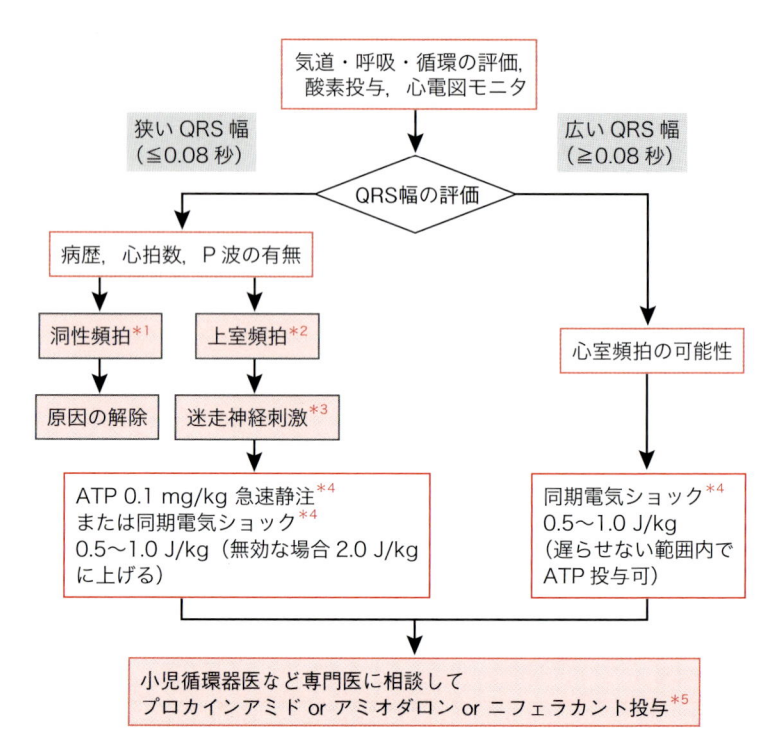

図 ● 小児の頻拍への対応アルゴリズム

*1 P波の異常がない，心拍数が固定されていない，PR間隔が一定，さらに乳児で心拍数220/分未満，小児で180/分未満なら洞性頻拍と考える
*2 P波が確認できないか異常で，心拍数の変動がなく，さらに乳児で心拍数220/分以上，小児で180/分以上なら上室頻拍（SVT）と考え，迷走神経刺激を試みる．バルサルバ法か顔面冷却法を用いる．年長児では頸動脈洞マッサージでもよい．眼球圧迫法は用いない
*3 血行動態が安定している場合は第一選択だが，不安定な場合は，ATP投与や同期電気ショックを遅らせない範囲で試してよい
*4 血行動態が安定している場合は，小児循環器医など専門医への相談を優先させる
ATP 0.1 mg/kg急速静注し，生理食塩液で後押しする（2シリンジテクニック）．無効なら0.2 mg/kgに増量し，くり返す
*5 プロカインアミド　　1回15 mg/kgを1時間で投与
　　またはアミオダロン　1回2.5〜5 mg/kgを1時間で投与
　　またはニフェカラント 1回0.15〜0.3 mg/kg投与

（文献1，2を参考に作製）

＜文献＞
1）日本版救急蘇生ガイドライン策定小委員会：「救急蘇生法の指針2005　改訂3版」，p.121，へるす出版，2007
2）JRC（日本版）ガイドライン2010　小児の蘇生（PBLS，PALS）
　http://www.qqzaidan.jp/pdf_5/guideline3_PED.pdf

第3章 疾患各論　8. 消化器疾患

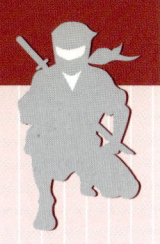

秘傳お　嘔吐・下痢・腹痛

- 急性胃腸炎・食中毒 ……… 203
- アセトン血性嘔吐症 ……… 206
- 急性虫垂炎 ……… 206

a. 急性胃腸炎・食中毒

- 原因は以下の4つに分けられる．それぞれの症状，治療は**表**を参照
  ① ウイルス性（ロタウイルス，アデノウイルス，ノロウイルスなど）
  ② 細菌性
   ・感染型（サルモネラ，カンピロバクター）：腸管に感染または直接作用して発症
   ・毒素型（黄色ブドウ球菌，ボツリヌス）：細菌産生毒素により発症，抗菌薬は無効
   ・生体内毒素型（病原性大腸菌O-157，腸炎ビブリオなど）：腸管内で増殖する過程で産生された毒素により発症
  ③ 自然毒（フグ，貝毒，毒キノコなど）
  ④ 化学性（有機金属，食品添加物，農薬，殺鼠剤，ヒスタミン中毒など．
   ➡ p.93 秘傳ふ：不慮の事故参照）

> **極意　制吐薬の坐剤が有効**
>
> 　下痢が頻回でない場合は，制吐薬のドンペリドン坐剤（ナウゼリン®坐剤）が有効（経口摂取が可能になる）．2歳以下で血便のときは腸重積症も考慮する．貧血，黄疸が認められれば溶血性尿毒症症候群（HUS）も考慮する．ロタウイルスは発熱，嘔吐で発症する．流行期は下痢のない児も，便の迅速診断が有効．

表 ● 急性胃腸炎・食中毒

原因	主な感染経路	発病までの時間	症状	治療	ひとこと極意
ウイルス					
ロタウイルス	糞口感染,飛沫感染	48〜72時間	発熱,下痢（水様,多量,白色）,嘔吐,上気道症状	経口補液.重症例では経静脈輸液	けいれん重積,虫垂炎の原因にもなる
アデノウイルス	糞口感染,飛沫感染	7〜8日	発熱,下痢（水様,多量）,嘔吐		腸管のリンパ濾胞が腫脹し,先進部となり腸重積を発症することがある
ノロウイルス	糞口感染,飛沫感染,食品（カキ）	36〜48時間	発熱,下痢（水様,ロタウイルスより軽症）,嘔吐,頭痛,咽頭痛,筋肉痛		名前はノロだが感染は速い.施設・病院など一気に感染拡大する
細菌感染型（病原微生物が腸管に感染するか直接作用して発症する）					
サルモネラ（非チフス型）	食品(生卵),水,（糞口感染）	6〜72時間	発熱,下痢（水様,粘液,血便）,嘔吐,腹痛,全身倦怠	ニューキノロン系,ホスホマイシン,アンピシリン	肺血症,胆嚢炎などの合併症あり.保菌者になることもあるので,便培養の経過要チェック
カンピロバクター・ジェジュニ	食品(鶏肉),水,動物	3〜5日	発熱,下痢（水様,粘血便）,嘔吐,腹痛,全身倦怠,筋肉痛	マクロライド系,ホスホマイシン	Guillain-Barré症候群では便培養チェック
エルシニア・エンテロコリチカ	食品,水,動物	3〜7日	発熱,下痢（水様,粘液）,腹痛,関節炎,結節性紅斑	ホスホマイシン(50〜100 mg/kg/日,分3経口,または50〜100 mg/kg/回×2〜4回静注)	川崎病類似症状を示すこともある
細菌毒素型（細菌産生毒素の生理活性による食中毒.抗菌薬は無効）					
黄色ブドウ球菌	食品（すし,おにぎりなど）	1〜6時間	激しい嘔吐,腹痛,全身倦怠,時にショック	支持療法	黄色ブドウ球菌で産生されたエンテロトキシンはスーパー抗原として作用する.スーパー抗原は20％のT細胞を活性化する（通常の抗原は0.01〜0.0001％を活性化）.大量のサイトカインが放出され,ショック,多臓器不全を引き起こすことがある

＜次ページに続く＞

<表の続き>

原因	主な感染経路	発病までの時間	症状	治療	ひとこと極意
ボツリヌス	発酵食品,缶詰,瓶詰,ハチミツ	12〜36時間	弛緩麻痺,眼瞼下垂,嚥下困難.乳児では摂食不能,傾眠,流涎.発熱は伴わない	呼吸管理,ボツリヌス抗毒素	斜視,眼瞼けいれん,片側顔面けいれん,痙性斜頸の治療にも用いられる.ボツリヌス毒素は神経筋接合部でアセチルコリンの放出を抑制し,筋収縮を阻害する(A型ボツリヌス毒素製剤「ボトックス®」が承認されている)
細菌生体内毒素型(腸管に感染した病原微生物が腸管内で増殖する過程で産生した毒素により発症する)					
腸管出血性大腸菌(ベロ毒素産生性大腸菌)	食品,糞口感染	2〜7日	下痢(初期は水様,その後鮮血),腹痛,HUS,発熱は伴わないことも多い	支持療法,ホスホマイシン(50〜100 mg/kg/日,分3経口)	井戸水,牛肉に注意.感染源として重要
腸炎ビブリオ	夏季の未加熱魚介類	4〜30時間	下痢(水様,時に粘血便),腹痛,嘔吐,発熱	支持療法	1996年からそれまでのO4K8型から米国や東南アジアなどに多いO3K6型に変化.患者数も増加している
自然毒					
トリカブト	観賞用の花,漢方薬の原料	数十分	嘔吐,下痢,呼吸困難	胃腸洗浄,活性炭,抗不整脈薬(リドカイン,メキシレチン,Mg),血液透析	漢方では鎮痛作用,神経痛,リウマチ,下痢,衰弱,低体温や低血圧などの治療に使う
貝毒	二枚貝(ホタテガイ,ムラサキガイ,アサリ,カキ)など	30分〜数時間	麻痺,水様下痢,嘔吐,腹痛		イモガイの外傷(刺傷)により全身麻痺を起こす.鎮痛薬としても利用される.
フグ毒	フグの肝臓・卵巣など	5分〜45分	嘔吐,しびれ,(呼吸筋)麻痺	胃洗浄,人工呼吸	細菌が生産したテトロドトキシン(TTX)がヒトデ類,貝類で生物濃縮され,フグは,TTXを含む餌を好んで摂食する.Naチャネルの構造の違いでフグは中毒症状を起こさない
キノコ毒	ツキヨタケ,クサウラベニタケ,カキシメジなど	毒の種類による	嘔吐,腹痛,下痢,けいれん,昏睡	胃洗浄,活性炭,ピリドキシン塩酸塩	嘔吐は特別な症状.嘔吐はヒト,サル,ブタ,イヌ,ネコ以外では見られない.カエルは嘔吐する唯一の小型動物

(文献1を参考に作製)

> **いっぷく　黄金色**
>
> *Staphylococcus aureus*（黄色ブドウ球菌）のaureusは黄金色を意味します．金の元素記号Auや，オーロラと同じ語源です．

b. アセトン血性嘔吐症

別名：ケトン血性低血糖症，自家中毒，周期性嘔吐症
疫学：2〜10歳の小児に多い
症状：突然ぐったりして，顔色不良となり，腹痛を訴え，頻回に嘔吐する
診断：既往歴（臍疝痛）の有無，尿アセトン陽性のチェック
鑑別：髄膜炎，虫垂炎など
治療：ソリタ®-T1 200 mLを1時間ほどで点滴
入院適応：初期点滴でも嘔吐が続けば入院

> **極意　診断名ではない**
>
> 症候なので，感染症などの原因検索も忘れないように．

c. 急性虫垂炎

症状：
- 腹痛（心窩部ないし臍周囲から始まり徐々に右下腹部に移動する），嘔吐，下痢
- 小児では進行が早く，容易に腹膜炎に進展する．腹膜炎に進展しても診断が困難
- 腹痛の増強後に出現した高熱や頻回の下痢は腹膜炎を疑う

所見：
- 85％に筋性防御を認める．Blumberg徴候は急性腸炎でも50％で認められる
- 白血球増多，CRPは発症初期には上昇しないことがある
- 腹部X線で回盲部に限局したガスは虫垂炎を示唆する（sentinel loop sign．図A）．

診断：腹部エコー（虫垂の 6 mm 以上の腫大，虫垂壁の肥厚や層構造の破壊，糞石の存在，腹水貯留は炎症の周囲への波及を示す），造影 CT も有効（図B）．
治療：手術，腹腔鏡手術
入院適応：疑い例も含めて全例入院

A) 腹部 X 線　　　B) 腹部 CT

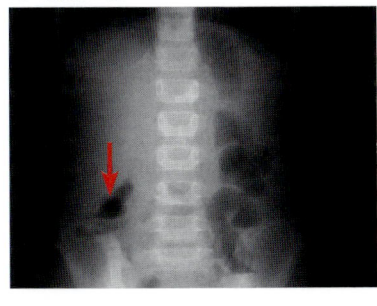

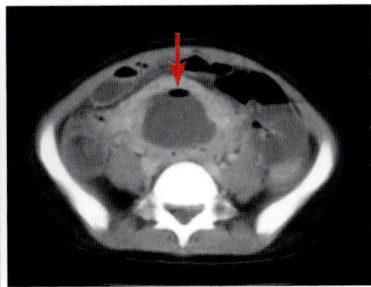

図● 急性虫垂炎
A) 腹部 X 線で虫垂部にガスを認める
B) 腹部 CT で限局性腹膜炎

極意

heel-drop jarring test

患児を爪先立ちさせ，急にかかとを落とすように指示する．右下腹部に疼痛が誘発されれば急性虫垂炎が強く疑われる．

胃腸炎の食事

米国疾病管理予防センター（CDC）は 2003 年急性胃腸炎の患児に早期に通常食を再開すること，経口補水液を 3〜4 時間以内に使用すること，不必要な薬物は使用しないことを推奨しました[2]．

スイカの種で盲腸に？

全くの迷信ですが，昔ヨーロッパで虫垂炎の手術時に虫垂がブドウの種に見えたという説もあります．

プロバイオティクスと感染症

プロバイオティクスとは「生体内，特に腸管内の正状細菌叢に作用し，そのバランスを改善することにより生体に利益をもたらす生きた微生物」のことです．乳酸菌製剤の生菌製剤ラクトミン（ビオフェルミン® など），ビフィズス菌の生菌製剤（ラックビー® など）や酪酸菌の生菌製剤（ミヤBM® など）は整腸剤として頻用されています．

＜文献＞
1）「現場で役立つ小児救急アトラス」（内山　聖，安次嶺馨 編），pp.249, 251-252, 西村書店，2009
2）米国疾病管理予防センター（CDC）：小児における急性胃腸炎の治療－経口補水，維持および栄養学的療法．MMWR；52（No. RR-16），p.12, 2003

第3章 疾患各論　8. 消化器疾患

腸重積症

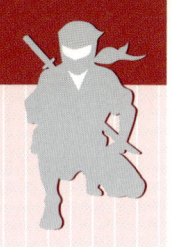

疫学：生後3～18カ月の男児に好発
原因：ロタウイルス，アデノウイルス感染など
症状：3徴（反復性腹痛，嘔吐，血便）
所見：腹部腫瘤触知，ダンスサイン（右下腹部に腸管が触れない）
診断：腹部エコー（ターゲットサイン．図A）
（疑ったら浣腸をして苺ゼリー状ないしはトマトケチャップ状の便を確認）
治療：
- 空気整復，造影剤整復（診断も兼ねる．整復は外科医立ち会いのもとで行う．図B）
- 整復不能例，穿孔例では観血的整復術の適応

入院適応：疑い例も含めて全例入院
予後：一泊経過観察入院で翌日には帰宅可．手術になれば1週間程度入院

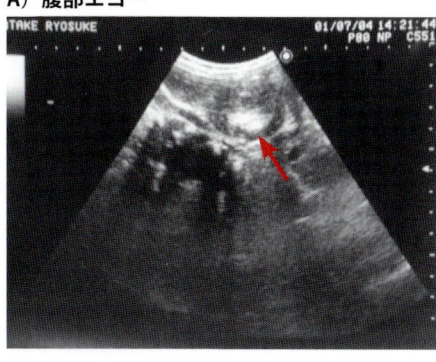

図● 腸重積症
A）腹部エコーでターゲットサインを認める
B）造影剤検査・整復．カニの爪サインを認める

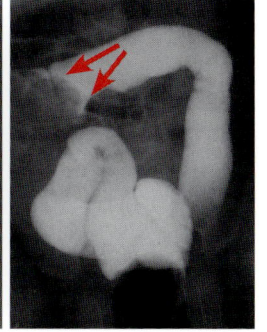

極意

腸穿孔のリスク

　腸穿孔の頻度は1％．穿孔部位は先進部から離れた末梢側で起こる．横行結腸（通常X線ではじめに先進部が確認された部位）が多い．6カ月以下の乳児，発症から3日以上経過，小腸閉塞の存在でリスクが高い．

症例の大半は救急外来を受診

　初発症状はさまざまで診断は困難．3徴が揃うことは数％．虚脱状態（25％）．細菌性髄膜炎，敗血症との鑑別を要するときもある．疑えば，（くり返し）浣腸をする．腹部エコーの診断率が高い（90％以上）．

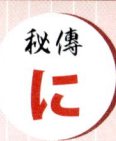

尿路系疾患

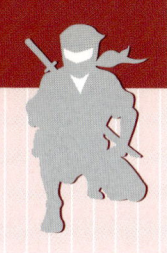

第3章 疾患各論　9. 泌尿器科疾患

- 尿路感染症 ………………… 211
- 出血性膀胱炎 ……………… 212
- IgA腎症 …………………… 212
- ネフローゼ症候群 ………… 213
- 溶血性尿毒症症候群(HUS) … 214
- 急性糸球体腎炎 …………… 215

a. 尿路感染症

原因：大腸菌（80〜90％以上），クレブシエラ，プロテウス

症状：
- 排尿痛，残尿感，頻尿（5歳以降），乳幼児では下痢になることもある．
- 腎盂腎炎（上部尿路に感染が波及：発熱，背部，腰部痛，悪寒，倦怠感など）

診断：中間尿で 1×10^5/mL またはカテーテル尿で 1×10^4/mL 以上の細菌（➡ p.46 秘傳ぬ：抜く参照）

治療：
- セフェム系抗菌薬1週間投与（➡ p.52 秘傳や：薬剤参照）
- その後尿検査フォロー

入院適応：腎盂腎炎，内服不能例

> **極意　エコーを活用**
>
> 腎・尿路奇形（膀胱尿管逆流症，先天性水腎症など．図1，2参照）は多い．腹部エコーが有用．抗菌薬内服で尿所見は正常化してしまう．安易に抗菌薬を投与しない．亀頭包皮炎，外陰膣炎では尿路感染症類似の症状（特に外陰膣炎）を示すので，陰部の診察も必要になる．

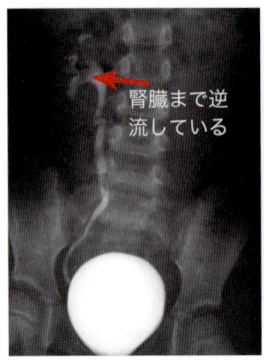

図1 膀胱尿管逆流症
左図）腎臓まで逆流を認める
右図）自然経過で改善していく
（文献1より転載）

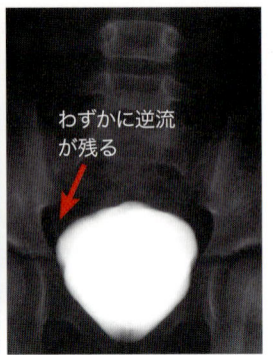

図2 水腎症
拡張した腎盂（①）・腎盃（②），拡張して蛇行した尿管（③）が認められる
（文献1より転載）

b. 出血性膀胱炎

原因：アデノウイルス11，21型
症状：尿路感染症症状．肉眼的血尿で発症することもある
診断：尿路感染症で細菌が検出されないとき
治療：対症療法
入院適応：肉眼的血尿で，尿路結石・腫瘍など他の原因が考えられるとき

c. IgA腎症

原因：免疫反応による腎糸球体の障害
症状：上気道感染などに伴って肉眼的血尿が一過性に出現（反復する）
診断：肉眼的血尿の既往歴と症状．血清補体価正常，血清IgAが高値なら確定
治療：短期的には対症療法．長期的には免疫抑制剤など
入院適応：慢性腎炎に進行し，腎生検が適応のとき

> **極意　血清IgAは高くない**
> 小児では，血清IgAが高値になるのは約30％．

d. ネフローゼ症候群

原因：特発性（80％は微小変化型）．免疫学的機序による腎糸球体基底膜の障害

診断基準：

①蛋白尿：1日3.5 g以上ないしは0.1 g/kg以上，または早朝第一尿で300 mg/dL以上が3〜5日以上持続する

②低蛋白血症：血清総蛋白（学童・幼児6.0 g/dL以下，乳児5.5 g/dL以下）血清アルブミン値（学童・幼児3.0 g/dL以下，乳児2.5 g/dL以下）

③高脂血症：血清総コレステロール値（学童250 mg/dL以上，幼児220 mg/dL以上，乳児200 mg/dL以上）

④浮腫

（①・②は必須条件，③・④を認めれば，診断はより確実）

- 持続血尿，肉眼的血尿，血清補体価が低値の場合はループス腎炎・膜性増殖性糸球体腎炎（MPGN）を鑑別

治療：

- 水分制限：不感性蒸散量＋前日尿量
- ステロイド療法：プレドニゾロン（プレドニン®），1回0.7 mg/kg標準体重，1日3回（60 mg/m² 標準体表面積/日），4週間，その後漸減
- 免疫抑制療法：
  - 乳幼児期：シクロホスファミド（エンドキサン®），1回2〜3 mg/kg標準体重，1日1回，8〜12週間
  - 学童期：シクロスポリン，1回1.5〜3 mg/kg標準体重，1日2回，8〜12週間

入院適応：全例入院

極意 ★ 背も伸びる

水分貯留で体重増加するが，身長も伸びる．また靴がはけなくなるのも重要な主訴．

e. 溶血性尿毒症症候群（HUS）

疫学：溶血性貧血，血小板減少，急性腎不全を3徴とする
原因：腸管出血性大腸菌（ベロ毒素産生性大腸菌：O-157 など），サルモネラ，カンピロバクターなどの胃腸炎を起こす細菌や，その他のウイルス
症状：

- 下痢（血便を伴う）・嘔吐の2〜3日後急性腎不全症状（乏尿，浮腫，高血圧など），溶血性貧血（黄疸，顔色不良），血小板減少（皮膚の点状出血）などの症状が出る
- 重症の場合はけいれん，意識障害，DIC など

診断：

- 血小板10万/μL以下，ヘモグロビン10 g/dL以下（破砕赤血球），血清クレアチニン値の上昇が3主徴
- 凝固能検査異常，ビリルビン高値，高カリウム血症，血尿・蛋白尿も参考になる

治療：

- 腎不全の治療が基本，輸血はHb 6 g/dL以上を維持する
- 血小板輸注は出血傾向が強いとき

入院適応：全例入院
予後：重症例では生命予後不良（2〜5％），慢性の腎不全，神経後遺症（けいれん，麻痺，精神遅滞など）

極意

止痢薬の使用は禁忌

　胃腸炎の児に，黄疸，貧血を認めたときには，末梢血液像で赤血球の破砕を確認．
　『厚生労働省：一次，二次医療機関のための腸管出血性大腸菌（O-157 など）感染症治療の手引き（平成9年8月改訂）』では，止痢薬の使用は禁忌になっている．

下痢のないHUS

　抗Factor H（FH）抗体によるHUSはHUS全体の10％程度を占める．下痢を伴わないHUSでは抗FH抗体チェックも必要．血漿交換療法が有効．

f. 急性糸球体腎炎

原因：A群β溶連菌感染後1〜2週後に発症

症状：
- 肉眼的血尿，浮腫，高血圧（高血圧性脳症）
- 水分の貯留が主体

診断：
- 経過・症状から疑い，低補体価，ASO・ASK高値で確定．高カリウム血症を合併していることもあるので注意

治療：安静，保温（腎血流量の確保），食事療法（水分，塩分制限），薬物療法（高血圧，けいれん，高カリウム血症の治療）

入院適応：全例入院

予後：良好

極意　リウマチ熱にも注意

稀ではあるが，リウマチ熱の合併にも注意．

<文献>
1) 鬼頭正夫：尿路感染症と誤診しないために．「小児科診療/コツとおとし穴4，外来診察」（柳沢正義 監，田原卓浩 編），pp.122-123, 中山書店, 2004

第3章 疾患各論　10. 皮膚科疾患

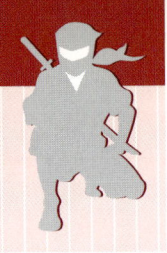

秘傳 ほ　発　疹

- アレルギー性紫斑病 …………… 216
- 特発性血小板減少性紫斑病 （ITP） ………………………… 218
- 多形滲出性紅斑 ………………… 219
- カポジ水痘様発疹症 …………… 220
- ブドウ球菌性熱傷様皮膚症候群 （SSSS） ………………………… 220
- 伝染性膿痂疹（とびひ）……… 221

> **極意　発疹はすべて隔離**
> ウイルス感染に伴う発疹が多いので，基本的には隔離扱いするのが望ましい．

注意を要する発疹症

a. アレルギー性紫斑病

別名：血管性紫斑病，アナフィラクトイド紫斑病，Schönlein-Henoch紫斑病

疫学：4～7歳に好発，秋から冬に多い

病態：IgA型免疫複合体の関与で小血管が傷害される（紫斑病性腎炎はIgA腎症と病理学的には同一）

原因：
- 約50％の症例にA群β溶血性連鎖球菌感染症などの先行感染が認められる
- アレルギーの関与した症例もある

症状：皮膚症状，腹部症状，関節症状，腎症状を4徴とする
- 皮膚症状（ほぼ100％に認める）
  …両下肢に膨隆あるいは紅色丘疹，点状出血，紫斑（図1A）
- 腹部症状（50～70％に認める）
  …腹痛，下血，嘔吐，吐血（図1B）

- 関節症状（70～80％に認める）
  - …膝・足関節に好発する（60％），疼痛，腫脹（発赤，熱感，移動性はない）
- 腎症状（40～60％に認める）
  - …1カ月頃に出現する，予後を決定する重要な因子

検査：75％の症例で血漿第XIII因子が低下
診断：皮膚症状，関節症状，腹部症状がそろえば診断は容易
治療：
- 腹部症状，皮膚症状の強い例ではプレドニゾロン（プレドニン®）1～2 mg/kg/日を静注（または経口）
- 第XIII因子の低下している症例では第XIII因子製剤が有効
- 腎症状は一般的な腎疾患の治療法に準ずる

入院適応：全例入院

極意 ★ 腹痛は下肢もみる

　腹部症状の先行する症例は診断に苦慮する．激痛を訴えて緊急手術になることもある（腸重積症，虫垂炎などとの鑑別を要する．図1B）．常に下肢も診察すること（図1A）．

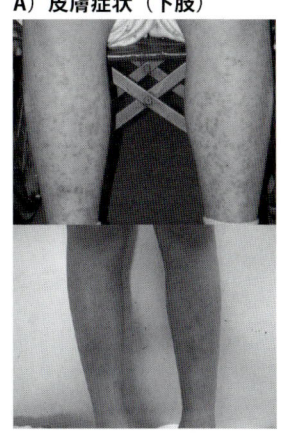

A）皮膚症状（下肢）　　B）腸の点状出血（手術中）

点状出血が多発し，赤く変色した腸

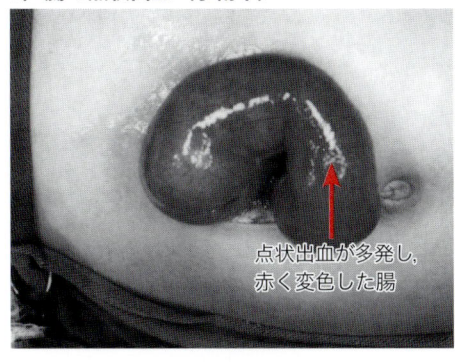

図1 ● アレルギー性紫斑病
A）病初期は丘疹状で虫刺され・接触性皮膚炎と誤診されることがあるが（上図），数日後に紫斑に変わってくる（下図）
B）腹部の激痛で，緊急手術となる．腸全体に点状出血が多発する．手術後，下肢に紫斑が出現しアレルギー性紫斑病と診断された
（カラーアトラスp.20，⓮参照）

小児救急秘伝の書　217

> **極意　後天性血友病**
>
> 　自己抗体の産生により凝固因子Ⅷ（血友病A），Ⅸ（血友病B），ⅩⅢが後天的に減少し発症する疾患．特に第ⅩⅢ因子欠乏が問題視されている．筋肉内，皮下出血，ときに頭蓋内出血を起こす．PT，APTT，血小板数は正常．第ⅩⅢ因子製剤と免疫抑制剤で治療（自己抗体で破壊されるため）．

b. 特発性血小板減少性紫斑病（ITP）[1]

病態：免疫学的機序（血小板膜蛋白に対する自己抗体）による血小板の破壊
疫学：先行感染（風疹，麻疹，流行性耳下腺炎，水痘などのウイルス感染），予防接種から1カ月前後
分類：急性型と慢性型（6カ月以上にわたって遷延する）
診断：

① 出血症状：紫斑（点状出血，斑状出血），口腔内出血，鼻出血，下血．関節内出血は通常認めない

② 検査所見
  ・末梢血液：血小板減少（10万/μL以下），赤血球・白血球は形態，数ともに正常
  ・骨髄：骨髄巨核球は正常ないし増加（血小板付着像を欠く），赤芽球・顆粒球系は形態，数ともに正常

③ 血小板減少をきたしうる各種疾患を否定できる

（①および②の条件を備え，さらに③の条件を満たせばITPの診断をくだす）

治療：重症例（血小板1万/μL以下）には経口ステロイド薬，経静脈免疫グロブリン
入院適応：急性期は全例入院

c. 多形滲出性紅斑

原因：ウイルス感染（単純ヘルペスウイルス，EBウイルス），マイコプラズマ，薬剤，食事など

病態：免疫アレルギー的機序で皮膚の毛細血管に血管炎が起こり，皮膚に発疹ができる

症状：
- 発疹は，主に四肢伸側に対称性に小紅斑が生じ，拡大して輪状の浮腫性紅斑となる（図2A）
- 皮疹は拡大・融合して多形性となる（図2B）
- 発熱，頭痛，倦怠，関節痛などの全身症状を伴うこともある

診断：発疹の形態から診断する

治療：ステロイド点滴注射，皮膚の処置（消毒，軟膏）

入院適応：全身症状を伴う例，Stevens-Johnson症候群は入院

予後：1～2週間で治癒

極意 ★ Stevens-Johnson症候群

重症では，発疹が粘膜にも出現する（Stevens-Johnson症候群）．

A）対称性の紅斑   B）多形性の紅斑

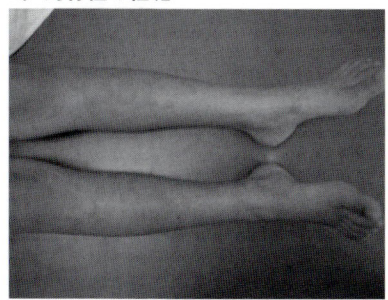

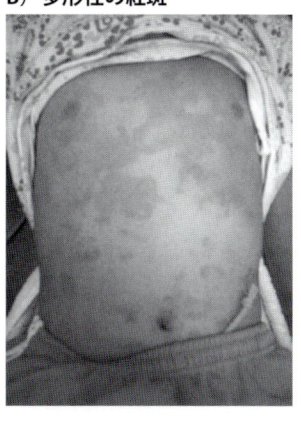

図2 ● 多形滲出性紅斑
A）四肢伸側に対称性に紅斑が生じる
B）皮疹は拡大・融合して輪状の浮腫性紅斑から多形性となる
（カラーアトラスp.21，⓯参照）

d. カポジ水痘様発疹症

原因：単純ヘルペスウイルスがアトピー性皮膚炎など皮膚の免疫力が低下した児に感染

症状：高熱，小水疱・膿疱が全身に出現（特に顔面，頸部．図3参照）

診断：発疹の形態で診断．単純ヘルペスウイルスの確認（抗体価，分離，PCR法）

治療：抗ウイルス薬内服（重症例では点滴）

入院適応：原則入院治療

> **極意** 軟膏に注意
> アトピー性皮膚炎用のステロイド軟膏，タクロリムス軟膏は病状を悪化させるので注意．

e. ブドウ球菌性熱傷様皮膚症候群（SSSS）

病態：黄色ブドウ球菌の産生する表皮剥脱性毒素により，皮膚が発赤し，剥離する

症状：口，鼻腔，目周囲，外陰部の皮膚が多く，重症になると全身の皮膚に広がる（図4），発熱が出ることもある

診断：発疹の形態とNikolsky現象（紅斑部位をこすると，表皮が容易に剥離する）で診断

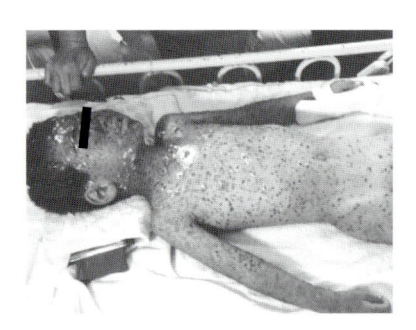

図3● カポジ水痘様発疹症
全身に水疱が多発する
（カラーアトラスp.21，⓰参照）

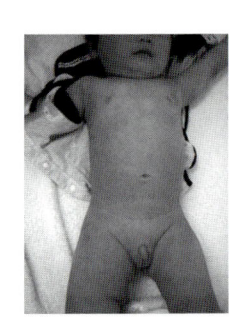

図4● ブドウ球菌性熱傷様皮膚症候群（SSSS）
口，鼻腔，目周囲，外陰部，重症になると全身の皮膚が熱傷様に発赤し，その後剥離が始まる
（カラーアトラスp.21，⓱参照）

治療：抗菌薬点滴静注（→ p.52 秘傳や：薬剤参照），皮膚の処置（消毒，軟膏）
入院適応：発熱を伴い，発疹が全身に広がる例では入院
予後：1～2週間ほどで治癒する

f. 伝染性膿痂疹（とびひ）

原因：A群β溶血性連鎖球菌，黄色ブドウ球菌の皮膚への直接感染（毒素を介さない）
症状：紅斑，水疱，膿疱，びらん，痂皮（図5）
診断：発疹の形態と，局所からの細菌同定
治療：
- セフェム系抗菌薬内服（±テトラサイクリン系外用薬），2～3日後に効果判定し，改善ないか悪化傾向の場合は，ST合剤あるいはテトラサイクリン系抗菌薬内服（→ p.52 秘傳や：薬剤参照）
- あるいはニューキノロン系外用薬単独か併用

入院適応：通常は外来通院で治療可能．全身に広がり，家庭で処置が不能の場合は入院

> **極意** 30％はMRSA，ゲンタマイシン軟膏は90％以上耐性
>
> 必要に応じて抗MRSA薬（バンコマイシンなど）の使用も検討する．ゲンタマイシン軟膏は使用しない[2]．

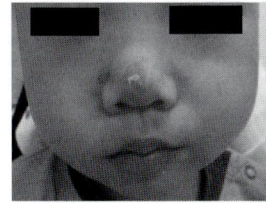

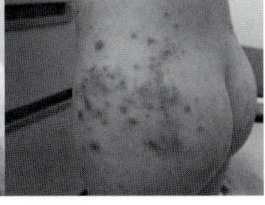

図5 伝染性膿痂疹
紅斑，水疱，膿疱，びらん，痂皮が多発する
（カラーアトラスp.21，⑱参照）

<文献>
1) 日本小児血液学会ITP委員会：小児特発性血小板減少性紫斑病診断・治療・管理ガイドライン．日本小児科学雑誌，108（11）：1439-1443，2004
2) 尾内一信：伝染性膿痂疹．小児感染免疫，19（3）：272，2007

整形外科疾患

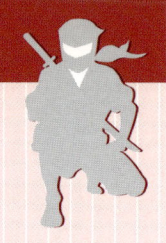

第3章 疾患各論　11. 整形外科疾患

- 肘内障 …………………………… 222
- 成長痛 …………………………… 223
- 関節炎 …………………………… 223
- 一過性股関節炎 ………………… 224
- ペルテス病 ……………………… 224
- 大腿骨頭すべり症 ……………… 225
- 骨髄炎 …………………………… 225
- 外傷・骨折 ……………………… 226
- Osgood-Schlatter病 …………… 226

a. 肘内障

疫学：幼児（2〜4歳に多い）
病態：橈骨頭の亜脱臼
診断：病歴．また他人に手を引かれると特有の肢位（肘関節を軽度屈曲して，上肢を動かそうとしない，図1）．
治療：徒手整復術（前腕を回外しながら，肘関節を屈曲）するとクリック音とともに整復される（図2）
入院適応：なし

極意 ★ 練習しておこう

徒手整復術は練習しておかないとできない．
前腕を引き気味にして施行すると，整復しやすい．

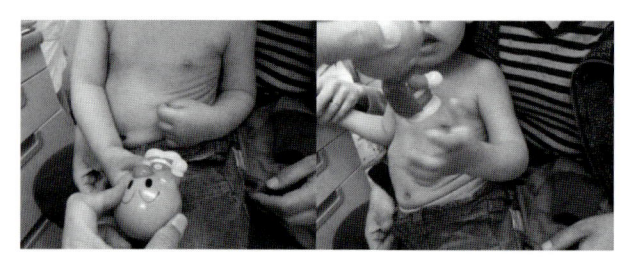

図1 ● 肘内障
整復前（左図）：左肘関節を軽度屈曲し，上肢を動かそうとしない
整復後（右図）：左手でアンパンマンを取りにいこうとする

b. 成長痛

疫学：3〜5歳に多い
病態：筋肉痛
症状：夜間，膝・下腿前面を痛がる（➡ p.234 秘傳よ：夜の病気参照）．
診断：全身状態は悪くない．昼間は元気だった．
治療：痛みが強い場合は，鎮痛薬（湿布薬，内服薬など）
入院適応：なし．アレルギー性紫斑病などが否定できないときは経過観察入院

> **極意☆ アレルギー性紫斑病の始まり**
>
> アレルギー性紫斑病の始まりのことがある．経過観察必要（➡ p.216 秘傳ほ：発疹参照）．

c. 関節炎

原因：大半はウイルス感染
症状：感染後，または感染中に，1カ所または数か所の関節に疼痛が出現
診断：病歴と局所に発赤・腫張など炎症所見がない
治療：非ステロイド性抗炎症薬（NSAIDs）内服，安静

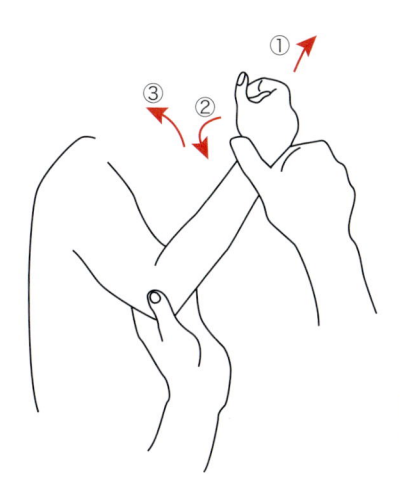

図2 ● 肘内障徒手整復術
前腕を引き気味にして（①）回外しながら（②），肘関節を屈曲する（③）

入院適応：細菌性関節炎，若年性特発性関節炎が否定できないとき
予後：1～2週間で自然治癒

> **極意　関節腫脹は注意**
>
> 関節の発赤・腫脹があれば，細菌性関節炎が疑われる．関節腫張は膠原病（全身性エリテマトーデス，若年性特発性関節炎），移動性関節炎はリウマチ熱，膝関節腫張（関節内出血）は血友病も鑑別対象．

d. 一過性股関節炎

原因：ウイルス感染
診断：超音波検査で関節液貯留を認める
治療：
- 非ステロイド性抗炎症薬（NSAIDs）内服，安静
- 3週間以上症状が続けば，MRI検査でペルテス病を除外する必要がある

入院適応：細菌性関節炎，若年性特発性関節炎が否定できないとき

> **極意　股間節のかぜ**
>
> 「股間節のかぜ」と呼ばれ，感染に伴う一過性のもの．

e. ペルテス病

疫学：好発年齢は3～8歳．男女比4：1
病態：大腿骨骨頭の阻血性変化
症状：初発症状は膝痛のことがある．跛行，運動痛，関節可動域制限
診断：初期にはX線では変化が出ない（重症ではX線で骨端部の破壊がすすむ）．CT，MRIが早期診断に有用
治療：短期的には疼痛軽減，合併症予防．長期的には変形性股関節症への移行阻止
入院適応：手術療法時
予後：8歳未満では予後良好（数年の経過でリモデリングによる壊死部分の修復が起こり，自然治癒する）

> **極意** 股関節痛ではまず念頭におく
>
> 小児の股関節痛ではペルテス病を考える．

f. 大腿骨頭すべり症

疫学：好発年齢は10〜14歳．男女比3：1
病態：大腿骨骨頭の骨端線上で，骨端が後下方へすべる
症状：
- 慢性型，急性型，移行型（慢性から急性へ移行）
- 初発症状は膝痛のことがある．跛行，運動痛，関節可動域制限

診断：
- X線像での骨端のすべりの程度で重症度評価する
- 1/3以内は軽度．1/3〜2/3は中等度．2/3以上は重度
- CT，MRIが早期診断に有用

合併症：骨頭壊死や軟骨融解
治療：
- 短期的には疼痛軽減，合併症予防．長期的には変形性股関節症への移行阻止
- 手術療法が基本．軽度から中等度では in situ pinning の適応．重度では矯正骨切り術が適応

入院適応：手術療法時

> **極意** みんなよく似ている
>
> 成長痛，膝関節捻挫，打撲，筋肉痛，ペルテス病，大腿骨頭すべり症は初発症状は似ている．

g. 骨髄炎

原因：細菌感染
症状：皮膚の発赤，腫脹，圧痛
診断：症状から疑い，X線検査で確定．血液培養で原因菌の同定．
治療：抗菌薬点滴静注
入院適応：全例入院

> **極意** ★ **pin-point tenderness**
>
> 狭い範囲に圧痛を認める．診断も治療も困難．整形外科医と協力して診断，治療にあたること．

h. 外傷・骨折

原因：乳幼児は転倒，転落．年長児はスポーツ
診断：既往歴（不詳の場合もある），X線検査（小児では骨折線は判定困難）
治療：固定，観血的整復（整形外科コンサルト，➡ p.111 秘傳て：天災・テロリズム，p.93 秘傳ふ：不慮の事故参照）
入院適応：観血的整復が必要なとき．他の部位にも外傷・骨折があるとき．

> **極意** ★ **年齢を考慮**
>
> 発育期は靱帯の強度が骨軟骨より強いので，関節周囲では骨折が起こりやすい（X線のチェックが必要）．
> 小児では肉離れやアキレス腱断裂は稀．成長期では軟骨層（骨端線）障害（変形をきたす）や関節軟骨損傷を生じやすい．

i. Osgood-Schlatter病

病態：激しいスポーツのくり返しによる脛骨粗面の炎症
症状：脛骨粗面の突出，疼痛．スポーツで痛みが増強
診断：症状とX線検査（脛骨粗面の不整像）
治療：歩行時にも疼痛があればスポーツ禁止．骨が遊離した場合は手術
入院適応：手術適応のとき
予後：疼痛は数カ月続くが，通常自然治癒する
予防：運動前のストレッチと運動後のひざのアイシングが効果的

> **極意** ★ **正座ができない**
>
> 疼痛のため正座ができないときは，Osgood-Schlatter病を考える．

第3章 疾患各論　12. 新生児疾患

秘傳 へ

ベビー
〜新生児に特有の疾患〜

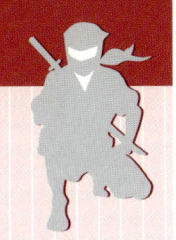

- 黄　疸 ……………………… 227
- 髄膜炎・敗血症 …………… 228
- 呼吸障害 …………………… 228
- 不整脈・先天性心疾患 …… 229
- 肥厚性幽門狭窄症 ………… 229
- ビタミンK欠乏性出血症
  （新生児メレナ）………… 230
- Hirschsprung病 …………… 231
- 先天性胆道閉鎖症 ………… 231
- 先天性胆道拡張症 ………… 232
- 臍　炎 ……………………… 233
- 鼠径ヘルニア ……………… 233
- 陰嚢水腫 …………………… 233

※記載疾患は病院（産院，助産院）退院後1カ月健診（一部乳児期）までに救急を受診する新生児疾患

a. 黄　疸

原因：
- ほとんどが母乳性黄疸（遷延性黄疸）
- 感染症（尿路感染症，先天性サイトメガロウイルス感染症など）で遷延している場合あり

症状： 皮膚・眼球結膜の黄染
診断： 血清ビリルビン値の高値
治療： 光線療法
入院適応： 光線療法の適応のある児．先天性胆道閉鎖症，先天性胆道拡張症，Gaucher病が疑われる児

極意　糞便の色に注意

灰白色，淡黄色便では先天性胆道閉鎖症，先天性胆道拡張症，肝脾腫・精神発達遅滞例ではGaucher病なども要鑑別．

いっぷく　光線療法の始まり

窓際で，日光にあたる児に黄疸が少ないことから，光線療法が始められました．

小児救急秘伝の書

b. 髄膜炎・敗血症

起炎菌：大腸菌，B群溶連菌（GBS），リステリア，レジオネラ
症状：非特異的〔何となくおかしい：not doing well，無呼吸，徐脈，チアノーゼなど（→ p.91 秘傳な：何となくおかしい参照）〕
診断：血算，CRP，血清生化学，血糖，X線，髄液・血液培養，検尿
治療：起炎菌確定前

 抗菌薬 セフォタキシム（CTX：1回50 m/kg，1日3〜4回）
   ＋アンピシリン（ABPC：1回50 m/kg，1日3〜4回）

入院適応：全例入院

> **極意　何となくおかしい**
>
> 明らかな症状が出たときには手遅れのことが少なくない．早めに変化に気づくこと．

c. 呼吸障害

原因：*Chlamydia trachomatis* 肺炎（→ p.190 秘傳は：肺炎参照），RSウイルス感染症（→ p.198 秘傳さ：細気管支炎参照）
症状：

- 呼吸回数の異常
    - 多呼吸…60/分以上
    - 無呼吸…20秒以上の無呼吸，20秒以下でもチアノーゼ，徐脈，アシドーシスなどを伴う場合（5〜10秒の周期性無呼吸は未熟児では入眠時やミルク摂取直後に普通にみられる）
- 呼吸状態の異常：陥没呼吸，呻吟，鼻翼呼吸

診断：臨床症状，胸部X線，血液検査（血算，CRP，血糖，血ガスなど），心エコー，頭部CTなど
治療：保育器収容，酸素投与，必要に応じ人工呼吸，補液
入院適応：全例入院

> **極意　呼吸器疾患以外にも注意**
>
> 呼吸器疾患以外の原因で呼吸障害を起こすことも多い．感染（敗血症など），中枢神経疾患（頭蓋内出血など），代謝性疾患（低血糖，アシドーシスなど）などにも注意．

d. 不整脈・先天性心疾患

- 新生児期の心房粗動，高度房室ブロック，QT延長症候群，総肺静脈還流異常症に注意（➡ p.199 秘傳し：循環器疾患参照）

> **極意 ★ 先天性心疾患早わかり**
> - 大きな収縮期雑音＋顔色良好＝心室中隔欠損症，肺動脈狭窄症（一過性のことが多い）
> - 心雑音＋チアノーゼ＝ファロー四徴症
> - チアノーゼ＋末梢動脈拍動消失または減弱＝大動脈縮窄症
> - 連続性心雑音＝動脈管開存症
> - チアノーゼ＋左軸偏位＝三尖弁閉鎖

e. 肥厚性幽門狭窄症

疫学：1,000人出生に対し0.7～1.0人．男児に多く，家族内発症がある
病態：幽門部輪状筋の肥厚・肥大による幽門部の狭窄，通過障害
症状：
　①生後2～4週頃発症（胆汁を含まない噴水状嘔吐）
　②幽門部腫瘤
　③体重増加不良，脱水（患児はミルクをよく飲むが激しく嘔吐する）
診断：
- 腹部エコーで腫瘤（長径≧15 mm，筋層の肥厚程度≧4 mm）の確認
- 造影検査で狭窄した幽門部の確認（図1 A参照）

治療：Ramstedt手術（図1 B参照）．最近は腹腔鏡手術
入院適応：全例入院

> **極意 ★ 飲みすぎのこともある**
> - 排便もあり体重増加20 g/日以上あれば，嘔吐の原因は哺乳量が多すぎる場合もある
>   発育：Kaup指数（成人のBMIと同じ）＝体重（kg）÷身長（m）÷身長（m）
>   （正常値：15～18）
> - 髄膜炎との鑑別を要することもある（➡ p.42 秘傳れ：例外参照）

A）バリウム造影検査　　B）Ramstedt手術

狭窄し細長くなった幽門

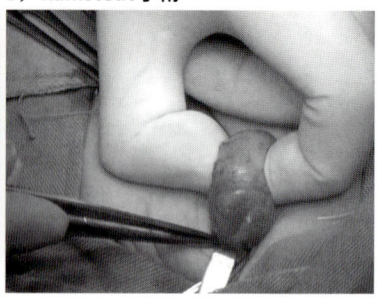

図1　肥厚性幽門狭窄症
A）バリウム造影検査で幽門部の狭窄を認める（→）
B）手術中の写真．肥厚した幽門部の筋組織が硬く触れる
（カラーアトラスp.22，⑲参照）

f. ビタミンK欠乏性出血症（新生児メレナ）

症状：血便，血性嘔吐，出血斑（図2）
診断：
- 症状から疑い，血算で血小板の減少がないことを確認
- ヘパプラスチンテスト（HPT）が低値ならば確定〔可能なら母子手帳でビタミンK（ケイツー®注射液）内服歴確認．3回内服していれば，否定的〕．

治療：ビタミンK（ケイツー®注射液2 mg）内服
入院適応：ほかの出血性疾患が否定できないとき

極意　新生児以外でもある

別名新生児メレナと呼ばれるが，新生児以外でもみられることがある．出血斑ではヘパプラスチンテスト（HPT）も要チェック．

いっぷく　投与指針の変更

日本小児科学会はビタミンK投与の新指針を発表しました（2010年9月）．生後すぐと退院前に1回ずつ投与，その後は3カ月まで毎週1回投与することを推奨しました．粉ミルクなど人工栄養の場合は，1カ月以降は与えなくてもよいとしました．ただし，シロップ投与のために通院しなければならず，自宅に持ち帰れる製剤が認可されるまでは旧指針を適用します．

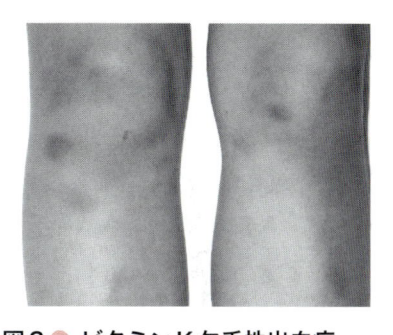

図2 ビタミンK欠乏性出血症
両下肢に出血斑を認める．通常は新生児に多いが，時に乳幼児・学童でもみられる．
（カラーアトラスp.22，⑳参照）

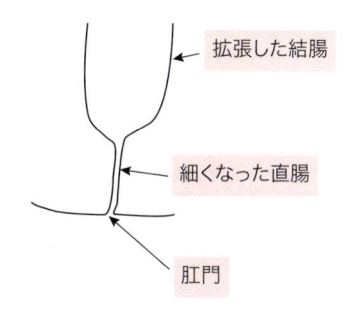

図3 Hirschsprung病イメージ図

g. Hirschsprung病

病態：直腸の蠕動運動を支配する神経が先天的に欠如している
症状：便秘，腹部膨満直
診断：造影検査（蠕動運動が停止して狭くなった直腸とその上部に便が溜まって拡張した結腸）で確定（図3）
治療：診断が確定すれば，手術
入院適応：全例入院

> **いっぷく　がん遺伝子が必要**
>
> 胎内で腸（特に直腸）に神経網がつくられるとき，がん遺伝子が一時的に発現して，神経の増殖を促します．がん遺伝子が働かないとHirschsprung病になります．

h. 先天性胆道閉鎖症

原因：総胆管を含む肝外胆管の閉塞
症状：黄疸，灰白色便（図4 A），肝脾腫（図4 B）．進行すると肝硬変
診断：症状と所見から疑い，肝機能検査，腹部CT（図4 C），十二指腸液検査，肝胆道排泄シンチグラフィで確定
治療：肝門部空腸吻合術（葛西の手術），肝臓移植
入院適応：全例入院

A）灰白色便

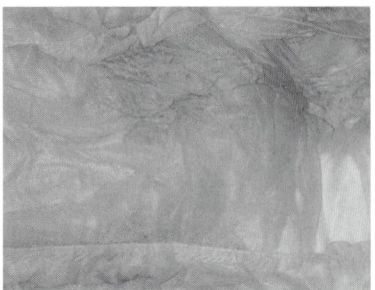

B）黄疸・肝脾腫

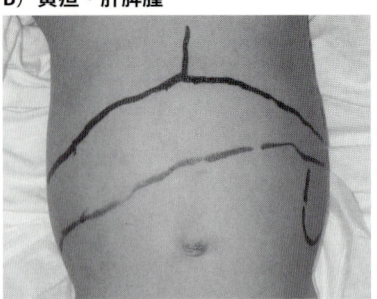

C）腹部CT

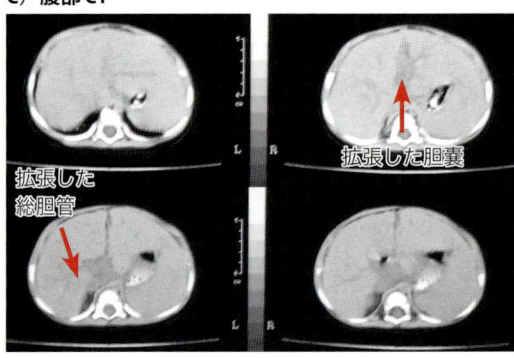

拡張した総胆管

拡張した胆嚢

図4 ● 先天性胆道閉鎖症
A）灰白色便を認める
B）黄疸，肝脾腫を認める
C）胆嚢と総胆管が拡張している（→）
（カラーアトラスp.22，㉑参照）

> **極意** 新生児肝炎・総胆管拡張症との鑑別を要する
>
> 新生児肝炎・先天性胆道拡張症と鑑別を要する．発達遅滞があれば，Goucher病も念頭におく．

i. 先天性胆道拡張症

原因：胆管の一部の拡張．膵胆管合流異常を合併
症状：反復性の腹痛，嘔吐，発熱，腹部腫瘤，黄疸
診断：血液検査，超音波検査，MRI
治療：外科手術（拡張部胆管切除，肝内胆管空腸吻合術）
入院適応：全例入院

j. 臍　炎

原因：黄色ブドウ球菌（MRSA），大腸菌
症状・治療・入院適応：
- 臍の発赤，分泌物のみの場合は消毒して，抗菌薬軟膏処方
- 発熱，圧痛，周辺皮膚の発赤・浮腫例は，敗血症・蜂窩織炎の可能性あり．入院で抗菌薬静注

k. 鼠径ヘルニア

症状：鼠径部から陰嚢への腫脹
診断：視診，触診
治療：用手的に還納する
入院適応：脱出臓器の嵌頓の場合（圧痛，皮膚の暗赤色・浮腫），小児外科医コンサルト

l. 陰嚢水腫

症状：陰嚢部のみの腫脹
診断：透光試験陽性
治療：無治療で通常自然に吸収される
入院適応：なし

> **極意　陰嚢の激痛**
> 突然の陰嚢の激痛で発症し，腹痛や嘔吐を伴い，発熱がなければ精巣捻転を疑う．

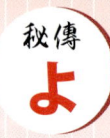

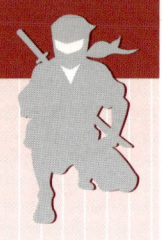

第3章 疾患各論　13. その他の疾患

秘傳 よ　夜の疾患

- 夜泣き ……………………… 234
- 夜驚症 ……………………… 235
- 睡眠時無呼吸症候群（SAS） ……………………… 235
- てんかん ……………………… 236
- restless legs syndrome（むずむず脚症候群：RLS） 237
- ナルコレプシー ……………………… 237

a. 夜泣き[1)]

疫学：乳幼児（生後5カ月から1歳半頃）
症状：夜間に理由もなく突然泣き出す（オムツのよごれ，空腹など確認）
診断：既往歴と症状
対応：あやすか，音楽や子守唄を聞かせる
治療：保護者に育児不安，虐待の心配があれば，薬物療法も考慮
　①市販薬
　　・宇津救命丸：生後3カ月未満は使用しない．3カ月以上は表1を参照．
　　・樋屋奇応丸：表2を参照．
　②漢方薬
　　・抑肝散：成人量1回2.5〜3.5 g，1日2〜3回朝昼夕食後内服など
　③抗ヒスタミン薬（→ p.52 秘傳や：薬剤参照）
入院適応：なし

表1　宇津救命丸の処方量

	処方量	
3カ月未満	使用しない	
3〜11カ月	1回3粒	1日3回朝昼夕食前内服
1〜2歳	1回6粒	
3〜4歳	1回8粒	
5〜7歳	1回10粒	
8〜10歳	1回15粒	
11〜14歳	1回20粒	

表2　樋屋奇応丸の処方量

	処方量	
1歳未満	1回1〜2粒	1日3回朝昼夕食前または食間内服
1歳	1回3〜4粒	
2〜3歳	1回5〜7粒	
4〜6歳	1回8〜10粒	
7〜10歳	1回11〜13粒	
11〜14歳	1回14〜16粒	

b. 夜驚症[1)]

疫学：家族歴あり．2～6歳が90％を占める

症状：
- 通常睡眠後3時間以内に突然覚醒し，パニック的な叫び声で始まる
- 落ち着かせようとしてもほとんど反応しない
- 夢の詳細を思い出せない．発作のことも覚えていない

診断：既往歴と症状

治療：
- 事故の心配があり，家族の不安が強い場合はベンゾジアゼピン系薬剤（ジアゼパム，ニトラゼパムなど）処方（→ p.52 秘傳や：薬剤参照）

入院適応：なし

c. 睡眠時無呼吸症候群（SAS）

疫学：小児の1～3％

原因：
- 小児の場合は，扁桃腺肥大，アデノイド肥大が多い（→ p.181 秘傳み：耳・鼻の疾患参照）．
- 感染症状を伴う場合は，百日咳，アデノウイルス・RSウイルス感染症，急性喉頭蓋炎なども鑑別を要する．

症状：いびき，口呼吸，発育不良，注意力散漫，無気力，夜尿，不機嫌，長い昼寝，中耳炎

診断：ファイバースコープ，終夜睡眠ポリグラフ検査

治療：扁桃腺・アデノイド切除

入院適応：無呼吸時間が長い・頻回に起こる場合．検査・手術時

いっぷく　不眠症用の音楽

バッハのゴールドベルク変奏曲はもとは不眠症のために作曲されました．逆にハイドンの交響曲第94番「驚愕」は退屈で眠ってしまった人を起こすための曲です．

d. てんかん

1 中心・側頭部に棘波をもつ良性小児てんかん（Rolandてんかん）

疫学：学童期に好発．遺伝素因あり，男児に多い
症状：入眠後30～60分後に顔面半側の短い運動発作（流涎，口唇がゆがむ）．ときに全般性強直間代発作に進展し気づかれる
診断：症状と脳波所見（中心・側頭部に棘波）
治療：カルバマゼピン（テグレトール®）が著効（p.52 秘傳や：薬剤参照）．2～3年で内服中止可能（脳波も正常化）
対応：受診時発作が消失していれば，後日小児神経外来受診で可
入院適応：なし
予後：良好

2 夜間前頭葉てんかん

疫学：常染色体優性遺伝
症状：夜間の前頭葉てんかん発作．ときにけいれん重積になる．精神・行動障害，発達障害の合併も稀にある
診断：
- 病歴と脳波所見（前頭部に発作波）
- 睡眠時に出現する行動異常の鑑別診断として必須

治療：カルバマゼピン（テグレトール®），フェニトイン（アレビアチン®，ヒダントール®），ゾニサミド（エクセグラン®）
（➡ p.52 秘傳や：薬剤参照）
入院適応：けいれん重積のとき
予後：比較的良好

e. restless legs syndrome（むずむず脚症候群：RLS）

疫学：家族歴あり
必須診断基準：
① 脚を動かしたいという強い欲求が不快な下肢の異常感覚に伴って起こる
② 安静にして，横になったり座ったりしている状態で始まる．あるいは増悪する
③ 運動によって改善する
④ 日中より夕方・夜間に増悪する

鑑別診断：注意欠陥多動性障害（ADHD）との鑑別を要する
治療：ドパミン受容体作動薬，プラミペキソール（ビ・シフロール®），成人量1回0.25 mg，1日1回，就寝前3〜4時間前に内服（0.75 mgを超えないように）
合併症：夜間周期性四肢運動（PLMS），鉄欠乏症の頻度が高い
入院適応：なし

f. ナルコレプシー

疫学：10歳代半ばに発症する
症状：以下の4徴
① 睡眠発作（授業中・会議中などに睡魔に襲われる）
② 情動脱力発作（cataplexy）
③ 入眠時幻覚
④ 睡眠麻痺（金縛り状態）

診断：症状と脳波で入眠直後のレム睡眠
治療：以下いずれかを処方
① モディオダール（モダフィニール®，成人量1回100〜200mg，1日1回，朝食後）※モディフィニール®とリタリン®は併用可
② メチルフェニデート（リタリン®，1回5〜30mg，1日2回，朝夕食後）
③ ペモリン（ベタナミン®，1回15〜50mg，1日2回，朝夕食後）

入院適応：なし

> **極意　夜重症化する疾患**
>
> 呼吸器系疾患（夜間症状が増悪），成長痛（➡ p.222 秘傳せ：整形外科疾患参照），腸重積症（➡ p.209 秘傳ち：腸重積症参照），SIDS（➡ p.108 秘傳ゑ：SIDS参照）も時間外受診が多いので注意．

いっぷく

名前の由来
　ナルコレプシーは，1880年にフランスの医師ジェリーノ（Gelineau）によって名付けられました．「narco＝眠り」「lepsie＝発作」を意味するため，「眠り発作」となります．

夢で作曲
　悪魔が夢のなかで演奏したメロディーをもとにタルティーニ（1692～1770年　イタリア）が作曲したヴァイオリン・ソナタ「悪魔のトリル」は全体に怪しい雰囲気が漂います．

受診時間帯
　救急外来受診数は午後7時台，午後11時から午前1時の2つの時間帯にピークを認めます．家族の都合も関係しているのでしょうか？

＜文献＞
1）「一般小児科医のための子どもの心の診療テキスト」（柳澤正義ほか 編），pp.8-9，厚生労働省雇用均等・児童家庭局，2008

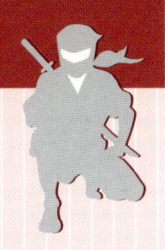

第3章 疾患各論　13. その他の疾患

秘傳 う　運動誘発性疾患

- 食物依存性運動誘発アナフィラキシー ……… 239
- 運動誘発性喘息 ……… 239
- 運動誘発性不整脈 ……… 240
- 横紋筋融解症 ……… 240
- 腎性低尿酸血症に伴う運動後急性腎不全 ……… 240
- 突発性運動誘発性舞踏病アテトーゼ（PKC） ……… 241

a. 食物依存性運動誘発アナフィラキシー[1]

疫学：学童期から成人期に発症しやすい

症状：原因食物（小麦，エビ，イカなど）を摂取後，運動を行ったときにアナフィラキシー（ショックになりやすい）を起こす疾患

診断：既往歴と症状

治療：（➡ p.128 秘傳あ：アナフィラキシー参照）

予防：原因食物摂取から2時間（可能なら4時間）運動は控える．原因食物を摂らなければ，運動は可能（運動を全面禁止する必要はない）

入院適応：全例入院

b. 運動誘発性喘息

症状：運動後5〜10分で肺機能が低下し，喘鳴，呼吸困難が起こる

診断：既往歴と症状

治療：
- 通常特に治療しなくても20〜30分後には回復する
- 重症の場合は，喘息の治療に準ずる（➡ p.131 秘傳き：気管支喘息参照）

入院適応：気管支喘息発作に準ずる（中発作以上は入院）

c. 運動誘発性不整脈

- 運動で誘発されやすい不整脈：QT延長症候群，一部の期外収縮
  (➡ p.199 秘傳し：循環器疾患参照)

d. 横紋筋融解症

原因：過度の運動，挫滅症候群，激しい全身けいれん，熱中症などによる筋肉の虚血，機械的障害，先天性筋疾患，感染症，低カリウム血症，低リン血症，薬剤，麻薬など

症状：四肢の脱力，疼痛．急性腎不全（ミオグロビン尿性急性腎不全），赤褐色尿

検査：
- 血清・尿中ミオグロビン上昇（正常値：血清 70 ng/mL，尿 20 ng/mL）
- 血清クレアチニン，CK，アルドラーゼ，AST，ALT 上昇
- 尿潜血強陽性だが，尿沈渣で赤血球は認められない

診断：既往歴と症状，検査結果

治療：急性腎不全の治療

入院適応：全例入院

e. 腎性低尿酸血症に伴う運動後急性腎不全

原因：
- 特発性（尿酸転送を司るトランスポーターの異常）
- 続発性（SIADH，糖尿病，Fanconi症候群など）

症状：
- 運動後の激烈な背部痛を伴う急性腎不全
- 通常無症状（健康診断で偶然に発見される）

検査：
- 血清尿酸低値（2.0 ng/dL 以下）
- 尿酸排泄分画（FE_{UA}）の上昇

$$FE_{UA} = \frac{U_{UA}(尿中尿酸値) \times S_{Cr}(血清クレアチニン値)}{S_{UA}(血清尿酸値) \times U_{Cr}(尿中クレアチニン値)} \times 100 \quad (正常値：6 \sim 12\%)$$

- 腹部CTでくさび状の腎血流障害

- CKは軽度上昇，ミオグロビン値は正常

診断：病歴と尿酸低値
合併症：尿路結石，血尿，高カルシウム血症，骨粗鬆症
治療：急性腎不全の治療（通常保存的治療で回復）
入院適応：全例入院

> **極意** 非ステロイド性抗炎症薬（NSAIDs）は禁忌
>
> 背部痛に対しては非ステロイド性抗炎症薬（NSAIDs）は禁忌．造影CTも禁忌[2]．

f. 突発性運動誘発性舞踏病アテトーゼ（PKC）

疫学：学童期に発症する．家族歴，乳児期にてんかん（乳児良性部分てんかん）の既往があることがある

症状：
- 随意運動（急激な運動開始）で誘発される上下肢の突発性の筋緊張異常
- 持続は1分以内
- 発作後は正常に回復し，麻痺や後睡眠はない

診断：
- 臨床症状，脳波異常がない（図）
- 転換性障害（ヒステリー）と誤診されやすい

治療：カルバマゼピン（テグレトール®），フェニトイン（アレビアチン®，ヒダントール®）（➡p.52 秘傳や：薬剤参照）が著効

入院適応：なし
予後：通常成人になると自然治癒する

> **極意** 知らないと診断できない
>
> この病気の存在を知らないと，診断できない．

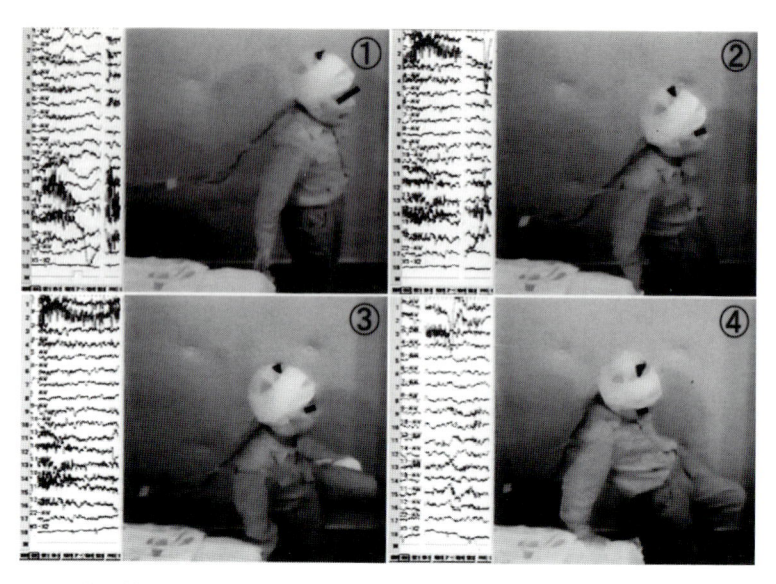

図 ● 突発性運動誘発性舞踏病アテトーゼ
急な足踏みをきっかけに，左下肢が硬直し，バランスを崩す．脳波には異常がない（ビデオ脳波同時記録）
（文献3より転載）

いっぷく

運動不足病

　　運動不足が原因の病気には高血圧，動脈硬化，肥満，心臓病，糖尿病，精神的ストレス増加，持久力・筋力・柔軟性・心肺機能低下，骨の脆弱化など数え上げたらきりがありませんね．忍者は走る，堀を渡る，石垣を登るなど運動能力抜群．豊臣秀吉に仕えた「韋駄天」は1日に200kmも走ったといわれています．皆さんは運動してますか？

サッカーに夢中

　　交響曲5番（「革命」）などで有名なロシアの作曲家ショスタコーヴィチは審判の資格ももっているほどのサッカーファンでした．

<文献>
1) 厚生労働科学研究班:「食物アレルギーの診療の手引き2008」
http://www.allergy.go.jp/allergy/guideline/05/05.pdf
2) 大田俊之:腎性低尿酸血症に伴う運動後急性腎不全. Nikkei Medical, 10:77-78, 2010
3) 鬼頭正夫:てんかんの診断と治療のコツ.「小児外来診療のコツと落とし穴4 外来診断」(柳澤正義 監, 田原卓浩 編), p.115, 中山書店, 2004

コラム 医は仁術　忍者食

忍者食は穀物が中心です．低カロリー，低脂肪でたんぱく質が豊富です．具体的には玄米，麦，梅干，黒砂糖，黒ごま，大豆などです．肉は食べません（体臭が強くなり忍びのときに気づかれるため）．ウズラの卵はよく食べました（ウズラ隠れの術がうまくなると信じられていました）．片手の親指と人差し指で天井からぶら下がれるようにするため体重制限もありました（60kg以下）．

第4章
小児救急のレベルアップ

秘傳 **と** 問い合わせ～電話治療～ …………………………………… 246
秘傳 **つ** つなぐ～医療連携～ ………………………………………… 248
秘傳 **ち** 来院時院内トリアージ …………………………………… 250
秘傳 **り** リスクマネジメント ……………………………………… 252
秘傳 **る** ロールプレーイング ……………………………………… 255
秘傳 **を** をわりに～救急外来で必要な法律・法規～ ………… 258

第4章　小児救急のレベルアップ

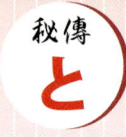

秘傳 と　問い合わせ〜電話治療〜

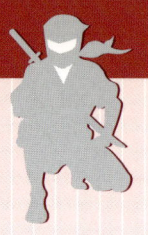

> **極意　否定しない**
>
> 電話での救急相談で緊急を要するものは20％程度．80％は育児不安などの非緊急．しかし，家族にとっては相談の80％は緊急と感じている．軽症や非緊急の相談でも「何でこんなときに」と思わないで対応には慎重を要する．

1 電話対応のポイント[1]

①電話を受けたら，病院名（クリニック名），名前を告げる．
②患児の名前，性別，年齢，住所，相談者との関係を確認する．
③いつからどのような症状が続くのか経過を確認する．
④内容を反復，メモをとり，何を求めているのかを整理する．
⑤具体的な指示・助言を与える．いたわりの言葉で締めくくる．
⑥会話中は，やさしく，丁寧を心がける．
⑦基本的には，受診をすすめる．

> **極意　受診が原則**
>
> 電話では，「心配いりません」など結論的なことはさけて，「心配ならば受診してください」など「助言」に徹する．判断は利用者にゆだねるようにすると医師法20条にも抵触しない（➡ p.258 秘傳を：をわりに参照）．

2 よくある相談と対応

①発熱
- 3カ月未満児，3日以上の発熱，虚脱状態，けいれん，呼吸困難を伴う場合は受診．

②呼吸困難
- 咳込みが激しい，呼吸困難，チアノーゼの場合は受診．

③けいれん
- 無熱性のけいれんは翌日小児科受診でよい．
- 発熱を伴うけいれんは基本的に受診（てんかんで治療中は除く）．

④嘔吐・下痢・腹痛
- 血便，嘔吐頻回で経口摂取不良，強い腹痛の場合受診．

⑤誤嚥・誤飲
- 異物と同じもの（内容物のわかるもの）を持参するよう指導．

⑥熱傷
- 呼吸器系の熱傷はすぐ受診を勧める．
- 呼吸器系の熱傷でなければ，患部を十分冷却してから受診を勧める．
- 手足の熱傷は，20〜30分流水で冷却．
- 顔や頭の熱傷は，シャワーで冷水をかける．濡れタオル，アイスバッグで冷却．
- 服の上からの熱傷は，服は脱衣せず，服の上から流水で冷却．
  （➡ p.32 秘傳が：鑑別診断，p.93 秘傳ふ：不慮の事故参照）

> **いっぷく　育児不安**
>
> 「体調の見方」「家庭でどうするか」教えてほしいという希望が多く，「どうしたらよいか気軽に聞ける」電話相談への希望が増えています．

<文献>
1）桑原正彦：電話による相談への対応．「今日の小児治療指針」（大関武彦 ほか 編），pp.90-91, 医学書院, 2006

第4章　小児救急のレベルアップ

秘傳 つ　つなぐ〜医療連携〜

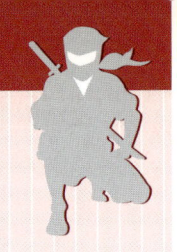

1　診療所・クリニックとの連携（紹介された患児を診療するとき）

- 患者手帳・処方手帳を持参していただく．
- 診療後，その日の診察結果（検査結果，診断名，治療方針，通院，入院の有無）を文書で渡すか，紹介元の医療機関（医師）に電話，ファックス（誤送信に注意），メールなどで報告する．
- 入院した場合は，退院時に経過報告書を紹介元の医療機関（医師）に報告する（紹介時に貸し出されたX線写真などは忘れずに返却する）．
- 入院経過が長くなれば，途中経過を報告する．

> **極意　救急手帳を利用**
>
> 　救急外来を受診する可能性の高い患児（気管支喘息，けいれんなど）には救急手帳（診断名，処置などを記載）を渡しておくと救急医が対応しやすい（電子カルテでは救急時の対応を入力しておく）．

2　2次・3次救急病院との連携（患児を紹介するとき）

- 事前に電話などで紹介先医療機関に連絡をとり，患児の状況を伝え，診察の許可を得る．
- 眼科，耳鼻科など専門医による対応が必要な場合は，救急情報センターで受け入れ先を確認して紹介する．
- 紹介先医療機関の名称，紹介先医師の氏名を正確に記載する．紹介元の自分の病院名，氏名も正確に記載する．
- 患児氏名，性別，ID番号，生年月日，年齢，住所，電話番号を記載する．
- 紹介目的を明確に記載する．
- 検査結果，処方内容は間違いなく記載する（電子カルテではプリントアウトして同封する）．

3 救急隊との連携

- 氏名，年齢，病状，意識レベル，受診歴など確認し，速やかに必要物品を準備しておく．
- 日常的に学習会などを行い，救急隊との連携をつくっておくと，時間の短縮になり，救急現場または救急車内での対応ができる場合があり，患児へのメリットとなる．

> **極意 録音されている**
>
> 救急隊との対応は録音されていることを忘れないように．

第4章 つ つなぐ～医療連携～

コラム 医は仁術　九里のいわれ

今でも伊賀といえば忍者を連想しますね．そこで当時忍者たちは「くり」という隠語を使っていました．「くり」には2つの意味があり，「栗」と「九里」です．

「栗」にはイガイガがあります．伊賀者の隠れ里の名残が現在も「栗」の文字の入った地名に残っています．

「九里」は，伊賀の国（上野）から京の都，南都（奈良）までそれぞれ九里（約36km）だったことに由来します．本書「付録　小児救急秘傳之巻」に登場する研修医（忍者）の名前「伊賀九里」もこれにちなんでいます．ちなみに「甲賀」の隠語は「郷家（こうげ）」でした．

小児救急秘伝の書

第4章 小児救急のレベルアップ

秘傳 ら　来院時院内トリアージ

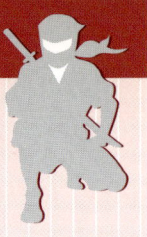

> **極意**　「先着優先の原理」から「患児の重症度・緊急度優先」へ
>
> 小児の重症度・緊急度を決定し，対応の順番を決める．救急車で来院した児が必ずしも重症ではない．SIDS の児が順番待ちをしていることもある．

■ トリアージナースは患児の重症度・緊急度を5段階に分類し，必要に応じて救急医（当直医）の対応を求める．先に受診した患児でも軽症の場合は，患児および家族にその旨を伝える．救急医はレベルに応じた対応を行う（表）．

表 ● PAT（pediatric assessment triage）による初期評価

レベル	緊急度	トリアージナース（担当者）の対応	救急医の対応
レベル1	蘇生	当直医に連絡し，直ちにCPCR（心肺脳蘇生法）開始	直ちにCPCR開始
レベル2	緊急	直ちに当直医に連絡	直ちに待機医に連絡し，自分でできることを開始する（けいれん重積，意識障害，SIDSなど）
レベル3	準緊急	検査，処置，入院の手配を準備する	直ちに自分ができることを開始し，必要な情報がそろったら上級医に連絡する．入院治療を要する（重症喘息，髄膜炎，腸重積症など）
レベル4	準々緊急	処置の準備をする	苦痛を緩和し，翌日必ず，小児科を受診するように案内する（軽症喘息，クループなど）
レベル5	非緊急	順番が前後する可能性を伝える	自分の判断で投薬，説明し帰宅させてもよい．翌日小児科受診を勧める（咽頭炎，胃腸炎など）

（文献1を参考に作製）

> **いっぷく**
>
> ### 患者家族の意識
> 　患児家族のトリアージシステムの評価は「賛成」79％,「反対」1％と,理にかなったシステムと感じている保護者が多いようです[2].
>
> ### トリアージの由来
> 　フランス語のtrier（トリエ：選び出す,選び分ける）が語源.元来はコーヒー豆の選別作業用語.

＜文献＞
1) Canadian Pediatric E. D. Triage and Acuity Scale
http://www.medicalert.ca/education/en/education/trainingposters/Paediatric%20Triage%20poster.pdf
2) 野末裕紀　ほか：患者側からみた小児救急外来におけるトリアージシステムの評価．日児誌，113（6）：954-958，2009

コラム　医は仁術　　**手裏剣**

　表芸（刀,弓）に対して,武士の裏芸といわれました.「手裏剣打法」といわれ,手裏剣は「投げる」のでなく,「打つ」が正しい使用法です. 40～50種類あり,棒状と平板状に分けられます.伊賀や甲賀の忍者は平板状,なかでも八方手裏剣（命中率が高い.時代劇によく登場するのは四方手裏剣）を好んで使ったようです.

〔このコーナーおよびいっぷく　の一部は伊賀流忍術復興保存会／編「伊賀流忍術秘傳之書」および黒井宏光／著「忍者図鑑」(ブロンズ新社)を参考にさせていただきました.深謝いたします.忍者になりたくなった方は忍者博物館がお勧めです〕

第4章 小児救急のレベルアップ

秘傳 り

リスクマネジメント

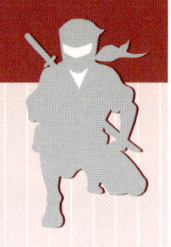

1 患児・家族へのリスクマネジメント

1）本人確認
- フルネームで確認，同姓同名，男女の区別に注意．

2）アレルギー歴
- 薬剤アレルギーの有無の確認．

3）診療録記載
- **実施したことは記載すること**（バイタルサイン，観察事項，患児・家族の訴えなど）．
- 注射・処置の実施サインは忘れずに施行．
- 経過が長くなる場合は，時間経過に沿って記載する．
- 個人情報の保護．
  （➡ p.258 秘傳を：をわりに参照）

4）過誤への対応
- ミスを犯さないよう予見可能な範囲での最大限の対処（予防）をする．
- ミスを犯した場合には，患児の被る被害が最小限になるよう迅速に対応．
- 今後同じミスがくり返されないよう，すべての医療者に当該事例について周知させる．

5）健康被害救済制度
- 医薬品等の副作用による被害をうけた方を救済する公的制度（➡ p.258 秘傳を：をわりに参照）

> **極意** ★ 「きめこまか医療」を心がける
>
> き：気配り，め：目配り，こ：心配り，ま：真心を込めて，か：考える，医療を心がける．家族内の出来事の患児への影響，病児の家族へ及ぼす影響も考える．要注意な言葉「異常はありません（特に検査データ）」「精神的なものです」．

> **いっぷく**
>
> **診断に自信あり**
>
> 日本総合医学会（2004年）の調査によると，患者・医師共に満足度が高いのは医師の「診断に自信あり」のときでした．
>
> **BCP（Business Continuity Plan）**
>
> 危機管理メソッドとして，最近注目されているのがBCP（business continuity plan）です．天災，新型インフルエンザ流行，テロリズム，システムダウンなどに備えて，あらかじめ被害範囲や業務停止時間を算出しておき，継続すべき事業を，最小限の資材で，目標時間内に復旧させるための計画がBPCと呼ばれています．

2 医療従事者のリスクマネジメント

1）感染・針刺し事故予防

- 必要に応じてゴーグル，手袋など着用．

2）新型インフルエンザ対策

- 空気感染予防策：N95レスピレーターマスク，病室では特別な空調，換気．
- 飛沫感染予防策：サージカルマスク．
- 接触感染予防：手袋，ガウン．

3）交通事故・自賠対応

- 自分の判断で，被害者，加害者を決めつけない（利害にも立ち入らない）．

4）診療を断る基準（例）

- 医師，看護師，職員に対しての身体的・精神的暴力，セクシャルハラスメント
- 施設・器物等の意図的破損，病院内での窃盗．

極意

1人で対応しない

　救急現場では，1人で対応せず，マニュアルに従い，事務系の協力のもとに対応すること．警察への通報，告訴手続きの判断も，管理部・顧問弁護士と連絡を取り合って対処することが大切（➡ p.26 秘傳い：いちばん大切なこと参照）．

患児・家族が怒りだしたとき

　感情的な反応をしない，軽率に謝罪しない，発散させる，原因を明らかにする．

いっぷく

ヘリコプター・ペアレント

　アメリカでは1991年ごろからヘリコプター・ペアレント（学校の上空を旋回しながら，常に自分の子どもを監視し，何かあればすぐに学校に乗り込んでくる親）が問題になっていました．モンスター・ペアレントは，教員研修組織「TOSS」の代表者内山洋一氏が，学校に理不尽な要求を突きつける親に名づけた和製英語です[1]．一方，昨今の経済的状況が貧困層のみならず，人々の心を蝕み，暴力的傾向が助長される背景となっていることも，忘れてはいけません．また，患者をクレーマーにさせないように，患児・家族の訴えの裏にある背景にも気を配り，同調した声かけにも気を配りましょう．

医療メディエーション

　日本語では，対話促進型調停と呼ばれます．ADR（alternative dispute resolution＝裁判外紛争解決）のモデルの1つとされます．語り（ナラティブ）を重視した解決法で，相互理解の促進・再発抑制に役立っています（民間型：ADR法平成19年施行）．医療事故紛争にとどまらず，院内スタッフ間トラブルメディエーション，生命倫理メディエーション，インフォームド・コンセントにも利用されています．日本メディエーション学会（2008年3月設立）に入会し，認証されたプログラムを受講すると，医療メディエーターとして認定されます．

＜文献＞
1）山崎晃資：モンスター・ペアレント．Medikal Tribune, p.69, 2008年2月14日

第4章 小児救急のレベルアップ

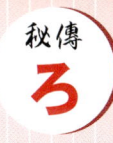

秘傳 ろ ロールプレーイング

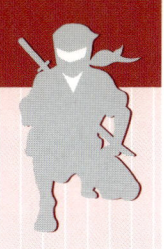

1 技能トレーニング

- 通常のレクチャーのみよりも、有効性のEBM[1]がある．一次救命救急処置（BLS），アナフィラキシー，中心静脈穿刺，縫合，動脈ライン確保，針刺し事故対応，気道確保，除細動器の利用，患者急変時の対応（crisis resource management），院内感染対策の有効性が確認されている．
- skills と performance について
  - skills はある手技を遂行する能力の可能性があること．例えば，模擬患者ではできる，挿管人形ではできるなど．
  - performance は実地でできること．例えば，救急の緊張した場面でもできる，泣き叫ぶ子どもにもできるなど．

> **極意　声かけを忘れずに**
> シミュレーション人形では，声かけが少なくなることが指摘されている．くれぐれも，生身の人間として声かけを忘れずに練習すること．

2 チーム医療トレーニング

- 重大な医療ミスの70％がチームワークのミスが原因．チーム医療トレーニングは技能トレーニングよりも重要（→ p.26 秘傳い：いちばん大切なこと参照）．
- 医療専門職種間教育（interprofessional education：IPE）
  - professionalism 教育，事故防止の必要性，多職種参加型のチーム医療教育など普段から実践しておくとよい．

小児救急秘伝の書　255

> **極意** **オーソリティ・グレーディエント**
>
> 医師が意思決定をして,看護師はその指示に逆らえないとき勾配がつく.これをオーソリティ・グレーディエントと呼ぶ.航空業界では,副操縦士が操縦士に対して異議を唱える訓練をする(cockpit resource management).ハイリスクの状況では,はっきりと意見を言うことが重要.普段から,多職種で,意見を言い合える訓練をしておくとよい.

3 模擬患者(診察室でのロールプレーイング)

1) 患児家族が期待する医師像
- 話がしやすい雰囲気がある.
- 患児(家族)の症状をよく聞いてくれる.
- 病気や治療について十分な説明をしてくれる.
- 患児(家族)の気持ちを大切にする.

> **極意** **メラヴィアンの法則**
>
> コミュニケーションで相手に伝わる情報量は,言葉のみ(7%),話し方(38%),表情・しぐさ(55%).

2) パフォーマンス能力を磨く[2]
- 医師にもパフォーマンス能力が必要(程よいスマイルは自信と心のゆとりの表現).
- 医師の顔の表情の変化に,患者は過敏なほどに反応する.
  (笑顔には①相手の警戒心を解く,②親密感を伝える,③相手のやる気を起こす効果がある)
- 日ごろから表情筋を動かすよう心がける.
- 微笑むことで,医師自身の心も軽やかになる(「顔面フィードバック」または「対自効果」と呼ばれる).

3) 視線の効用を知る[2]
- 相手の上半身をやさしくながめるアイコンタクト(瞳の中心を見つめつづけないこと).

- ■「あなたの存在を認めています」というメッセージを送る．
- ■ 同じ視線の高さで斜め45度に座る．

4）診療終了時の注意事項

- ■ 再来の必要性（翌日小児科外来），急変時の対応，お別れの挨拶．

> **極意** ドア・ノブ・コメント（door knob comment）に注意
>
> 患者さんの本当の受診理由はドア・ノブ・コメントのなかにある．「これで診療は終わりです，何かご質問はありますか？」と確認する[3]．

いっぷく

キリストのノックは

ベートーベンの交響曲第5番「運命」は運命が扉をたたく音で有名です．バッハのカンタータ第61番《いざ来たれ，異邦人の救い主よ》第4曲ではキリストが訪れて，扉をたたく珍しい音楽が入っています．

もてなしの心

無条件に相手を受け入れ，相手の立場にたった最高の「おもてなし」が茶道の心得です．「受容・共感・傾聴」を主体とした「もてなしの心」こそ，最高のカウンセリング・マインドといえるでしょう．

＜文献＞
1）池田貴世 ほか：小児救急における危機管理能力獲得のためのシミュレーション教育の有効性．日本小児科学会雑誌，113（8）：1258-1263，2009
2）佐藤綾子：医師のためのパフォーマンス学入門．Nikkei Medical 連載 2008年4月号 pp.248-249，7月号 pp.202-203，11月号 pp.204-205
3）飯島克己：「外来でのコミュニケーション技法」．日本医事新報社，2006

第4章 小児救急のレベルアップ

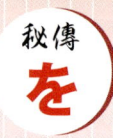

秘傳 を

をわりに～救急外来で必要な法律・法規～

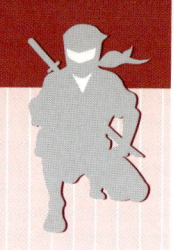

1 インフォームド・コンセント（IC）と説明義務

　　未成年患児は，保護者の同意のもとに治療行為が行われる．しかし，未成年であっても，判断能力があると認定される限り，患者の意思は尊重されると考えるのが現在の傾向である．米国小児科学会のガイドラインでは15歳以上はICを得るべきとされている．

> **いっぷく　遺言**　日本の民法では15歳以上で遺言ができます．

2 無診診療

　　電話相談では，「心配いりません」など結論的なことはさけて，「心配ならば受診してください」など「助言」に徹する．判断は利用者にゆだねるようにすると医師法20条に抵触しない（厚生省　健政発　第1075号　平成9年12月）．

医師法第20条　医師は，自ら診察しないで治療をし，若しくは診断書若しくは処方せんを交付し，自ら出産に立ち会わないで出生証明書若しくは死産証書を交付し，又は自ら検案をしないで検案書を交付してはならない．但し，診療中の患者が受診後二十四時間以内に死亡した場合に交付する死亡診断書については，この限りでない．
※医師法（昭和23年7月30法律第201号）平成5年11月12日法律第89号

3 診療録記載義務

医師法第24条　医師は，診療をしたときは，遅滞なく診療に関する事項を診療録に記載しなければならない．
　2　前項の診療録であつて，病院又は診療所に勤務する医師のした診療に関するものは，その病院又は診療所の管理者において，その他の診療に関するものは，その医師において，五年間これを保存しなければならない．

4 守秘義務

医師，薬剤師，助産師の守秘義務は刑法134条．保健師，看護師は保健師助産師看護師法42条の2に規定されている．

5 応招義務

感染症予防法16条2項「厚生労働大臣と都道府県知事は医師らに必要な協力を求めることができる」と医師法19条1項「応召義務」があるが，要請に応じるか否かは医師の判断にゆだねられている．

医師法第19条　診療に従事する医師は，診察治療の求があつた場合には，正当な事由がなければ，これを拒んではならない．

6 届出（通報）義務

1）食中毒

食品衛生法第58条　食品，添加物，器具若しくは容器包装に起因して中毒した患者若しくはその疑いのあるもの（以下「食中毒患者等」という）を診断し，又はその死体を検案した医師は，直ちに最寄りの保健所長にその旨を届け出なければならない．

※報告すること：医師氏名，医療機関名（住所），患者の氏名，住所，年齢，食中毒の原因（疑いも含む），発病年月日・時刻，診断年月日・時刻．

2）原因不明の死

原因不明の乳幼児の突然死（SIDS）と診断されたら，警察に通報．検視ののち法医学解剖あるいは病理解剖を行う．

3）被虐待児症候群

「児童虐待を受けたと思われる児童を発見したものは，速やかに，これを市町村（中略）もしくは児童相談所（中略）に通告しなければならない」（「児童虐待の防止等に関する法律」第6条第1項，および児童福祉法25条）．

4）麻疹患者

2008年1月から麻疹患者の発生は，すべての医療機関が最寄りの保健所に届け出ることが義務づけられた（厚労省は2012年までに「麻疹ゼロ」宣言を

している).

7 感染症隔離期間

感染症の隔離期間は学校保健法で以下のように定められている（**表**）．

表● 隔　離

疾　患	潜伏期（日）	学校保健法（第二種伝染病）による出校停止期間[*1]
麻　疹	10〜12	解熱した後3日を経過するまで
風　疹	14〜21	発疹が消失するまで
流行性耳下腺炎	14〜21	耳下腺の腫脹が消失するまで
インフルエンザ	1〜3	解熱した後2日を経過するまで
咽頭結膜熱	5〜7	主要症状が消退した後2日を経過するまで
水　痘	14〜21	すべての発疹が痂皮化するまで
溶連菌感染症	2〜3	第二種伝染病に指定されていません（解熱まで1〜3日[*2]）
百日咳	7〜10	特有の咳が消失するまで（検査データの改善まで[*2]）

[*1] 病状により学校医その他の医師において伝染のおそれがないと認めたときは、この限りではない（第20条2）．結核も第二種伝染病に指定
[*2] 著者補充

8 医療者以外の医療行為

アドレナリン自己注射薬（エピペン® 0.3mg, 0.15 mg）：学校において緊急の場に居合わせた教職員が，アドレナリン自己注射薬を使用する必要のある生徒本人が打てないときに，注射することは人道上許される〔学校におけるアレルギー疾患の取り組みガイドライン（日本学校保健会）〕．

9 健康被害救済制度

①「医薬品副作用被害救済制度」
医薬品を適正使用したにもかかわらず副作用による健康被害が生じた場合に，医療費等の給付を行い，被害者（児）を救済する制度．

②「生物由来製品感染等被害救済制度」
生物由来製品を適正に使用したにもかかわらず，その製品が原因で感染症に罹患した被害者（児）を救済する制度．（独立行政法人医薬品医療機器総合機構法　平成14年法律第192号，詳細は http://www.pmda.go.jp）

※法的予防接種（定期接種）による被害は予防接種健康被害救済制度が適応

10 死亡診断書

医師法（昭和23年7月30日法律第201号）平成5年11月12日法律第八九号では死亡診断書作成が義務づけられている．

> 第19条2項　診察若しくは検案をし，又は出産に立ち会つた医師は，診断書若しくは検案書又は出生証明書若しくは死産証書の交付の求があつた場合には，正当の事由がなければ，これを拒んではならない．

11 外因死の定義

①不慮の事故（交通事故，転倒・転落，溺水，火災・火焔などによる障害，窒息，中毒，異常環境，感電・落雷，その他の障害）
②自殺（手段は問わない）
③他殺（加害の手段は問わない）
④死亡原因が不詳の外因

12 臓器移植法

2010年7月から改正法が施行された．従来法との変化は①移植に関係なく「脳死＝人の死」とされた，②15歳未満の脳死臓器提供が可能になる，③提供条件が本人に拒否の意思表示がなく家族が承諾した場合，④臓器提供が0歳から可能，⑤親族への優先提供ありなど（2009年7月13日改正臓器移植法）．

なお附則5として「虐待を受けた児童が死亡した場合に当該児童から臓器が提供されることのないよう，移植医療に係る業務に従事するものがその業務に係る児童について虐待が行われた疑いがあるかどうかを確認し，及びその疑いがある場合に適切に対応する」が追加された．

いっぷく　忍者のをわり

明治時代になると忍者たちは職を失っていきます．警察関係の仕事に就く者，農業にもどる者，火術を生かして花火師になる者，薬の知識を生かして医者・薬剤師になる者もいました．あなたの先祖も忍者かもしれませんよ．

索引

欧文

A～C

ADEM ················ 40, 162, 173
AED ······················· 72, 200
ALI ······························ 138
ARDS ···························· 138
A型肝炎 ·························· 67
A群β溶血性連鎖菌 ······ 61, 149
BCG ······························· 65
BCP ····························· 253
BLAR ···························· 62
BLNAR ··························· 62
BLPACR ·························· 62
Blumberg徴候 ················ 207
Burn Index ····················· 99
B型肝炎 ·························· 67
CA-MRSA ······················· 61
Chlamydia trachomatis肺炎
································· 195, 228
Chlamydophila pneumoniae
肺炎 ··························· 195
Chlamydophila psittaci肺炎
······································ 195
CPCR ····························· 69

D～H

DIC ······························ 115
DKA ······························ 89
DPT ······························· 66
DT ································ 66
Dダイマー ···················· 116
EBウイルス ··················· 145
Fanconi症候群 ··············· 240
FEUA ··························· 240
Glasgow Coma Scale ········ 87
Goucher病 ··················· 232
Guillain-Barré症候群 ·· 172, 204
heel-drop jarring test ······ 207
Hirschsprung病 ············· 231
HIV ······························ 147
HUS ····························· 214

I～N

IgA腎症 ························ 212
IM ······························· 145
IPE ······························ 255
ITP ······························ 218
Japan Coma Scale ············ 87
Kisselback ···················· 185
LSD ······························ 124
MCLS ··························· 134
MRSA ···························· 61
NDM-1遺伝子 ·················· 63
Nikolsky現象 ················· 220
NMS ····························· 200
NSAID ···························· 96

O～Q

OD ······························ 200
Panaiotopoulos症候群 ······· 81
partialy treated ·············· 164
PAT ····························· 250
PISP ······························ 61
PKC ····························· 241
PK/PD ··························· 63
PRSP ····························· 61
PSD ····························· 149
QT延長症候群 ····· 200, 229, 240
Q熱 ······················· 122, 153

R～X

RAD ····························· 146
Ramstedt手術 ················ 229
restless legs syndrome ···· 237
RLS ····························· 237
Rolandてんかん ············· 236
RSウイルス ··················· 146
RSウイルス感染症 ··········· 228
SAS ····························· 235
SIDS ···························· 108
SSS ····························· 200
SSSS ······················· 39, 220
VAHS ··························· 148
VX ······························ 124

XDR ······························ 63

和文

あ

悪性リンパ腫 ················· 196
アシクロビル ··················· 55
アストリックドライシロップ ·· 55
アスベリン ················ 56, 59
アセトン血性嘔吐症 ········· 206
アタラックスPドライ
シロップ ······················· 58
アデノイド肥大 ·············· 235
アデノウイルス
·················· 39, 42, 146, 204
アドソルビン ··················· 60
アドレナリン ············ 71, 129
アナフィラキシー ············ 128
アニルーメ ················ 55, 60
アヘンチンキ ··················· 56
アポロ病 ························ 177
アミカシン ······················ 53
アルコール飲料 ················ 94
アルピニー ················ 55, 60
アレビアチン ············· 57, 77
アレルギー性結膜炎 ········· 178
アレルギー性鼻炎 ············ 184
アロテック ······················ 59
アンピシリン ··················· 53

い

イーケプラ ······················ 57
意識障害 ························ 86
胃洗浄 ··························· 46
イソプロテレノール ··········· 71
胃腸炎関連てんかん ·········· 81
一過性股関節炎 ·············· 224
イナビル ························ 55
イヌ，ネコ回虫症 ············ 152
イヌブルセラ症 ·············· 153
イノバン ························ 71
イフラサールシロップ ······· 56

イペリット……………124	オルガドロン………59	急性散在性脳脊髄炎…40, 173
イミペネム……………53	**か**	急性糸球体腎炎……215
医薬品副作用被害救済制度	外因死………………261	急性出血性結膜炎……177
………260	外耳道異物…………184	急性小脳失調症……172
医療専門職種間教育…255	外耳道炎……………181	急性腎不全………214, 240
医療メディエーション…254	外傷・骨折…………226	急性中耳炎…………182
インクレミンシロップ…58	回虫…………………151	急性虫垂炎…………206
咽後膿瘍……………189	貝毒…………………205	急性肺損傷…………138
インスリノーマ………85	化学繊維……………96	急性網膜壊死………176
インタール………56, 59	化学兵器……………118	胸郭包み込み両母指圧迫法…70
咽頭結膜熱………39, 146	核兵器………………118	胸腔穿刺………………46
陰嚢水腫……………233	角膜異物……………180	胸腔ドレナージ………46
インフォームド・コンセント	隔離…………………260	狂犬病………………156
………258	ガソリン………………94	ギョウ虫……………151
インフルエンザ……67, 136	化膿性（細菌性）髄膜炎	胸部圧迫法……………94
インフルエンザ菌	………40, 162	起立性調節障害…82, 200
………62, 67, 149, 193	ガバペン………………57	筋性防御……………207
インフルエンザ脳症…169	カビ取り剤……………95	**く・け**
う〜お	カプサイシン…………124	クラミジア…………151
ウイルス性髄膜炎……162	カポジ水痘様発疹症…220	クラミジア結膜炎……179
ウエストナイル熱……156	カルベニン……………53	クラリシッド………54, 59
運動誘発性喘息……239	川崎病…………134, 204	クラリスドライシロップ…54
運動誘発性不整脈…240	カンジダ……………151	クリーナー液…………94
エイズ………………147	関節炎………………223	クリプトコッカス（ネオフォ
エクセグラン…………57	感染症隔離期間……260	ルマンス）症………153
エピペン……………129	乾燥剤…………………95	クリンダマイシン………53
エピレオプチマル……57	浣腸……………………47	クループ…………39, 187
エボラ出血熱……122, 156	冠動脈奇形……………82	頸椎・脊椎損傷……101
エリスロシン………54, 59	嵌頓…………………233	頸部腫瘤………………37
エルシニア・	カンピロバクター・	けいれん………………34
エンテロコリチカ……204	ジェジュニ…………204	けいれん重積…………76
塩化シアン…………124	カンピロバクター腸炎…152	劇症型溶血性レンサ球菌
塩素…………………124	鑑別診断………………32	感染症………………149
応招義務……………259	顔面神経麻痺………174	化粧水…………………94
黄色ブドウ球菌	**き**	化粧品…………………94
………61, 149, 193, 204	期外収縮……………240	毛シラミ……………151
黄疸…………………227	気管支喘息………39, 131	血圧低下……………115
嘔吐……………………34	キヌクリジニルベンジラート	結核菌………………150
黄熱病………………122	………124	結核性髄膜炎……40, 164
オウム病…………152, 195	技能トレーニング……255	血球貪食症候群……148
横紋筋融解症………240	キノコ毒……………206	血尿……………………36
オーグメンチン顆粒…54	救急手帳……………248	結膜異物……………180
オーソリティ・	急性胃腸炎・食中毒…203	ケトテン…………56, 60
グレーディエント…256	急性喉頭蓋炎…………39	ケトン血性低血糖症…206
オゼックス細粒………54	急性呼吸窮迫症候群…138	解熱鎮痛薬……………96
オノン…………………56, 59		下痢……………………34
オラペネム……………54		

小児救急秘伝の書　　263

原因不明の死 …………… 259	ジアゼパム ………… 77, 158	スルバクタム …………… 53
健康被害救済制度 ……… 260	シアン化水素 …………… 124	スルペラゾン …………… 53
ゲンタシン ………………… 53	自家中毒 ………………… 206	青酸 ……………………… 124
ゲンタマイシン …………… 53	子宮頸がん ………………… 67	正常血圧 ………………… 115
検尿 ……………………… 47	ジスロマック細粒 ………… 54	成長痛 …………………… 223
	耳癤 ……………………… 181	生物兵器 ………………… 118
こ	失神 ……………………… 82	生物由来製品感染等被害
誤飲・誤嚥・誤吸引 ……… 94	歯肉の外傷 ……………… 102	救済制度 …………… 261
抗Factor H ……………… 214	ジフラール軟膏 …………… 58	清涼飲料水ケトーシス …… 89
抗菌活性パラメーター …… 63	死亡診断書 ……………… 261	セフォタキシム …………… 53
口腔 ……………………… 30	周期性嘔吐症 …………… 206	セフォタックス …………… 53
香水 ……………………… 94	出血性低循環血液量性	セフォチアム ……………… 53
光線療法 ………………… 227	ショック ……………… 115	セフォペラゾン …………… 53
咬創 ……………………… 153	出血性膀胱炎 …………… 212	セフゾン ……………… 54, 59
抗てんかん薬 ……………… 96	守秘義務 ………………… 259	セフタジジム ……………… 53
後天性血友病 …………… 218	上室頻拍 ………………… 202	セフトリアキソン ………… 53
喉頭蓋炎 ………………… 188	消毒液 …………………… 94	セフメタゾール …………… 53
後頭部に突発波をもつ良性	小児外傷スコア ………… 113	セフメタゾン ……………… 53
小児てんかん ………… 81	小児欠神てんかん ………… 81	セリック法 ………………… 71
高度房室ブロック ……… 229	小児の死亡原因 …………… 93	セルシン ………… 57, 60, 77
抗ヒスタミン薬 …………… 96	食中毒 …………………… 259	先天性水腎症 …………… 211
高病原性鳥インフルエンザ … 154	食物依存性運動誘発	先天性胆道拡張症 ……… 232
硬膜下血腫 ……………… 106	アナフィラキシー …… 239	先天性胆道閉鎖症 ……… 231
肛門溶連菌性皮膚炎 …… 149	徐細動 …………………… 71	挿管チューブサイズ ……… 69
呼吸困難 …………………… 33	除草剤 …………………… 95	臓器移植法 ……………… 261
骨髄炎 …………………… 225	シラスタチンナトリウム …… 53	総肺静脈還流異常症 …… 229
骨髄穿刺針 ……………… 72	新型インフルエンザ …… 137	鼠径ヘルニア …………… 233
コレラ ……………… 120, 156	真菌 ……………………… 151	ソマン …………………… 124
	心筋炎 ……………… 82, 199	
さ・し	神経調節性失神 ………… 200	**た・ち**
臍炎 ……………………… 233	人工呼吸 ………………… 70	ターゲットサイン ………… 209
細気管支炎 ………… 39, 198	診察 ……………………… 28	ダイアコート軟膏 ………… 58
細菌（化膿）性髄膜炎 … 40, 162	心室頻拍 ………………… 202	ダイアップ …………… 60, 158
細菌性結膜炎 …………… 176	新生児肝炎 ……………… 232	耐性菌 …………………… 61
細菌性肺炎 ……………… 193	心生児メレナ …………… 230	大腿骨頭すべり症 ……… 225
採血 ……………………… 46	腎性低尿酸血症に伴う運動	大腸菌 …………………… 150
サイトメガロウイルス …… 145	後急性腎不全 ……… 240	大動脈縮窄症 ……………… 82
ザジテンシロップ ………… 56	心臓震盪 ………………… 200	体表面積 …………………… 50
殺虫剤 …………………… 95	心肺脳蘇生法 ……………… 69	多形滲出性紅斑 ………… 219
サリン …………………… 124	心房粗動 ………………… 229	タバコ …………………… 94
サルモネラ ……………… 204		多発性硬化症 …………… 174
サルモネラ腸炎 ………… 152	**す〜そ**	タブン …………………… 124
ザロンチン ………………… 57	水痘 ………………… 67, 143	タベジール散 ……………… 58
サワシリン ………………… 59	水分必要量 ……………… 51	タミフルドライシロップ …… 55
サワシリン・パセトシン細粒	髄膜炎・敗血症 ………… 228	ダラシン …………………… 53
………………………… 54	睡眠時無呼吸 …………… 186	炭酸水素ナトリウム ……… 71
三種混合 …………………… 66	睡眠時無呼吸症候群 …… 235	単純ヘルペスウイルス … 143

ダンスサイン	209
炭疽病	120
蛋白細胞解離	172
チーム医療トレーニング	255
チエナム	53
肘内障	222
腸炎ビブリオ	205
腸管出血性大腸菌	205
腸重積症	209
腸穿孔	209
超多剤耐性結核菌	63
鎮静催眠薬	96

つ～と

津波後呼吸器感染症	118
津波肺	118
手足口病	143
低下症	85
低カルシウム血症	85
低血糖	85
低体温症	111, 117
低マグネシウム血症	85
テオドール	56, 60
溺死・溺水	103
テグレトール	57
デパケン	57
テラ・コートリル軟膏	58
テロリズム	111
転換性障害	82
デング熱	154
天災	111
伝染性紅斑	145
伝染性単核球症	145
伝染性膿痂疹	39, 149, 221
転倒・転落	100
天然痘	122
トイレ用洗剤	95
洞性頻拍	202
糖尿病性ケトアシドーシス	89
頭部外傷	100
洞不全症候群	200
灯油	94
トウガラシエキス	124
ドパミン	71
トキソプラズマ症	152
特発性血小板減少性紫斑病	218

突発性運動誘発性舞踏病アテトーゼ	241
突発性発疹	145
届出（通報）義務	259
トピナ	57
とびひ	221
トミロン細粒	54
トラベルワクチン	157
トリアージナース	250
トリカブト	205
ドルミカム	77

な～の

ナウゼリン	56, 60
何となくおかしい	91
二種混合	66
日本中毒情報センター	98
日本脳炎	66, 122
二本指圧迫法	70
ニューデリー・メタロベータラクタマーゼ1遺伝子	63
乳幼児突然死症候群	108
尿酸排泄分画	240
尿路感染症	211
人形の眼現象	88
ネオメドロールEE眼軟膏	58
ネコひっかき病	152
熱傷	99, 114
熱性けいれん	158
ネフローゼ症候群	213
脳炎	44, 166
脳症	44, 166
脳浮腫	71
農薬	95
ノーベルバール	77
ノロウイルス	204

は・ひ

肺炎球菌	61, 67, 149, 193
肺高血圧	82
ハイセレニン	57
背部叩打法	94
パイプ洗浄剤	95
ハイムリッヒマニューバー	94
バクシダール	54
白癬	152
バクタ顆粒	54

麦粒腫	179
播種性血管内凝固	115
破傷風予防	114
パスツレラ症	153
発熱	32
パニック障害	82
パニペネム	53
歯の外傷	102
馬鼻疽	120
バルトネラ菌	152
バレリン	57
パンスポリン	53
ハンタウイルス感染症	156
反復性耳下腺炎	40
ピーナッツ	94
ビオフェルミン	60
被虐待児症候群	105, 259
ビクシリン	53
ピクノレプシー	81
肥厚性幽門狭窄症	229
鼻出血	185
ヒステリー	82
ビソルボン	59
ビタミンK欠乏性出血症	44, 230
ヒトパピローマウイルス	67
皮膚糸状菌症	152
ピペラシリン	53
非ホジキンリンパ腫	196
百日咳	42
百日咳菌	150
漂白剤	95

ふ

プール熱	146
風疹	42, 145
フェニトイン	77
フェノバール	57, 77
フェノバルビタール	77
不感性蒸散量	50
副甲状腺機能低下症	85
腹痛	34
フグ毒	205
副反応	65
副鼻腔炎	184
腹膜炎	207
不整脈	82, 200

ブドウ球菌性熱傷様皮膚症候群 …… 39, 220	マイコプラズマ・ニューモニア …… 194	輸液 …… 50
フマル酸クレマスチン …… 58	マイコプラズマ肺炎 …… 194	揺さぶられ症候群 …… 106
不慮の事故 …… 93	マイスタン …… 57	ユナシン …… 53, 54
ブルセラ症 …… 120	麻疹 …… 42, 140, 260	溶血性尿毒症症候群 …… 214
プレドニン …… 58	麻疹・風疹混合 …… 66	腰椎穿刺 …… 47
プロタノール …… 71	マスタード …… 124	溶連菌感染症 …… 39
フロモックス細粒 …… 54	マニキュア除光液 …… 94	夜泣き …… 234
	麻薬 …… 56	予防接種健康被害救済制度 …… 261

へ・ほ

ま～む

め・も

や～よ

ら～ろ

わ

ヘアトニック …… 94	マラリア …… 154	来院時院内トリアージ …… 250
ヘアリキッド …… 94	ミダゾラム …… 77	ラピアクタ …… 55
ペスト …… 120	ミノサイクリン …… 53	ラミクタール …… 57
ベタミプロン …… 53	ミノマイシン …… 53, 54, 59	リカマイシン …… 54, 59
ベネズエラ馬脳炎 …… 122	無菌性（ウイルス性）髄膜炎 …… 162	リザベン細粒 …… 56
ベラチン …… 59, 60	無菌性髄膜炎 …… 40	リシン …… 120
ペリアクチン …… 56, 59	ムコダイン …… 56, 59	リスクマネジメント …… 252
ヘリコプター・ペアレント …… 254	むずむず脚症候群 …… 237	リゼルグ酸ジエチルアミド …… 124
ペルテス病 …… 224	無熱けいれん …… 80	リドメックス軟膏，クリーム …… 58
ヘルパンギーナ …… 143	ムンプス …… 40, 67, 146	リボトリール …… 57
ヘルペス眼瞼結膜炎 …… 176	メイアクト …… 54, 59	流角 …… 146
ヘルペス脳炎 …… 40, 162, 168	メイロン …… 71	流行性角結膜炎 …… 176
ベロ毒素産生大腸菌 …… 205	メジコン …… 60	流行性角結膜熱 …… 146
ベンジン …… 94	メッキ …… 96	流行性耳下腺炎 …… 40, 67, 146
扁桃・アデノイド肥大 …… 186	メプチン …… 59, 60	硫酸アトロピン液 …… 56
扁桃腺肥大 …… 235	メラヴィアンの法則 …… 256	リレンザ …… 55
ペントシリン …… 53	メロペネム …… 53	淋菌性結膜炎 …… 178
膀胱尿管逆流症 …… 211	メロペン …… 53	リンゴ病 …… 145
房室ブロック …… 200	網脈絡膜炎 …… 176	輪状軟骨圧迫法 …… 71
放射性ヨウ素 …… 119	模擬患者 …… 256	リンデロン …… 58
防虫剤 …… 95	モダシン …… 53	リンパ節・唾液腺腫脹 …… 37
ホジキンリンパ腫 …… 196	モヤモヤ病 …… 83	ルイサイト …… 124
ホスゲン …… 124	モラキセラ・カタラーリス …… 62, 150, 193	レンサ球菌性毒素性ショック症候群 …… 149
ホスホマイシン …… 53	問診 …… 28	ロートエキス …… 56, 60
ホスミシン …… 53, 54, 59	モンスター・ペアレント …… 254	ロールプレーイング …… 255
ボスミン …… 59, 71, 129	夜間周期性四肢運動 …… 237	ロコイド軟膏 …… 58
ボタン電池 …… 94	夜間前頭葉てんかん …… 236	ロセフィン …… 53
発疹 …… 35	夜驚症 …… 235	ロタウイルス …… 204
発疹チフス …… 122	薬物動態パラメーター …… 63	ロッキー山紅斑熱 …… 122
ボツリヌス …… 120, 205	野兎病 …… 120	ロペミン …… 56, 60
ポリオ …… 65		ワクチン …… 65
ボルタレン坐剤 …… 55		
マイコプラズマ …… 151		

付録

小児救急 秘傳之巻

◆ 巻物の作り方 ◆
付録部分を切り離してのりで貼ってつないでください．
木の棒（鉛筆でも可）で，芯を作り，表紙を和紙にして，紐をつければ，ぐっと本物らしくなります．
羊土社ホームページからも巻物をダウンロードできます．楽しく作れて，持ち運べます！

http://www.yodosha.co.jp/medical/infant/index.html　または　小児救急 羊土社 [検索]

付録 小児救急秘傳之書

◧ 名はなんと申す
● 研修の身の伊賀九里と申します
◧ 伊賀流じゃな、わしは俺流だがよいか
● ぜひ俺流の極意を知りとうございます
◧ 何が望みじゃ
● 救急外来で小児を診られるようになりとうございます
◧ なかなか望みは高いのう、少々修行が必要じゃ
● 心得ております
　研修の身といえどもプロフェッショナリティを持って応えます
◧ では、早速お手並み拝見いたそう
● 救急外来で最も大切な技術を申してみます
　コミュニケーション技術が大切と心得ます
◧ そのとおりじゃ、なかなかやるのう
● 問題解決能力とはなんじゃや
● 鑑別診断の能力かと存じます
◧ 皆よく間違える、問題解決能力は鑑別診
断や医師の知識ではない
　患児・家族の痛みを感じ、幸せを願い行
　動する態度じゃ
● よくわかりました
● 小児救急の極意をひと言お願いします
◧ 気管支喘息とクループの治療ができれば安心じゃ、熱
　性けいれんの対応ができれば安心じゃ
● 重症を見逃さぬか心配です
◧ 急性脳症・脳炎・細菌性髄膜炎などは重
　症である以外は、帰宅させることは、まず
　ないので問題ない、それ以外の疾患は、
　治療や予後に影響することはまず遅
　れても問題はない、腸重積症と虫垂炎は、一日くらい診断が
　遅れても問題はない
◧ 子どもの診察で大切なことは何じゃや
● なるべく子どもに触れないように情報
　を集めること、診察で診断するもの
　基本的には、問診のみで診断するもの

で聞いております
◧ 極意は「母親の言うことを否定しないこ
　と」じゃ、ヒントを与えてくれるぞ
◧ 身体所見のとり方の極意を教えてく
　され
◧ フィードバックが大事じゃ
　問診・診察を完璧にとることは不可能じゃ
　フィードバックして問診を聞きなおし
　たり、診察しなおしたりする気持ちを忘
　れることなかれ
◧ 次は、発熱のみかたじゃ
　小児の救急で最も多いのが発熱じゃ
　全身状態の見分け方の極意を知って
　おるか
● 是非お教えくだされ
◧ 三快の術（快食、快眠、快遊）じゃ
　食事が取れて（哺乳ができて）おり、
　眠れており、遊べておれば、まず重症
　ではない、それに解熱薬も必要ない
　子どもに多い熱性疾患をあげてみま
　しょう
◧ 圧倒的に多いのがかぜ症候群、ほかに
　扁桃腺炎、中耳炎、肺炎、尿路感染症です
◧ 発熱で咽頭発赤があれば八割方かぜ症
　候群じゃ、咽頭発赤がないときは、安易に抗菌薬を
　投与してはならん
　尿路感染症はなかなか診断しづらい
　中耳炎も意外と多い
　発熱、咳が三日以上続く場合は、クラ
　ミジアなくても肺炎を疑い検査を考
　慮したほうがよい、喘息に気をつけるべし

◧ 入院適応を述べてみよ
● 絶対適応を全身状態が悪い小児、一か月
　未満の新生児
　相対適応は一〜三か月の乳児、重症心
　身障害児、家族の不安が強い場合、心
　解熱薬の使い方をお教えください
◧ 子どもにはアセトアミノフェンが基本じゃ
　アルピニー®坐剤かアニルメス®散薬を使
　頓用がよい、いずれも八時間間隔で使
　うのがよい

◧ 呼吸困難のみかたに進もう、気管支喘
　息やクループは小児救急の重要な位置
　を占めておる

夜間に増悪することが多いので特に注意が必要です　まず気管支喘息とクループの鑑別を述べてみよ

🔴気管支喘息は呼気性喘鳴、クループは吸気性喘鳴です

🔴吸入の種類は

🔴気管支喘息はβ₂刺激薬、クループはアドレナリン（ボスミン®）です

🔴気管支喘息ではアミノフィリンの使い方にも気をつけること　肺炎は、必ず胸部X線検査をしたうえで炎症反応をみるのじゃ　また治療は年齢が大事じゃ　年少児は肺炎球菌、インフルエンザ菌、黄色ブドウ球菌を考慮してセフェム系抗菌薬を使え　年長児ではマイコプラズマ肺炎を考慮してマクロライド系またはテトラサイクリン系（八歳未満は禁忌です）がよいのじゃ　百日咳の咳を真似てみよ

🔴コン　コン　コン　コン　ヒー

🔴もう一息じゃ　わかりやすいように訓練するがよい

🔴次は嘔吐下痢腹痛じゃ　胃腸炎は腸炎に随伴することが多い　通常は胃腸炎なら止痢薬はなるべく使わぬ（特に病原大腸菌では禁忌じゃ）　整腸剤ぐらいがよかろう　鑑別で大事なのは何じゃ

🔴腸重積症じゃ　２歳以下の児で血便のときは疑います

🔴前にも申したが、診断が最も難しい　腹部エコーが有効じゃ　気をつけることは

🔴小児では容易に腹膜炎になります　腹膜炎になってもわかりにくい

🔴診断不明の腹痛は、外科医に相談することじゃ

🔴次はけいれんじゃ　熱性けいれんが圧倒的に多いので、熱性けいれんの対応が安心じゃできるようになると救急外来も

🔴けいれん重積時の極意を教えてください

🔴通常はセルシン®静注と書いてあるがけいれん中の小児の血管確保は至難のわざじゃ　まずドルミカム®筋注、セルシン®注腸（またはダイアップ®坐剤）、ソセゴン®筋注、それから血管確保してセルシン®静注の順番か

🔴無熱性けいれんの扱いを教えてください

🔴てんかんが多いので翌日小児科受診でよかろう

🔴最後は誤嚥じゃ　タバコの胃洗浄の基準は

🔴二センチ以上の場合です　気をつけないといけないものは何でしょうか

🔴ピーナッツと灯油じゃ

🔴まぐ、つらい修行に耐えたな　免許皆伝じゃ　まあやったな　医学の研修は忍者の修行に似ておるいくら巻物を読んでも他人の術を見ても力はつかぬ　体で覚えるのじゃ（モーション・メモリー）　患者様から学ぶ姿勢を忘れぬこと

🔴いろいろありがとうございました

🔴最後にひとつ頼みがあるのじゃ　後世に伝えてほしいの極意を書き加えて

🔴承知しました

＊　　＊　　＊

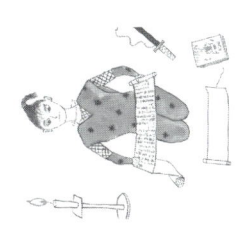

著者画

著者プロフィール

鬼頭正夫（Masao Kito）
南医療生活協同組合 総合病院 南生協病院 小児科

学歴	：1956年名古屋生まれ．名古屋大学医学部卒業．同大学院医学研究科内科系終了．医学博士
職歴	：1982年南生協病院で研修開始．沖縄県立中部病院，名古屋第1赤十字病院，中部ろうさい病院勤務後，1995年から現職
著書	：『小児科研修スタディガイド』『きょうから始める実践小児科パス』(以上診断と治療社)，『小児プライマリ・ケア龍の巻』(共著，医学書院) ほか

＜執筆協力＞
加藤幸子（南医療生活協同組合 総合病院 南生協病院 小児科）
山本節子（南医療生活協同組合 総合病院 南生協病院 小児科）
鬼頭昭夫（やはた歯科）

＜写真提供＞
前原光夫（まえはらこどもクリニック）
鬼頭昭夫（やはた歯科）

小児救急秘伝の書
ひと目でわかる診療の要点と極意

2011年6月15日　第1刷発行	著　者　鬼頭正夫
	発行人　一戸 裕子
	発行所　株式会社 羊 土 社
	〒101-0052
	東京都千代田区神田小川町2-5-1
	TEL 03（5282）1211
	FAX 03（5282）1212
	E-mail eigyo@yodosha.co.jp
	URL http://www.yodosha.co.jp/
ⓒ YODOSHA CO., LTD. 2011	装幀　関原直子
Printed in Japan	印刷所　日経印刷株式会社
ISBN978-4-7581-1711-1	

本書の複写にかかる複製，上映，譲渡，公衆送信（送信可能化を含む）の各権利は（株）羊土社が管理の委託を受けています．本書を無断で複製する行為（コピー，スキャン，デジタルデータ化など）は，著作権法上での限られた例外（「私的使用のための複製」など）を除き禁じられています．研究活動，診療を含み業務上使用する目的で上記の行為を行うことは大学，病院，企業などにおける内部的な利用であっても，私的使用には該当せず，違法です．また私的使用のためであっても，代行業者等の第三者に依頼して上記の行為を行うことは違法となります．

[JCOPY] ＜（社）出版者著作権管理機構 委託出版物＞
本書の無断複写は著作権法上での例外を除き禁じられています．複写される場合は，そのつど事前に，（社）出版者著作権管理機構（TEL 03-3513-6969, FAX 03-3513-6979, e-mail : info@jcopy.or.jp）の許諾を得てください．

羊土社のおすすめ書籍

病態を見抜き、診断できる！
バイタルサインからの臨床診断
豊富な症例演習で実践力が身につく

宮城征四郎／監
入江聰五郎／著

バイタルサインを読み解けば，今まで見えていなかった病態が見えてくる！一歩踏み込んだ読み解き方，診断への迫り方がわかる！

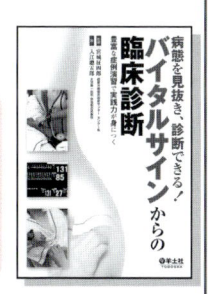

- 定価（本体 3,800円＋税） ■ B5判
- 165頁 ■ ISBN978-4-7581-1702-9

よく出合う「困った」を解決！
薬の疑問Q&A
エビデンスと経験に基づいた薬の使い方のコツとポイント

名郷直樹，南郷栄秀／編

日常診療で困ることの多い，薬や処方に関する様々な疑問に，読みやすいQ&A形式で答えます！読者アンケートで集めた医師の生の声を厳選！

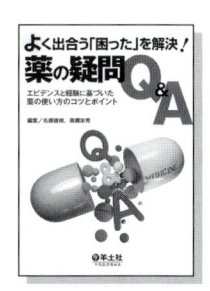

- 定価（本体 3,800円＋税） ■ A5判
- 294頁 ■ ISBN978-4-7581-0695-5

主治医として診る
救急からの入院治療
入院判断から退院まで

岩田充永／編

よく出会う急性疾患の「救急初期診療」に加え「入院の必要性の判断」「入院治療計画の立案」「退院の判断・二次予防のポイント」を解説

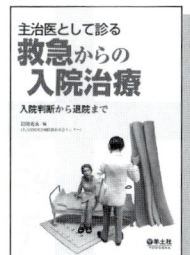

- 定価（本体 4,200円＋税） ■ B5判
- 221頁 ■ ISBN978-4-7581-0692-4

治療薬・治療指針ポケットマニュアル2011 年度版

梶井英治／監
小谷和彦，朝井靖彦／編

「症状・疾患への初期対応」と「頻用薬の処方」を1冊に凝縮！アドバイスが満載で，状況に合わせた薬の使い方がわかる！

- 定価（本体 3,800円＋税） ■ A6変型判
- 893頁 ■ ISBN978-4-7581-0903-1

発行 羊土社 YODOSHA

〒101-0052 東京都千代田区神田小川町2-5-1　TEL 03(5282)1211　FAX 03(5282)1212
E-mail : eigyo@yodosha.co.jp
URL : http://www.yodosha.co.jp/

ご注文は最寄りの書店，または小社営業部まで

プライマリケアと救急を中心とした総合誌

レジデントノート

便利な年間購読のご案内

月刊のみ ： 25,200円（税込）
（通常号12冊）

月刊＋増刊 ： 41,580円（税込）
（通常号12冊＋増刊号4冊）

日常診療を徹底サポート！

医療現場での実践に役立つ
研修医のための必読誌！

研修医指導にも
ご活用ください

特徴
1 医師となって**最初に必要となる**"**基本**"や
 "**困ること**"をとりあげ、ていねいに解説！
2 **画像診断、手技、薬の使い方**など、すぐに
 使える内容！日常の疑問を解決できます
3 先輩の経験や進路選択に役立つ情報も読める！

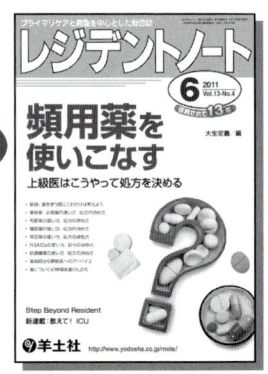

増刊 レジデントノート

1つのテーマをより広くより深く

☐ 定価（本体3,900円＋税）
☐ B5判　☐ 年4冊発行

レジデントノート Vol.13 No.6 増刊(2011年6月発行)

異常所見を探す！見つける！
腹部画像の読み方
症候別・臓器別にみる読影のコツとピットフォール
編集／山崎道夫　● 専門医はズバリこう読む！

レジデントノート Vol.13 No.2 増刊(2011年3月発行)

診断力を強化する！ 症候からの内科診療
確定診断を導く思考プロセスから治療方針まで
編集／徳田安春

レジデントノート Vol.12 No.14 増刊(2010年12月発行)

診断に直結する 検査の選び方、活かし方
無意味な検査をなくし、的確に患者の状態を見抜く！
編集／野口善令

発行　**羊土社 YODOSHA**

〒101-0052 東京都千代田区神田小川町2-5-1　TEL 03(5282)1211　FAX 03(5282)1212
E-mail : eigyo@yodosha.co.jp
URL : http://www.yodosha.co.jp/

ご注文は最寄りの書店、または小社営業部まで